mit Myatt Murphy

MICHAEL OLAJIDE

Trainer von 50 Cent, Hugh Jackman
und Eva Mendes

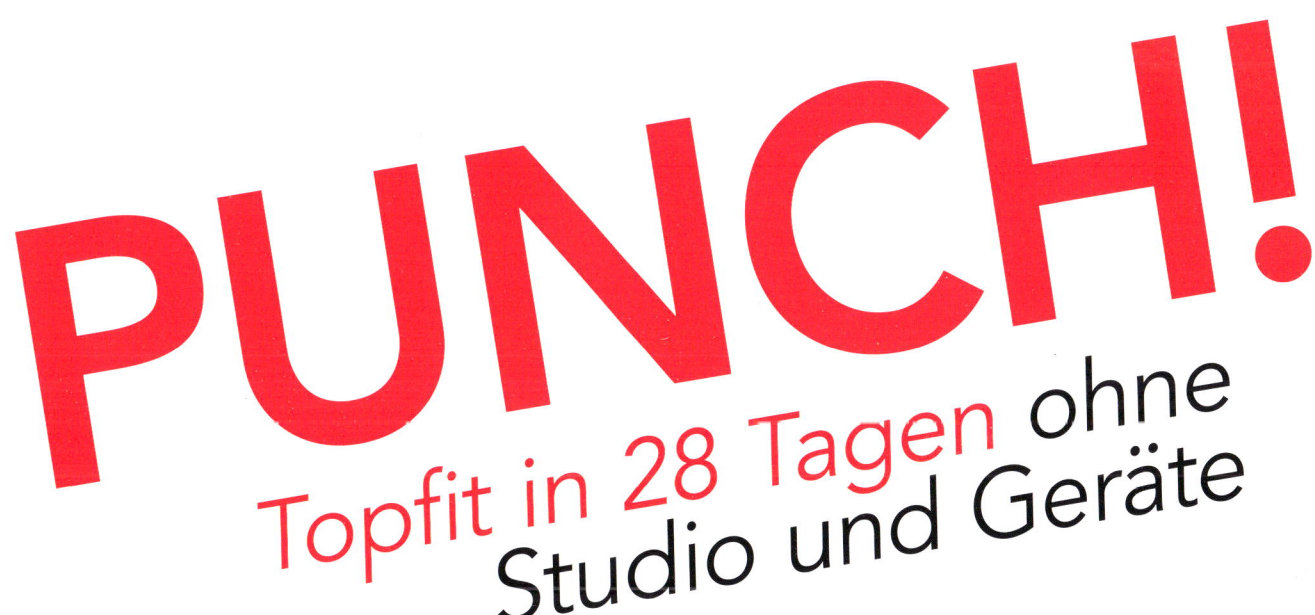

PUNCH!
Topfit in 28 Tagen ohne Studio und Geräte

Die Originalausgabe erschien unter dem Titel
Sleekify! The supercharged no-weights workout to sculpt and tighten your body in 28 days!
ISBN 978-0-345-54967-9

Copyright der Originalausgabe 2013:
Copyright © 2013 by Michael Olajide, Jr. All rights reserved.
This translation is published by arrangement with Ballantine Books, an imprint of Random House,
a division of Random House LLC.
Photographs by Ben Watts

Copyright der deutschen Ausgabe 2014:
© Börsenmedien AG, Kulmbach

Übersetzung: Martin Rometsch
Covergestaltung: Johanna Wack
Gestaltung, Satz und Herstellung: Martina Köhler
Lektorat: Claus Rosenkranz
Druck: Stürtz GmbH, Würzburg

ISBN 978-3-86470-183-2

Bibliografische Information der Deutschen Nationalbibliothek:
Die Deutsche Nationalbibliothek verzeichnet diese Publikation in der
Deutschen Nationalbibliografie; detaillierte bibliografische Daten
sind im Internet über <http://dnb.d-nb.de> abrufbar.

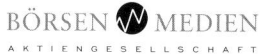

Postfach 1449 • 95305 Kulmbach
Tel: +49 9221 9051-0 • Fax: +49 9221 9051-4444
E-Mail: buecher@boersenmedien.de
www.books4success.de
http://www.facebook.com/books4success

In diesem Buch widme ich meine Bemühungen
Dr. A. Alessandro Pireno,
dem Vater meiner Wiedergeburt,
an den ich jeden Tag denke und immer denken werde.

INHALT

VORWORT

VOM BABYGEWICHT ZUM LAUFSTEGGEWICHT – IN FÜNF WOCHEN!

Im September 2012 war es meinem Mann Marko und mir vergönnt, unsere zweite Tochter zu bekommen: Sienna.

Doch schon acht Wochen nach der Entbindung veranstaltete Victoria's Secret eine Modenschau und ich musste im hellen Scheinwerferlicht über den Laufsteg schreiten, mit nichts am Leib als einem BH, einem Höschen ... und Engelsflügeln. Diese Show ist für mich *der* Event des Jahres und Victoria's Secret hat mir in meinem Leben so viele Chancen gegeben, dass ich unbedingt sexy, geschmeidig und babygewichtfrei sein wollte – ich hatte keine andere Wahl. Plötzlich stand ich unter Druck, ich war nervös und hatte Angst! Ich musste meinen Körper zurückbekommen und nur ein Mensch konnte mir dabei helfen: mein Trainer und guter Freund Michael Olajide jun.

Drei Wochen nach Siennas Geburt erlaubte mir mein Arzt, wieder zu trainieren. Ich hatte also nur fünf Wochen, um wieder ein Victoria's Secret Angel zu werden und die heißeste, schönste Dessousmarke der Welt zu präsentieren.

Ich begann, täglich mit Michael zu trainieren, bis zum Tag vor der Show. Seine vom Boxen inspirierten Workouts waren genau das, was ich brauchte, um mit einem schönen, flachen Bauch, tollen Beinen und enormem Selbstvertrauen auf den Laufsteg zu gehen.

Das Punch!-Fitnessprogramm sorgt dafür, dass Sie aus jedem Blickwinkel großartig aussehen: Schattenboxen, Seilspringen und Übungen mit leichten Gewichten sind die perfekte Kombination für einen geschmeidigen, fitten Körper. Ich trainierte wie ein Boxer und wurde eine „Kämpfernatur", wie Michael es ausdrückt. Mein Selbstvertrauen nahm zu, als ich merkte, dass es durchaus möglich war, mit Einsatzbereitschaft und dem richtigen Training in der kurzen Zeit bis zur Show 18 Kilo Babygewicht zu verlieren.

Was mir an dieser Methode am meisten gefällt? Das Training ist jedes Mal anders und darum bleibt es aufregend. Praktisch ist es auch: Das Springseil, mein geheimes Lieblingswerkzeug, eignet sich für einen Workout zu Hause, während meine kleinen Töchter ein Nickerchen machen.

Außerdem gefällt es mir, dass der Oberkörper, der Bauch und die Beine maximal trainiert werden und dass ich dafür nur leichte oder gar keine Gewichte brauche – und die vielen Fausthiebe halten den Puls hoch, sodass die Wirkung des Workouts auch dann noch anhält, wenn wir das Springseil längst weggelegt und die Handschuhe ausgezogen haben. Das bedeutet, ich muss nach und nach intensiver trainieren. Jede Einheit ist eine Herausforderung – und alle, die mich gut kennen, wissen, dass ich große Herausforderungen liebe!

Nach einigen Wochen wirklich harter Arbeit begannen die Pfunde, die sich während meiner Schwangerschaft angesammelt hatten, zu purzeln. Mein Körper passte sich dem intensiven Training an und ich nahm jeden Tag mehr ab.

Natürlich hielt ich mich auch an Michaels unglaublich konsequenten Ernährungsplan: viel Eiweiß, wenig Kohlenhydrate und reichlich Wasser. Michael motivierte mich während dieser Herausforderung bei jedem Schritt. Er behandelte mich wie eine Boxerin, die sich auf einen Kampf vorbereitet. Er ließ es nie zu, dass ich aufgab oder trödelte. Wir drückten an jedem einzelnen Tag auf die Tube. Ich liebe diese Intensität!

Am Abend vor der Show war ich am Ziel. Es war ein unglaubliches Gefühl, wieder mit all den anderen schönen Victoria's Secret Angels auf die Bühne zu steigen, im Licht der Scheinwerfer und vor den Augen von Millionen Zuschauern, die jede meiner Bewegungen beobachteten. Alle sahen, dass ich zurück war. Mein Körper fühlte sich so geschmeidig und ausbalanciert an und mein Energiepegel ging durch die Decke!

Das alles hätte ich ohne Michael nicht geschafft. Er hat mir seine besten Techniken beigebracht, damit ich unglaublich fit wurde und jederzeit und überall hinreißend bleibe – dank Punch!

Sie brauchen kein Supermodel, kein Boxer und kein Profisportler zu sein, um die Wirkungen dieses fantastischen Programms zu erfahren. Sie müssen nur den Willen haben, großartig auszusehen, sich großartig zu fühlen und Ihr Bestes zu geben.

– Adriana Lima

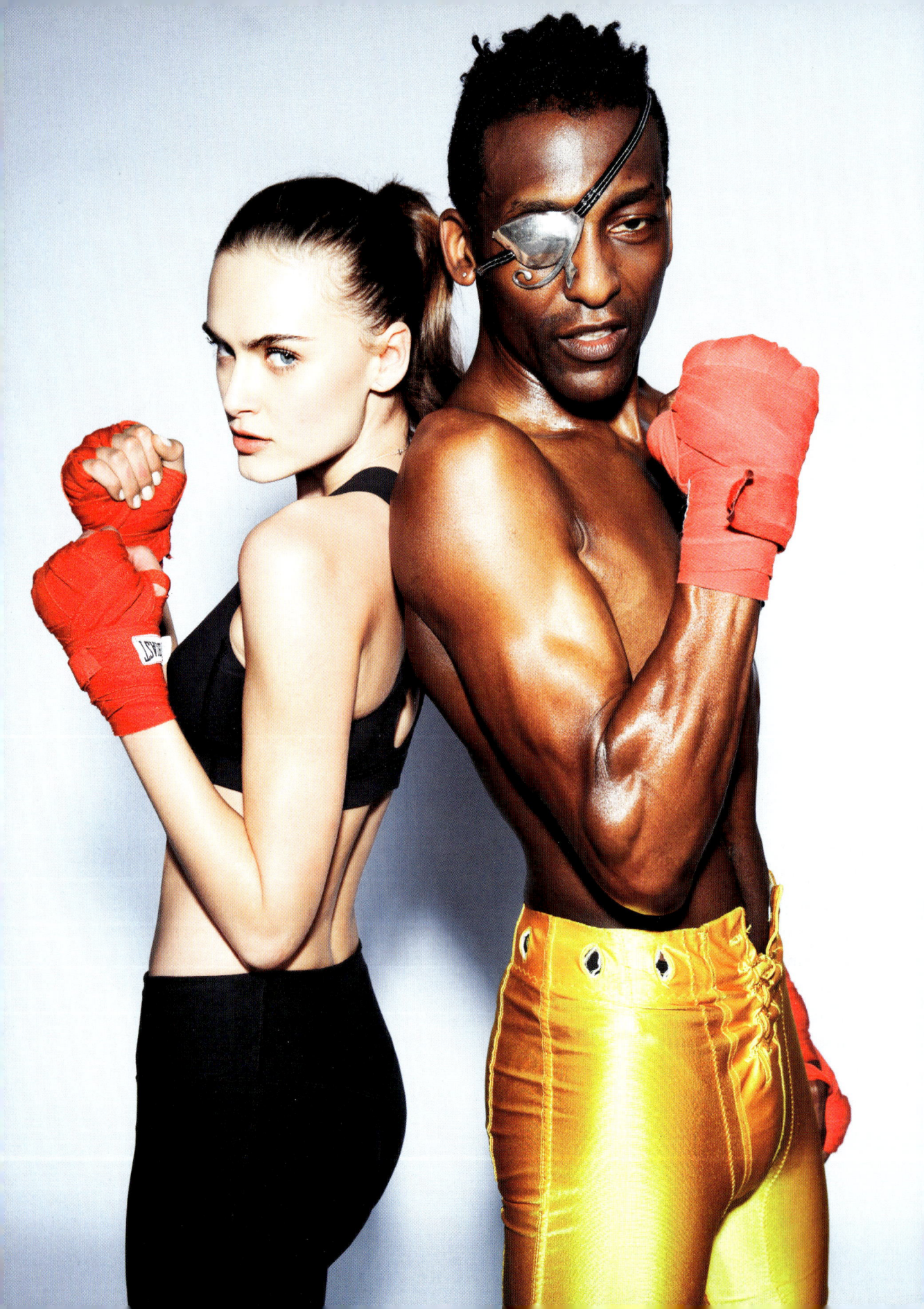

EINFÜHRUNG

Nur ein Mensch kann verhindern, dass Sie den Körper bekommen, den Sie schon immer haben wollten. Dieser Mensch sind Sie.

Sie sind Ihr einziger Gegner und Sie müssen ständig kämpfen, um in Höchstform zu kommen. Es ist ein Kampf zwischen dem, was Sie heute sind, und dem, was Sie morgen sein wollen. Aber jetzt kämpfen Sie nicht mehr allein. Mit diesem Buch in der Hand haben Sie einen Geheimplan, ein wirksames und erprobtes Programm und einen einzigartigen Menschen in Ihrer Ecke: mich. Wenn ein Boxer in seine Ecke zurückkommt, erinnern ihn seine Betreuer – die „Cornermen" – nicht nur an die Techniken, die er braucht, um zu gewinnen, sondern sie bauen ihn auch psychisch auf, damit ihm klar wird, wie großartig und stark er ist. Diese Betreuer vermitteln einem Boxer das Gefühl, unbesiegbar zu sein.

Nun, jetzt bin ich ihr Cornerman. Und ich habe die Aufgabe, Sie für den nächsten großen Moment Ihres Lebens in Form zu bringen.

Es kann eine bevorstehende Hochzeit, ein Klassentreffen oder ein Urlaub am Strand mit viel nackter Haut sein. Oder – wenn Sie wie meine Kunden sind – Sie wollen, dass sich alle Augen auf Sie richten, wenn Sie auf dem Laufsteg gehen oder eine große Filmpremiere besuchen.

Oder Sie haben einfach das Bild satt, das Sie im Spiegel sehen, und sind endlich bereit, sich zu holen, was Ihnen zusteht.

Egal, welche Gründe Sie haben: Wenn die Uhr tickt und Sie in Ihrer allerbesten Form sein müssen – in möglichst kurzer Zeit –, brauchen Sie ein ausgeklügeltes Programm, um Fettpolster abzubauen und Ihren Körper so zu verwandeln, dass Sie mit ihm angeben können.

Nun, ich gratuliere Ihnen – denn genau das halten Sie in der Hand. Menschen in die beste Form ihres Lebens zu bringen ist nämlich mein Beruf. Darin bin ich am besten, weil mein Leben und die Karrieren meiner Kunden davon abhängen.

Das ist Punch! – die Krönung all dessen, was ich in den letzten 20 Jahren für meine Kunden getan habe, damit sie den geschmeidigen, kraftvollen und straffen Körper eines Spitzensportlers bekommen.

Punch! ist mehr als ein Programm, das Kalorien verbrennt und das Herz auf Trab bringt. Es verbrennt mehr als 1.000 Kalorien je Workout, baut Fett ab und baut magere Muskeln in Rekordzeit auf. Es ist ein einzigartiges und wirklich authentisches Trainingsprogramm für Körper und Geist. Jede einzelne Bewegung – jeder Fauststoß, jeder Sprung und jede Übung während des gesamten 28-Tage-Plans – hat einen bestimmten Zweck.

Es ist kein Pseudo-Boxen. Sie machen keine Fauststöße um der Fauststöße willen. Als ehemaliger Boxchampion stört es mich gewaltig, wenn jemand eine Bewegungsform verfälscht, die so tief in der Geschichte verwurzelt und so mystisch ist. Diesem edlen Sport würde ich das niemals antun. Nein, jeder Schlag, jede Kopfbewegung und jede Kombination hat einen Sinn und *tut* etwas für Ihren Körper, weil an Punch! alles echt ist. Es orientiert sich an dem ausgeklügelten Training, mit dem Boxer sich auf einen Kampf vorbereiten. Wichtiger noch: Ich wende dieses Programm bei allen meinen Kunden an.

Vielen meiner Kunden genügt es nicht, „ziemlich gut" auszusehen. Deswegen wurden sie nicht engagiert. Sie brauchen einen außergewöhnlichen Körper, den sie jederzeit in der Öffentlichkeit vorzeigen können. Davon kann ihre Karriere abhängen. Vielleicht müssen Sie in Ihrem Beruf nicht optimal aussehen; dennoch spüren Sie möglicherweise den gleichen Druck, wenn Sie vor einem Spiegel stehen.

Was bewirkt dieses Programm bei Männern und Frauen? Es stärkt das, was Sie unter der Haut haben. Der Körper spiegelt wider, was er tut, und wenn Sie schnell und mit leichten Gewichten üben, die Bewegung häufig wiederholen und dabei die Muskeln vom Kopf bis zu den Füßen fordern, spiegelt Ihr Körper das wider. Mein Programm verzichtet auf Übertreibungen und sorgt dafür, dass Sie den gesünderen, schlankeren, strafferen Körper eines Stars bekommen.

Wie gesagt, unsere Entscheidungen und unsere Einsatzbereitschaft bestimmen das Ergebnis. Jetzt haben Sie die Chance, Ihre Geschichte genau so enden zu lassen, wie Sie es immer wollten – mit Ihrem Sieg.

Ich möchte, dass jeder, der an meinem Kurs teilnimmt, am Ende in besserer Form ist als am Anfang. Meiner Meinung nach steckt in jedem von uns ein Sieger und ich weiß, dass jeder

Mensch seinen eigenen, persönlichen Kampf ausfechten muss. Und diesen Kampf kann jeder gewinnen, allerdings nur, wenn er den richtigen Weg kennt.

Sie sind Ihr einziger Gegner. Und jetzt ist es Zeit, für den Körper zu kämpfen, den Sie verdienen. Denken Sie daran, dass Sie von diesem Moment an nie allein sind. Ich werde Ihr Trainer und Ihr Cornerman sein. Fitnesstraining macht mir Freude, aber noch größer ist meine Freude, wenn ich sehe, wie Menschen erfolgreich fit werden.

Mit Punch! werden Sie Erfolg haben – indem Sie nichts weiter tun, als einfach nur Ihr Bestes zu geben.

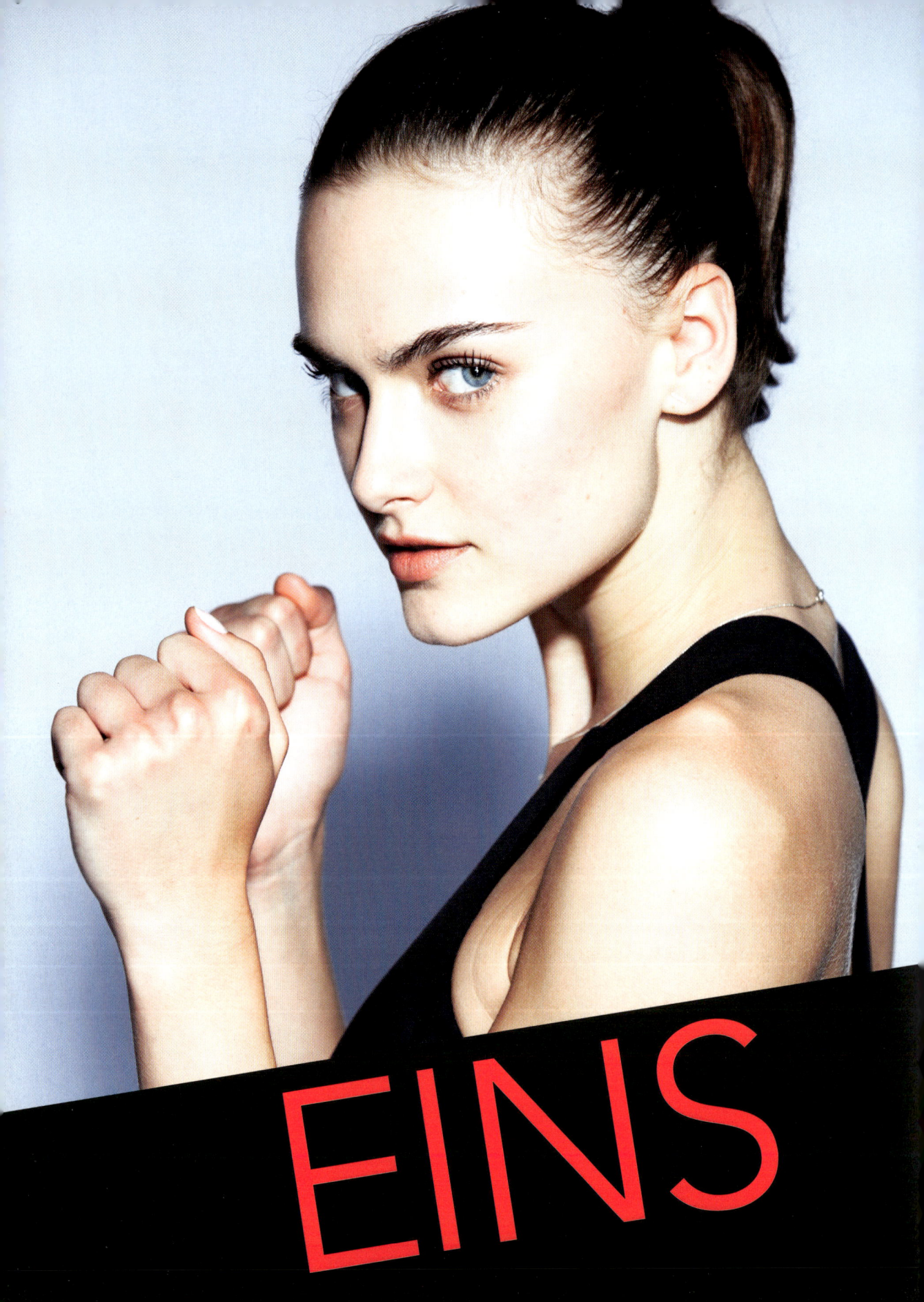

EINS

DAS GEHEIMNIS VON PUNCH!

Bevor ich das Aerospace High Performance Center in New York gründete und für meine intensiven Trainingskurse bekannt wurde … Bevor ich anfing, jeden zu trainieren, von ganz normalen Hausfrauen und Senioren bis zu Supermodels und Stars, darunter Hugh Jackman, Eva Mendes und 50 Cent … Bevor ich Kurse leitete, an denen alle möglichen Leute von Mary J. Blige bis James Taylor teilnahmen … Bevor die Welt aufhorchte, als ich Adriana Lima, einem Victoria's Secret Angel, nach ihrer Schwangerschaft half, jedes überflüssige Pfund loszuwerden und in nur fünf Wochen wieder schlank, geschmeidig und laufstegtauglich zu werden …

Bevor ich die Chancen nutzte, die sich mir in meiner über zwanzigjährigen Fitnesskarriere boten, war ich Boxer. Mit 22 Jahren fehlte mir nur ein einziger Kampf, um meinen Lebenstraum zu erfüllen und Weltmeister im Mittelgewicht der International Boxing Federation zu werden. Aber wenn Sie glauben, ich erwähne das, weil ich Sie mit meinen Erfolgen beeindrucken will, liegen Sie völlig falsch.

Ich möchte Sie vielmehr mit meinen Niederlagen inspirieren.

MEINE GESCHICHTE

Meine unübersehbare Augenklappe ist kein Modegimmick. Sie verbirgt eine Verletzung, die meine Laufbahn als Profiboxer für immer beendete und mir die Fitnesskarriere ermöglichte, die mir seit zwei Jahrzehnten große Freude bereitet. Zudem erinnert sie mich jeden Tag an etwas, woran ich fest glaube.

Manchmal wurzeln Geschichten, die positiv enden, in einem negativen Ereignis. Wie unsere Geschichte endet, hängt allein von unseren Entscheidungen und von unserem Einsatz ab.

Ich war 15 und lebte bei meiner Mutter in Vancouver in British Columbia, als meine Schwester mich daran erinnerte, dass mein Vater, ein ehemaliger Profiboxer, ein Studio hatte, in dem er Boxer trainierte. Sie riet mir, diesen Sport auszuprobieren. Damals hatte ich keine Ahnung, was ich mit meinem Leben anfangen sollte; aber der Kampfgeist, die Athletik und die Fähigkeiten von Boxern wie Muhammad Ali, Joe Frazier und George Foreman hatten mich immer fasziniert.

Als ich zu meinem Vater zog und bei ihm trainierte, stellte sich der Erfolg ziemlich rasch ein. Schon 1981, mit 18 Jahren und nach weniger als anderthalb Jahren Amateurboxen, war ich bereit, Profi zu werden. Vier Jahre später schloss ich einen Vertrag mit dem Madison Square Garden, gehörte zu den 15 besten Mittelgewichtsboxern der Welt und zog nach New York, um meinen Traum zu verwirklichen.

Ich hatte nie verloren und war nur wenige Kämpfe von einem Titelkampf entfernt, als ein Aufwärtshaken beim Sparring mein rechtes Auge traf. Der Stoß war so hart, dass ich eine Orbitabodenfraktur erlitt, die zu einer dauerhaften Senkung des Augapfels in seiner Höhle führte.

Ich kämpfte – und gewann – weiter und war eines Tages der Herausforderer Nummer 1 des Weltmeisters im Mittelgewicht, obwohl ich an Doppelsehen und Problemen mit der Tiefenwahrnehmung litt. Mein Weg zum Weltmeisterschaftstitel war sehr viel steiniger geworden.

Ich wollte nicht einsehen, dass mein Traum unerfüllbar war. Das änderte sich, als ich 1987 gegen Frank Tate, den Olympia-Goldmedaillengewinner im Mittelgewicht, um den Titel kämpfte. Wir kämpften an diesem Abend 15 Runden und ich erinnere mich gut daran, wie ausgepumpt und lethargisch ich mich fühlte, obwohl ich für diesen Fight hart trainiert hatte. Ich nahm alles um mich herum wahr, was ungewöhnlich für einen Boxer ist, der total konzentriert ist und unter Adrenalin steht. Doch an diesem Abend hörte ich die Menge. Ich hörte sogar die Gespräche der Leute. Und ich spürte jeden einzelnen Schlag. Der Verlust der Konzentration ist immer ein Nachteil für einen Kämpfer, für jeden Sportler und für alle Menschen, die ein Ziel erreichen wollen.

Ich ging an diesem Abend ungeschlagen in den Ring, aber ich verließ ihn mit meiner ersten Niederlage wegen Aufgabe – und es sollte nicht meine letzte sein. Mein Sehvermögen verschlechterte sich und mein rechtes Auge wurde so gut wie blind. Im Jahr 1991 musste ich meine Karriere nach 28 Siegen (davon 20 durch K. o.) und vier Niederlagen beenden. Ich war

26 Jahre alt, körperlich immer noch in Bestform, und meine Karriere endete, wie sie begonnen hatte: blitzschnell.

Aber die Erblindung lenkte meine Konzentration lediglich in eine andere Richtung.

Obwohl ich keine Wettkämpfe mehr bestreiten konnte, wusste ich, dass ich meinen Körperbau, mein geringes Körperfett, meine geschmeidigen Muskeln und meine schnellen Reflexe behalten konnte, wenn ich ein Trainingsprogramm befolgte, das auf den Übungen und Techniken der Boxer basierte. Auf den gleichen Übungen und Techniken, die ich und alle Kämpfer vor mir oder nach mir benutzen, um ihren Körper in Höchstform zu bringen.

FÜR MICH WAR GEWICHTSABNAHME nie ein Problem, aber für fast alle, mit denen ich im Laufe der Jahre gearbeitet habe, ist sie ein großes Problem.

Manchmal höre ich jemanden sagen, Sportler, Models und von Natur aus schlanke Menschen seien mit einem schnellen Stoffwechsel geboren worden, der den ganzen Tag Fett schnell verbrenne. Diese Glückskinder könnten mehr Kalorien zu sich nehmen und alles essen, was sie wollten, ohne jemals eine Gewichtszunahme befürchten zu müssen.

Stimmt es, dass manche Menschen einen schnelleren Stoffwechsel haben, der Kalorien rascher verbrennt, sodass sie weniger Fett speichern? Absolut. Aber wenn Sie glauben, alle Sportler und alle Models hätten einen attraktiven Körper, weil sie mit einem außergewöhnlichen Stoffwechsel gesegnet seien, liegen Sie falsch.

Die Wahrheit ist, dass viele meiner Kunden – Männer und Frauen mit einem wohlgeformten, schlanken und geschmeidigen Körper, die scheinbar von Natur aus einen Fett verbrennenden Hochofen besitzen – in Wahrheit über einen normalen Stoffwechsel verfügen. Manche von ihnen – ich meine die Stars mit den beneidenswertesten Körpern, die man sich vorstellen kann – haben sogar einen sehr langsamen Stoffwechsel, der wahrscheinlich schwerer auf Trab kommt als Ihrer.

Sie glauben mir nicht? Halten Sie diese Leute immer noch für Übermenschen? Dann schauen Sie sich einmal Sportler an, die ihre Laufbahn beendet haben, oder überraschen Sie ihre Lieblingsschauspieler zwischen zwei Filmprojekten. Viele verlieren ihre gute Figur. Sie mögen einen unglaublichen Körper haben, während sie aktive Sportler sind oder sich auf eine Rolle oder eine große Modenschau vorbereiten. Wenn jedoch die Scheinwerfer ausgehen, sehen Sie, wie menschlich wir alle sein können.

Nicht alles Stars sind uns anderen genetisch überlegen. Ihr Körper ist das Ergebnis der Arbeit, die sie in sich selbst investieren. Sie könnten ihre gute Figur behalten, wenn sie weiter an sich arbeiten würden. Sobald sie aber nicht mehr dafür bezahlt werden, optimal in Form zu sein, verlieren viele die Lust am Training. Mit anderen Worten: Sie geben den Kampf auf.

Ich trainiere nicht mehr so intensiv wie zu Beginn meiner Zwanzigerjahre, als ich Profiboxer war, und vielleicht habe ich auch nicht mehr die gleichen körperlichen Fähigkeiten. Trotzdem habe ich heute einen geschmeidigeren Körper als damals.

Der Alterungsprozess mag unvermeidlich sein und jeder Mensch hat seinen einzigartigen Körperbau und Stoffwechsel. Doch einerlei, welche Figur Sie derzeit haben oder wie alt Sie sind: Sie können Ihren Stoffwechsel neu einstellen und ihrem Körper beibringen, Kalorien schneller und effektiver zu verbrennen, indem Sie trainieren und Ihre Kalorienzufuhr einschränken. Es ist wirklich so einfach.

WARUM ANDERE PROGRAMME SCHEITERN

Anscheinend gibt es jede Woche eine neue Diät und ein neues Trainingsprogramm, eine neue und bessere Methode, mit der wir abnehmen und gesünder werden können. Es gibt Millionen verschiedene Methoden. Und es gibt einen Grund für den ganzen Wirrwarr.

Es liegt nämlich in der Natur des Menschen, nach schnellen Lösungen zu suchen und die Methode zu wählen, die am bequemsten ist. Das Problem mit den meisten Modediäten und Strohfeuerprogrammen besteht darin, dass sie keine Substanz und kein Fundament haben.

Die meisten sogenannten brandneuen Trainingsprogramme, Kurse, DVDs oder Fitnessprodukte behaupten vielleicht, sie könnten „mehr Fett abbauen" oder „mehr Muskeln aufbauen"; aber sie versprechen gleichzeitig, dass Sie dafür weniger Zeit und Mühe brauchen als für andere Methoden. Allein dieses Versprechen – dass Sie alles fast ohne Mühe erreichen – sollte für Sie ein Warnsignal sein: Sie werden viel weniger erreichen, als diese Methoden Ihnen versprechen. Viele Modediäten sind nicht besser. Sie stützen sich meist auf irgendeine neue Studie zum Abnehmen oder auf einen Gesundheitstrend, der gerade populär ist. Beispiele sind die glutenfreie Diät, die Blutgruppendiät und die Ernährungsweise, die sich nach dem pH-Wert richtet. Wenn Sie hinter den Vorhang schauen, fällt Ihnen wahrscheinlich auf, dass viele dieser Diäten im Wesentlichen das gleiche Bewegungsprogramm und die gleiche kalorienarme Kost empfehlen. Sie sind weder neu noch besser – sie präsentieren lediglich das Programm, das Ihnen schon beim letzten Versuch nicht geholfen hat, auf eine andere Art und unter einem anderen Namen.

Aber es gibt kein Schnellverfahren. Die meisten dieser angeblich neuen Methoden lenken Sie nur ab und hindern Sie daran, einen attraktiven, geschmeidigen Körper zu erlangen. Was wirken soll, muss realistisch sein. Es muss eine starke Grundlage haben und durchzuhalten sein. Es muss sich Ihrer Lebensweise anpassen und sie ergänzen und es muss so effektiv sein, dass Sie ungesunde Gewohnheiten aufgeben, falls Sie welche haben. Ein gutes Programm ist ein Programm fürs Leben.

Das ist die Macht von Punch! Es ist ein hochintensives Programm für den ganzen Körper, das keine Ausreden erlaubt, sehr wenig Platz und Ausrüstung erfordert – sodass Sie jederzeit und überall trainieren können – und tatsächlich mehr Muskelfasern anspricht als die meisten anderen Trainingsprogramme (damit Sie mehr Fett verbrennen und mehr magere Muskeln aufbauen).

Und vor allem nutzt es bewährte Techniken, die keine neue Mode darstellen – es handelt sich ja um die gleichen lang erprobten Techniken, die nie versagt haben, wenn Boxer sich in die beste Form ihres Lebens bringen wollten. Mit Punch! steht Ihnen endlich das Rezept – und die Grundlage – zur Verfügung, auf die Ihr Körper gewartet hat.

Das Trainings-Mysterium

Für mich ist das kardiovaskuläre (aerobe) Training das Beste. Dazu zählt jede Aktivität, die den Sauerstoffverbrauch und die Herzfrequenz steigert. Verglichen mit Krafttraining und Übungen für die Flexibilität, das Gleichgewicht und die Koordination ist dieses Herz-Kreislauf- oder Cardio-Training das wichtigste aller Fitnesselemente. Deshalb macht es rund drei Viertel des Punch!-Programms aus.

Cardio ist nicht nur das wirksamste Mittel, um Fett zu verbrennen. Wenn Sie es jede Woche im richtigen Umfang anwenden, trägt es auch dazu bei, dass Sie gesünder und länger leben, weil es den Cholesterinspiegel reduziert, das Herz stärkt und sogar den Blutdruck senkt, um nur einige wichtige Vorteile zu nennen.

Warum benutzen nicht alle dieses Programm, um geschmeidiger zu werden? Die meisten Menschen machen zwei Fehler, was Cardio und Gewichtsabnahme anbelangt: Erstens wählen sie eine Aktivität aus, die nicht intensiv genug ist, um die erhofften Ergebnisse zu erzielen (zum Beispiel Gehen), und zweitens glauben sie, eine einzige Aktivität – etwa Radfahren oder Laufen auf dem Band – genüge, um alle unerwünschten Fettpolster loszuwerden.

Das kann schiefgehen, weil die meisten der üblichen aeroben Aktivitäten – zum Beispiel Laufen, Radfahren oder Treppensteigen – nur bestimmte, aber nicht alle Muskeln des Unterkörpers trainieren (vor allem die Bein-, Gesäß- und Wadenmuskeln). Wenn Sie nur Ihre Beine belasten, vernachlässigen Sie die Hälfte Ihres Körpers. Diese einseitige Methode macht Sie zu müde und belohnt Ihre Mühe nur unzureichend – oder, schlimmer noch, sie führt zu chronischen Schmerzen oder zu Verletzungen, die Sie womöglich daran hindern, überhaupt zu trainieren.

Der Aufbau von magerer Muskelmasse durch Krafttraining (Widerstandstraining) spielt beim Abnehmen ebenfalls eine wichtige Rolle, denn je mehr magere Muskeln Sie haben, desto mehr steigern Sie Ihren Ruhestoffwechsel (die Kalorienmenge, die Ihr Körper den ganzen Tag über verbrennt, selbst wenn Sie sich ausruhen). Das Problem ist, dass viele dieser simplen Programme zwar die Angebermuskeln (die Muskeln, die Sie im Spiegel sehen, etwa die des Brustkorbs, der Schultern und der vorderen Oberschenkel) erschöpfen, aber andere, ebenso wichtige Muskelgruppen vernachlässigen, weil diese kleiner, weniger sexy und unsichtbar sind (zum Beispiel die Waden, der untere Rücken und die hinteren Oberschenkel).

Krafttrainingsprogramme sind ebenfalls mit einigen Erwartungen verbunden. Sie setzen voraus, dass Sie Geld für Gewichte, Ausrüstung, Matten, Bänke und andere Utensilien ausgeben und genügend Platz haben oder dass Sie viele Male in der Woche in ein Fitnessstudio gehen.

Sie setzen zudem einen bestimmten Trainingszustand voraus, der derzeit für Sie zu hoch oder zu niedrig sein kann. Sie berücksichtigen nie, wer Sie sind und was Sie haben oder nicht haben. Deshalb haben so viele Leute starke Schmerzen oder sind, schlimmer noch, ständig verletzt, wenn sie Gewichte falsch stemmen. Außerdem setzen diese Programme voraus, dass jemand neben Ihnen steht, der eingreift, wenn Ihre Muskeln müde werden und Sie das Gewicht nicht mehr halten können.

WARUM PUNCH! ERFOLGREICH IST

Punch! ist eine Methode, die sich vom Yoga oder Tai Chi nicht allzu sehr unterscheidet. Manchmal bezeichne ich mein Programm sogar als „amerikanisches Yoga" oder als „Kampfkunst der westlichen Hemisphäre".

Yoga und Tai Chi ermöglichen Ihnen völlige Bewegungsfreiheit, die Beherrschung der Körpermitte und funktionale Stärke fast bis ans Ende Ihres Lebens. Punch! bietet die gleiche lebenslange Garantie, weil es im Boxsport wurzelt und dem menschlichen Körper angepasst ist.

Die Übungen und Bewegungen, die Punch! benutzt, sind die gleichen erprobten und bewährten Techniken, die Boxer anwenden, seit es diesen Sport gibt. Deshalb ist Punch! heute ebenso wirksam und wichtig wie vor zwei Jahrzehnten, als ich viele Grundsätze des Programms entwickelte.

Was aber unterscheidet Punch! von anderen Fitnessprogrammen, die auf dem Boxen basieren? Sie können seine Intensität voll und ganz selbst bestimmen! Das sagt Ihnen einer, der vor zwei Jahrzehnten als „Vater der Fitness durch Boxen" gepriesen wurde. Punch! ist eine Kombination aus erprobten Trainingsformen, modernen Techniken und einzigartigen Übungen, die den Körper formen. Dieses Programm passt sich Ihren Fähigkeiten an und gibt Ihnen so viel zurück, wie Sie zu investieren bereit sind. Sie bestimmen also das Tempo Ihrer Fortschritte.

Ich habe bewährte Methoden der Boxer so umgestaltet, dass jeder sie verstehen und im täglichen Leben anwenden kann. Punch! eignet sich für *jeden* Körper, weil es mit dem Körper arbeitet und aus den erprobten Grundsätzen des Boxens ein Programm zusammenstellt, das ein Durchschnittsmensch, ein Hochleistungssportler und sogar ein Supermodel nutzen können. Es verwindet Ihren Körper nicht und nimmt ihm nichts – es macht ihn besser.

Es ermöglicht jedem, der mit seinem Erscheinungsbild unzufrieden ist, zu seinem ursprünglichsten und natürlichsten Zustand zurückzukehren, weil es Fett abbaut und jeden einzelnen Muskel unter der Fettschicht sichtbar macht. Wenn Sie mit dem Programm fertig sind, gibt es keine Fettpolster mehr – sie sind alle weggeschmolzen. Sie schöpfen Ihr volles Potenzial aus und sehen die Skulptur, die bei jedem Menschen unter der Oberfläche verborgen ist.

Und das Beste von allem: Sie brauchen keinen Kurs, keinen Trainer und keine Boxbirne, die an der Kellerdecke hängt. Sie brauchen nur etwas Zeit und Siegeswillen.

Einerlei, ob Sie ein paar Pfund oder zehn, 20, 30, 40 Pfund oder mehr loswerden wollen – die Wirkung ist fast sofort zu sehen. Aber das ist nicht der einzige Grund dafür, dass Punch! Sie zu einem Sieger macht.

Punch! lässt niemanden im Stich

Haben Sie schon einmal versucht, mit einem Freund zu laufen, der weniger fit oder, schlimmer noch, besser in Form war als Sie?

Wenn ja, mussten Sie wahrscheinlich so langsam laufen, dass das Training für Sie weniger effektiv wurde, oder Sie mussten für Ihre Verhältnisse zu schnell laufen. Krafttraining mit einem Freund kann zu ähnlichen Problemen führen, weil es Zeit kostet, die Gewichte immer wieder Ihrem Leitungsvermögen und dem Ihres weniger starken oder stärkeren Partners anzupassen.

Punch! ist insofern einzigartig, als die Wirkung, die Sie erzielen, ganz von Ihrem Einsatz abhängt. Es konzentriert sich auf das, was in Ihnen steckt, und auf Ihre eigenen Fähigkeiten. Männer und Frauen – durchschnittliche Anfänger ebenso wir Spitzensportler – können daher Seite an Seite trainieren. Das Programm ist ein ebenes Spielfeld, das jedem hundertprozentigen Erfolg verspricht.

Darum ist mein Studio während meines Unterrichts immer mit vielen verschiedenen Menschen gefüllt. Schauen Sie in irgendeine Richtung und Sie sehen Supermodels, die neben 70-jährigen Managern schwitzen. Sie sehen ehemalige Sportler, aber auch Otto Normalverbraucher, der vielleicht zum ersten Mal in seinem Leben an einem Trainingsprogramm teilnimmt. Sie alle können gemeinsam trainieren, weil mein Workout sich ihrem persönlichen Niveau anpasst – dem Niveau, auf dem sie erwarten dürfen, ziemlich schnelle Fortschritte zu machen.

Vielleicht kommen Sie dank dieses Programms schneller vorwärts als der Teilnehmer neben Ihnen. Mit Punch! kämpfen Sie aber immer gegen sich selbst. Darum werden Sie gewinnen, wenn Sie das Programm befolgen, einerlei, wie fit Sie sind oder wie sehr Sie außer Form sind. Die Ergebnisse zeigen sich fast sofort.

Punch! trainiert alle Muskeln gleichermaßen

Ich habe keinen einzigen Unterrichtstag versäumt, seit ich 1991 professioneller Fitnesstrainer wurde. Das liegt zum Teil daran, dass ich nie müde werde zu unterrichten – ich liebe es! Aber es liegt auch daran, dass mein Körper dank dieses Programms so gleichmäßig trainiert wird, dass ich jeden Tag unterrichten kann – manchmal bis zu sechs Gruppen täglich –, ohne jemals einen Einbruch befürchten zu müssen.

Die meisten Leute denken sofort an Verletzungen, wenn vom Boxen die Rede ist. Das ist eine reale Gefahr, wenn Sie in den Ring steigen oder falsch trainieren, nämlich mit einem Programm, das nichts weiter als ein billiger Abklatsch des Boxtrainings ist. Da Punch! keine Gewichte verwendet und alle Muskeln von vorne bis hinten und von oben bis unten trainiert, ist es ein gleichmäßiges Programm, das Muskelzerrungen und das Übertraining eines bestimmten Körperteils verhindert. Es sorgt für eine ausgewogene Muskulatur und erspart Ihnen Auszeiten durch unnötige Verletzungen.

Nie wieder Rumpfbeugen dank Punch!

Möchten Sie Ihre Bauchmuskeln sehen? Wenn jetzt nichts zu sehen ist, liegt es nicht daran, dass Sie zu wenige Rumpfbeugen (Sit-ups) machen. Ob Sie einen Waschbrettbauch sehen, bestimmen nämlich die Fettzellen und die Flüssigkeit zwischen der Haut und den Bauchmuskeln. Vielleicht fragen Sie sich, warum dieses Programm keine Übungen für die Bauchmuskeln enthält. Das hat seinen Grund: Sie sind unnötig. Trotzdem haben die meisten Boxer einen unglaublich straffen Bauch. Was ist ihr Geheimnis? Wenn Boxer sich auf einen Kampf vorbereiten, trainieren sie immer von der Körpermitte aus, einerlei, ob es um Kraft, Tempo oder Gleichgewicht geht. Das ist ihre Grundlage. Alle Straßen führen zur Mitte, also führen alle Straßen nach außen.

In diesem Programm spannen Sie bei jedem Schlag, bei jedem Seilsprung und bei jeder Übung mit dem Körpergewicht bewusst die Muskeln der Körpermitte an. Die Bauchmuskeln sind also immer beteiligt, vom Anfang bis zum Ende des Trainings. Diese Taktik ist notwendig, damit Ihre Schläge präziser und schneller werden. Aber sie trägt auch dazu bei, die Bauchmuskeln aufzubauen und zu kräftigen, während das hohe Tempo der Übungen das Fett verbrennt, sodass ein flacherer, muskulöserer Bauch zum Vorschein kommt, der ebenso stark wie eindrucksvoll ist.

Punch! kennt keine Plateauphase

Ihr Körper ist eine perfekte Maschine, die sich vielen Belastungen des Alltags anpasst, um zu überleben. Wenn Sie jeden Tag die gleichen Übungen machen, finden Ihre Muskeln rasch einen einfacheren Weg, mit der Belastung fertig zu werden, die Sie ihnen abverlangen. Folglich strengen Sie sich weniger an und verbrauchen weniger Kalorien. Deshalb erreichen die meisten Trainingsprogramme ein „Plateau", eine Phase, in der Sie keine Fortschritte mehr machen, obwohl Sie jede Woche trainieren.

Es bleibt Ihnen also nichts anderes übrig, als Ihre Muskeln mit neuen Übungen zu überraschen. Sie können beispielsweise die Länge oder die Intensität des Workouts steigern oder schwerere Gewichte heben. Dieser Prozess erfordert eine gewisse Kreativität und ein Wissen über Trainingsmethoden, das Sie vielleicht nicht besitzen. Wichtiger noch: Sie müssen ständig wachsam sein und herausfinden, wann Sie Ihr Training modifizieren sollten. Die meisten Menschen sind jedoch keine Amateurkinesiologen. Darum haben selbst Workouts, die anfangs effektiv sind, mit der Zeit keine Wirkung mehr.

Punch! erreicht diese Phase nie, weil niemand dieses Programm vollständig meistern kann. Die größten Kämpfer aller Zeiten haben vielleicht in bestimmten Bereichen ihres Sports geglänzt, aber niemand hat sich je in allen Aspekten ausgezeichnet. Kein einziger Boxer, der je in den Ring gestiegen ist – von Jack Johnson bis Floyd Mayweather –, hat alles gemeistert, was wir über das Boxen wissen. Darum ist es so faszinierend, diesen Sport zu erforschen.

Wenn Sie Geduld haben, die Übungen wiederholen und sich konsequent an das Programm halten, werden Sie Punch! zwar niemals meistern, aber Sie werden damit immer Erfolg haben, einerlei, wie oft Sie es anwenden.

Punch! befriedigt Ihre spartanische Seele

Wann haben Sie zum letzten Mal etwas gelernt, was andere neidisch machte? Wann haben Sie zum letzten Mal etwas geleistet, mit dem Sie unbedingt angeben wollten?

Erwachsene lernen seltener etwas Neues als Kinder. Aus Furcht oder aus Bequemlichkeit gehen wir auf ausgetretenen Pfaden durchs Leben. Dieser Mangel an Selbsterforschung löst bei vielen Menschen Unzufriedenheit aus. Sie fühlen sich nie belohnt, weil sie nie etwas Neues und Aufregendes vollbringen. Dieses Buch wird das ändern.

Punch! vermittelt Ihnen das Gefühl, etwas erreicht zu haben. Gewöhnliche Workouts schaffen das nicht. Dies ist eines der wenigen Trainingsprogramme, die einen aktiven Geist voraussetzen, nicht nur Muskeleinsatz. Es macht Ihrem behäbigen Trott ein Ende und vermittelt Ihnen ein Erfolgserlebnis, das sich nur einstellt, wenn Sie etwas Neues probieren, etwas, was nicht leicht zu bewältigen ist – oder was Sie nie vollständig meistern können. Die Folge ist, dass Sie immer mit sich zufrieden sind.

Warum gehört Punch! in eine ganz andere Kategorie? Weil Sie damit Fertigkeiten erwerben, die alle Menschen in Ihrer Umgebung gerne erwerben würden. Nicht jeder ist von einem Menschen beeindruckt, der einen Marathon laufen oder 100 Kilometer Rad fahren kann. Aber Männer und Frauen bewundern die Anmut, das Tempo und die Kraft, die ein Boxer ausstrahlt. Genau diese Fähigkeiten lernen Sie durch Punch! – Fähigkeiten, die nicht nur auf Ihren Körper Eindruck machen, sondern auf jeden, dem Sie zeigen, was Sie in diesem Buch lernen werden.

Punch! erschöpft Sie und gibt Ihnen dann Energie

Alle meine Kunden, einerlei, wer sie sind und welchen Beruf sie ausüben, spüren nach einem meiner Workouts einen Energieschub, der ihnen hilft, den Tag zu bewältigen. Das ist eines der häufigsten Komplimente, die ich zu hören bekomme.

Sie wollen einen starken Motor in einem Ferrari-Körper haben. Wenn Sie außen hui und innen pfui sind, wenn Sie zwar Muskeln aufbauen und ein paar Pfunde verlieren, Ihr Bewegungsumfang aber eingeschränkt ist, werden Sie nie die Lebensqualität genießen, die Sie haben könnten. Mit Punch! können Sie einen straffen, geschmeidigen Körper erwerben, aber auch einen inneren Motor, der dafür sorgt, dass Ihr Körper ein Hochleistungsfahrzeug wird, das zu allem fähig ist – welches das zustande bringt, was sein Aussehen verspricht.

Punch! folgt keinem Modetrend – es setzt Trends

„Neue" Trainingsmethoden wie zum Beispiel das Intervalltraining (dabei variieren Sie die Intensität Ihres Cardio-Workouts) und das Hochintensive Intervalltraining (HIIT) – eine moderne Methode, die schnelle, kurze, hochintensive Übungen mit langen, weniger intensiven verbindet – sind der neueste Schrei.

Das liegt daran, dass Intervalltraining nachweislich die Ausdauer und die Geschwindigkeit drastisch verbessert, den Körper zwingt, mehr Fett als Energiequelle zu verbrennen, und sogar hilft, magere Muskulatur aufzubauen und zu erhalten, und zwar besser als das Training im „Steady State", das die meisten Menschen bevorzugen und bei dem sie eine bestimmte Zeit in gleichmäßigem, moderatem Tempo trainieren.

In Wahrheit sind dies nur Nebenprodukte der Methoden, die Boxer seit Jahrhunderten anwenden. Punch! ist ein Intervalltraining, bei dem Sie die Intensität während des gesamten Workouts verändern, um gespeichertes Glycogen rasch zu verbrennen. Dieses Kohlenhydrat nutzt der Körper zuerst, wenn Sie zu trainieren beginnen. Je schneller Sie Ihr Glycogen erschöpfen, desto früher nutzt der Organismus seine Fettvorräte als Brennstoff.

Punch! bringt Sie in die Zone – und hält Sie dort

Mit „Zone" meine ich *alle* Ihre Fett verbrennenden Zonen.

Um das Herz und den Kreislauf zu trainieren und nennenswerte Fettmengen zu verbrennen, müssen Sie nach Ansicht der Experten so hart trainieren, dass die Herzfrequenz 20 Minuten oder länger in der Pulszone bleibt, die Sie anstreben.

Um Ihre Zielzone zu ermitteln, ziehen Sie einfach Ihr Alter von 220 ab. Dann haben Sie Ihre maximale Herzfrequenz (MHF). Wenn Sie diese mit 0,65 multiplizieren, erhalten Sie Ihre Mindestherzfrequenz beim Training. Nun multiplizieren Sie Ihre maximale Herzfrequenz mit 0,8 und Sie erhalten Ihre maximale Herzfrequenz beim Training. Der Bereich zwischen diesen beiden Zahlen ist Ihre Zielherzfrequenz, die manche als „Fett verbrennende Zone" bezeichnen. Andere Zonen haben ihre eigenen Wirkungen. Damit die Muskeln sich erholen, können Sie beispielsweise in einer Zone mit geringer Intensität (50 bis 65 Prozent Ihrer MHF) trainieren. Das ist ungefähr das Tempo, bei dem Sie sich unterhalten können, während Singen zu schwierig wäre. Um die allgemeine Ausdauer zu verbessern und mehr Kalorien zu verbrennen, können Sie die Herzfrequenz auf 80 bis 85 Prozent ihrer MHF steigern. Falls Sie nicht wissen, ob Sie sich je in dieser Zone befunden haben: Dies ist ein Tempo, bei dem es schwierig ist, mehr als ein paar Worte zu sprechen, ohne Luft zu holen.

Sie können auch kurze, sehr intensive Übungen machen, bei denen Sie 90 bis 95 Prozent Ihrer MHF erreichen. Dadurch erhöhen Sie Ihre anaerobe Schwelle. Bei diesem Tempo verbrennen Sie nicht nur die meisten Kalorien pro Minute, sondern Sie erhöhen auch die gesamte Sauerstoffmenge, die der Körper braucht, um sich nach dem Training zu erholen – Sie verbrennen also noch Stunden nach dem Training Kalorien.

Ein Training in jeder dieser Zonen bedeutet für den Körper eine ausgewogenere Herz-Kreislauf-Belastung und maximalen Nutzen. Aber wenn Sie diese Wirkung mit einem Cardio-Gerät erreichen wollen, müssen Sie den Lauf ständig unterbrechen und Knöpfe drücken, um den Winkel, das Tempo oder den Widerstand zu verändern.

Bei Punch! brauchen Sie weder Knöpfe zu drücken noch zu schätzen. Dieses Programm führt die Herzfrequenz durch alle Zonen und Sie müssen sich nie über Ihren Workout Sorgen machen.

Punch! lässt keine Ausreden zu

Es ist äußerst wichtig, ohne Ausrüstung trainieren zu können, vor allem wenn Sie sich an einen Trainingsplan halten möchten. Ein Programm muss sich in Ihren Tagesablauf einfügen und zu einem Teil Ihres Lebens werden. Nur dann können Sie es so lange durchführen, dass Sie alle seine positiven Wirkungen erfahren und bewahren.

Punch! ist besser als die meisten anderen Programme, weil Sie es überall durchführen können: zu Hause, im Urlaub, im Freien oder in der Wohnung – im Grunde überall, wo Ihnen danach ist. Sie benötigen weder eine umfangreiche Ausrüstung noch viel Platz, denn Punch! erfordert keine schicken Fitnessgeräte, sondern benutzt Ihren Körper als Maschine. Alles, was Sie außer diesem Buch jemals brauchen werden, ist ein Springseil, ein Paar leichte Kurzhanteln (keine Bedingung) und etwas Zeit, damit Sie ins Schwitzen kommen.

Genug der Worte: Es ist Zeit, mit Punch! zu beginnen!

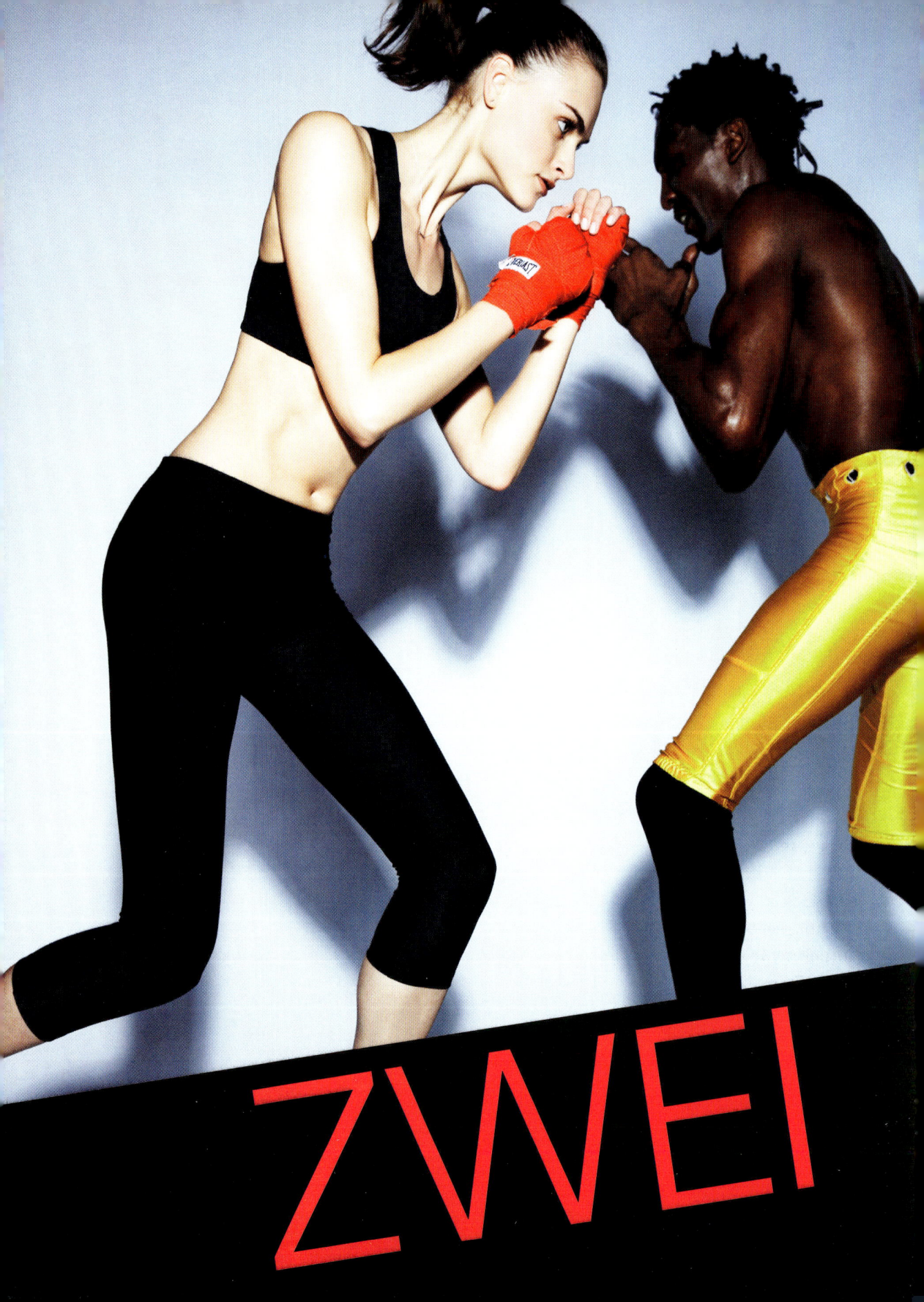

PUNCH!: IHR KÖRPER – DAS TRAININGS-PROGRAMM

Was Gewichtsabnahme anbelangt, habe ich eine einfache Philosophie. Ich nenne sie gerne „Aerophilosophie".

Um einen straffen und geschmeidigen Körper zu bekommen – um schlanker, stärker, fitter und schneller zu werden, als Sie gestern waren –, müssen Sie regelmäßig trainieren, auf Ihre Ernährung achten und die richtige Einstellung haben. Ohne diese drei Faktoren werden Sie Ihren Körper nie in eine Form bringen, die weit über die wenigen, flüchtigen Erfolge der herkömmlichen Fettabbauprogramme hinausgeht, mit denen Sie vielleicht schon Erfahrung haben.

DER PUNCH!-WORKOUT IM DETAIL

Wenn Sie eine Fremdsprache erlernen wollen, gibt es keinen schnelleren Weg, als in das Land zu ziehen, in dem diese Sprache gesprochen wird, und vollständig in die andere Kultur einzutauchen. Dasselbe gilt für die Fitness.

Ihr Körper spiegelt wider, was er tut. Wenn Sie große, schwere Gewichte in langsamem Tempo heben, bekommen Sie große, schwere Muskeln. Wenn Sie hingegen zahlreiche schnelle Bewegungen mit geringen Gewichten machen und dieses Training häufig wiederholen, bekommen Sie einen leichteren, schlankeren und schnelleren Körper. Deshalb sind Bewegungen und Übungen, die auf dem Cardio-Training basieren und die Sie immer und immer wieder mit leichten Gewichten, mit unterschiedlicher Geschwindigkeit und unterschiedlich lange wiederholen, das Rückgrat des Punch!-Trainingsplans. Alle Sportler, bei denen es auf Schnelligkeit ankommt, trainieren so, um ihren Körper in Höchstform zu bringen.

Deshalb prahlen meine Kunden nach einer medizinischen Untersuchung damit, dass ihr Arzt sich am Kopf gekratzt hat, weil sie mit dem Kreislauf und dem Ruhepuls eines Profisportlers in seine Praxis gekommen sind. Vielleicht begreifen die Ärzte nicht, warum meine Kunden so gesund sind. Obwohl es immer schön ist, solche Berichte zu hören, bin ich nie von ihnen überrascht. Punch! ermöglicht eine unglaubliche Gewichtsabnahme und einen unbeschreiblichen Energieschub. Das ist der Grund dafür, dass auch Sie innerhalb eines Monats wie ein Weltmeister aussehen können.

DIE GRUNDLAGEN DES WORKOUTS

Punch! ist ein intensives Trainingsprogramm, das den ganzen Körper schult und so viele Muskelfasern wie möglich beansprucht. Es verbraucht mehr Sauerstoff als der durchschnittliche Cardio-Workout und stellt höhere Ansprüche an den Stoffwechsel. Wichtig ist jedoch, dass Sie die Grundlagen verstehen und richtig anwenden, nicht nur aus Sicherheitsgründen, sondern auch, damit der Workout effektiv ist. Ich möchte, dass Sie 100 Prozent Erfolg haben!

Das gesamte Programm besteht aus acht einzigartigen Workouts, die auf dem Boxen basieren. Sie wenden jeden Workout insgesamt drei Tage lang an. Dann gehen Sie sofort zum nächsten dreitägigen Workout über. So geht das 28 Tage lang weiter. Alle sechs Tage nehmen Sie sich einen Tag frei, damit der Körper sich erholen kann.

(Sie finden, das sei eine Menge Zeit? Denken Sie daran, dass dieser Workout Ihnen die Fahrt zum Fitnessstudio erspart. Wenn es sein muss, können Sie den Plan jedoch an Ihre verfügbare Zeit und an Ihr Motivationslevel anpassen. Wie das geht, beschreibe ich auf Seite 29). In aller Kürze sieht Ihr Plan so aus:

1. bis 3. Tag:	Workout A
4. bis 6. Tag:	Workout B
7. Tag:	Ruhetag
8. bis 10. Tag:	Workout C
11. bis 13. Tag:	Workout D

14. Tag:	Ruhetag
15. bis 17. Tag:	Workout E
18. bis 20. Tag:	Workout F
21. Tag:	Ruhetag
22. bis 24. Tag:	Workout G
25. bis 27. Tag:	Workout H
28. Tag:	Ruhetag

Jeder der acht Workouts ist eine Mischung aus drei verschiedenen Arten von Übungen und Bewegungen, die auf dem Boxen basieren.

1. AEROBOX®: Zu jedem Workout gehört eine Serie von Übungen, die dem Schattenboxen entsprechen und verschiedene „Punches" (Fauststöße) einschließen: den *Jab* (eine kurze Gerade), den geraden *Power Punch* (der wuchtigste Fauststoß), den *Hook* (der klassische Haken) und den *Uppercut* (ein Aufwärtshaken). Hinzu kommen ein paar Abwehrmanöver, die den Zweck haben, den Körper in Bewegung zu halten.

2. AEROJUMP™: Zudem werden Sie verschiedene Übungen mit dem Springseil machen, die ein optimales Herz-Kreislauf-Training garantieren, und zwar in etwa einem Drittel oder gar der Hälfte der Zeit, die Sie mit den üblichen Cardio-Geräten benötigen.

3. AEROSCULPT™: Zum Schluss machen Sie verschiedene Übungen für den Unterkörper, jedoch nur mit Ihrem Körpergewicht, also ohne Hanteln oder Geräte. Diese Übungen verbessern die Kraft, das Gleichgewicht und die Koordination und bauen magere, geschmeidige Muskeln auf, die kaum zu übersehen sind, sobald das Fett allmählich verschwindet.

Während Sie von Woche zu Woche Fortschritte machen, erlernen Sie neue Übungen, Fauststöße und Bewegungen. Außerdem werden Sie daran erinnert, welche Übungen, Stöße und Bewegungen aus einem früheren Kapitel Sie wiederholen (und bereits gut kennen) sollten.
Im Gegensatz zu anderen Trainingsprogrammen, bei denen Wiederholungen gezählt werden, gehen Sie bei Punch! anders vor:

· Sie zählen Fauststöße (es können 32 bis 128 sein).
· Sie zählen Durchgänge (es können 8 bis 32 sein, je nachdem, um welche Kombinationen von Stößen es sich handelt).
· Und, was am wichtigsten ist: Sie achten auf die Zeit. Alle Aerojump- und Aerosculpt-Übungen sowie einige der Aerobox-Übungen verzichten darauf, Wiederholungen zu zählen. Stattdessen üben Sie eine bestimmte Zeit (es können 30 bis 180 Sekunden sein).

SO BEREITEN SIE SICH AUF PUNCH! VOR

Bevor Sie mit dem Punch!-Programm beginnen, sollten Sie einige grundlegende Bewegungen üben und sicher beherrschen. Es zahlt sich langfristig aus, wenn Sie schon zu Beginn eine gewisse Erfahrung mit bestimmten Übungen haben – die Enttäuschung ist dann geringer und jede einzelne Bewegung effektiver.

Die Grundlagen des Seilspringens

Es hat seinen Grund, dass Seilspringen immer noch der Grundpfeiler des Boxtrainings ist und für immer mehr andere Sportler ebenfalls zu den bevorzugten Übungen gehört.

Es hilft Ihnen, eine aerobe Grundlage aufzubauen und zu entwickeln, erfordert wenig Platz, verbrennt 600 bis 1.500 Kalorien in der Stunde (abhängig von Ihrem Gewicht sowie vom Tempo und der Intensität des Springens) und trainiert sowohl den Oberkörper als auch den Unterkörper. Zudem ist es eine der wirksamsten Methoden, um die Ausdauer, die Schnelligkeit der Füße und Hände, die Beweglichkeit, die Auge-Fuß-Koordination und den Gleichgewichtssinn zu verbessern.

Im Gegensatz zu vielen Cardio-Programmen, die vielleicht ebenfalls den Körper fordern, das Herz stärken und Kalorien verbrennen, ist am Seilspringen auch der Geist beteiligt: Es vermittelt Ihnen hinterher ein tieferes Erfolgserlebnis, weil Konzentration, Rhythmus und Timing verlangt werden. Mit anderen Worten: Sie bleiben an Ort und Stelle und kommen dennoch weiter.

Vergessen Sie, was Sie zu wissen glauben

Wenn Sie bereits Erfahrung mit Seilspringen haben, müssen Sie möglicherweise verlernen, was Sie im Sportunterricht gelernt haben. Es geht nämlich nicht darum, so hoch wie möglich zu springen, die Fersen an den Po zu führen oder mit dem ganzen Fuß aufzukommen, mit anderen Worten: richtig aufzustapfen.

Diese Art des Springens – die meisten Leute nennen es „Schulmädchenspringen" – war vielleicht brauchbar, als Sie zehn Jahre alt waren oder weniger als 45 Kilo wogen. Doch wenn Sie erwachsen sind – mit einem Körper, der nicht mehr wächst, weniger widerstandsfähig ist und viel mehr wiegt –, ist diese Sprungtechnik ein großes Problem, weil sie Knie, Schienbeine und Füße zu stark belastet.

Betrachten Sie jeden Fehltritt als Sprung nach vorne

Manche Menschen sind Naturtalente, was das Seilspringen anbelangt. Andere müssen viel länger und härter daran arbeiten. Doch sobald Sie den richtigen Rhythmus gefunden haben, beherrschen Sie ihn Ihr ganzes Leben lang – ähnlich wie das Radfahren. Er dient als Grundlage für neue Herausforderungen und sorgt dafür, dass Sie mit dem Springen nicht aufhören.

PASSEN SIE DAS PUNCH!-PROGRAMM IHRER LEBENSWEISE AN

Die Ergebnisse sind zwar am besten, wenn Sie das Programm genau befolgen, das Leben stellt jedoch bisweilen unsere ausgeklügeltsten Pläne auf den Kopf. Dies sind meine Ratschläge:

Maximum-Punch!: Ich hoffe, Sie befolgen das Programm – wie meine Kunden – peinlich genau, das heißt, Sie halten sich exakt an das 28-Tage-Programm, ohne es abzuändern. In diesem Fall trainieren Sie sechs Mal wöchentlich jeweils rund 45 bis 60 Minuten am Tag, und zwar vier Wochen lang. Am Ende jeder Woche machen Sie einen Tag Pause.

Je penibler Sie dieses Programm einhalten, desto besser ist es für Ihren Körper. Denken Sie daran, dass Ihr Körper sich ständig bewegen soll. Das bedeutet, dass Sie sogar versuchen können, den Workout oder einige seiner Elemente zweimal am Tag zu absolvieren, selbst wenn Sie die Kombinationen und Fauststöße nach dem Aufstehen nur im Demo- und Übungstempo ausführen (mehr dazu später) und den Workout im Kampftempo (auch das erkläre ich weiter unten) auf den Abend verschieben.

Minimum-Punch!: Obwohl Sie das Punch!-Programm überall ausführen können, wird es vorkommen, dass Sie manchmal zu wenig Zeit haben.

Wenn Sie an manchen Tagen einfach nicht in der Lage sind, 45 bis 60 Minuten zu trainieren, sollten Sie das Programm lieber in kleinere Teile aufteilen, als sich abzuhetzen. Zwei kleinere Workouts – zum Beispiel zweimal 30 Minuten statt einmal 60 Minuten – verbrennen die gleiche Gesamtkalorienmenge. Wenn Sie das Programm aufteilen, wird Ihr Stoffwechsel sogar zwei Mal am Tag beschleunigt und verbrennt daher nach dem Training mehr Kalorien.

Wenn Ihnen für den Workout an einem Tag nur 30 Minuten zur Verfügung stehen, halbieren Sie ihn und die Zeitdauer, indem Sie nur die Hälfte der erforderlichen Wiederholungen und Durchgänge ausführen. Angenommen, Sie sollen 180 Sekunden lang eine Aerojump-Übung machen, dann begnügen Sie sich mit 90 Sekunden. Und wenn 32 Fauststöße verlangt werden, belassen Sie es bei 16.

Wenn es auch Ihnen so geht, sollten Sie über Ihr Training noch einmal nachdenken. Viele Menschen werfen das Seil enttäuscht weg, weil ihnen nie jemand beigebracht hat, wie man richtig springt. Das korrekte Seilspringen ist viel einfacher und leichter, als es aussieht.

Aber ich möchte Ihnen nichts vormachen. Ihr Körper reagiert vielleicht verwirrt und fragt Sie: „Hat mich ein Auto angefahren?" Das liegt nur daran, dass er etwas erlebt hat, was höchstwahrscheinlich neu für ihn war. Sie haben Ihren Körper endlich so gefordert, wie das durch Laufen, Radfahren, Steppkurse oder andere aerobe Aktivitäten, die Sie normalerweise bevorzugen, nicht möglich ist.

Denken Sie auch daran, dass eine Rakete beim Abheben mehr Treibstoff verbraucht als beim Flug durch die Luft. Das heißt, wenn Sie etwas Neues lernen, müssen Sie sich mehr anstrengen und verbrennen mehr Kalorien. Jedes Mal, wenn Sie während meines Workouts eine neue, anstrengende Übung machen, wiederholen Sie diese Anstrengung und verbrauchen infolgedessen noch mehr Kalorien. Wenn Sie also stolpern – und Sie werden stolpern, weil ich immer noch stolpere, obwohl ich seit 35 Jahren Seil springe –, dann lachen Sie einfach darüber und denken Sie daran, warum Sie Seilspringen. Sie wollen Fliegen lernen. Lassen Sie sich also von niemandem von Ihrem Ziel abhalten und üben Sie standhaft weiter.

Beim Seilspringen – genau wie bei den anderen Übungen – kommt es auf Geduld und Wiederholung an. Allein die Mühe, die Sie sich geben – selbst wenn es Ihnen anfangs an Koordination, Tempo und Kraft fehlt –, macht Sie stärker. Nur wenn Sie aufhören, bevor Sie es geschafft haben, bleibt der Erfolg aus.

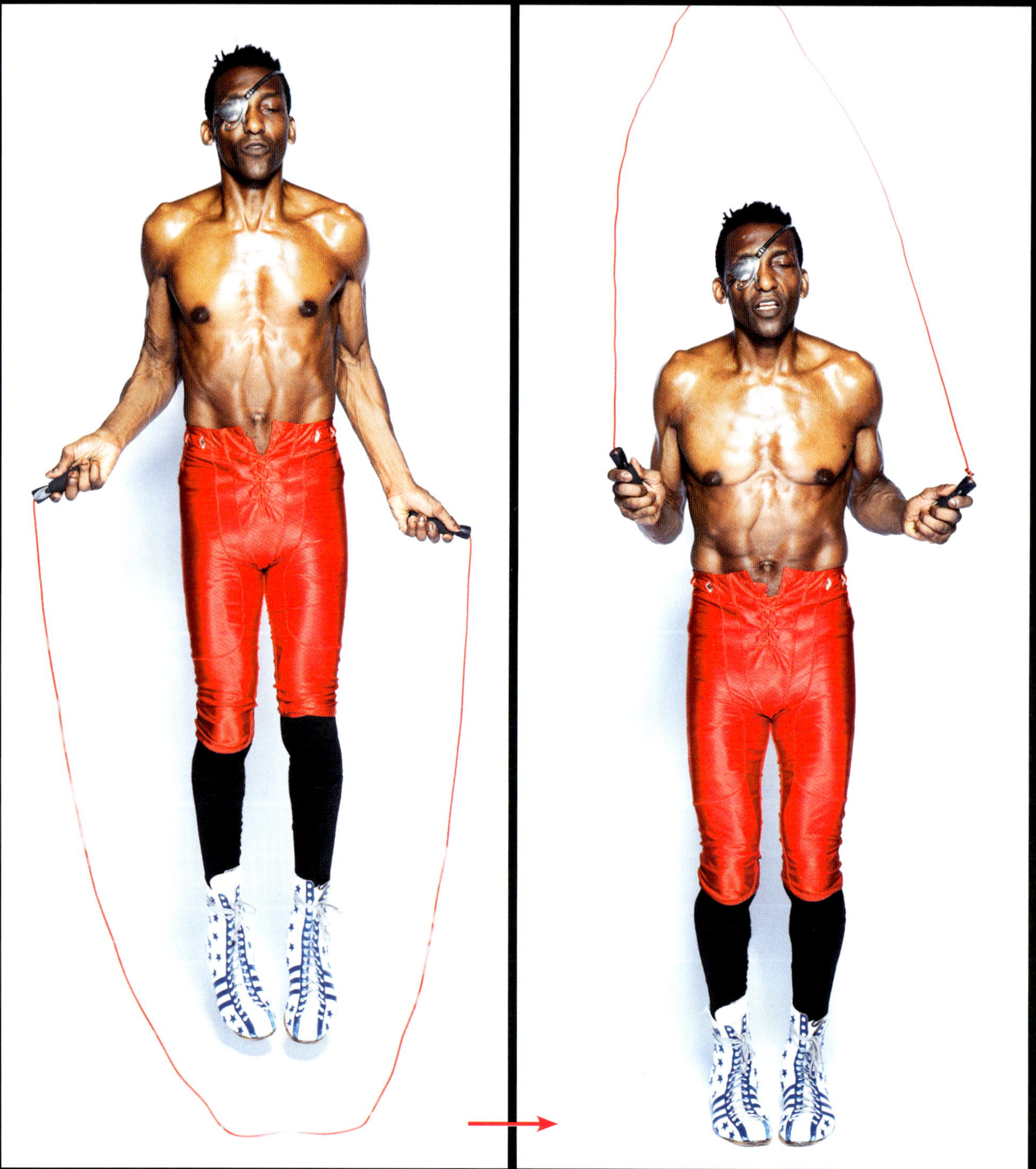

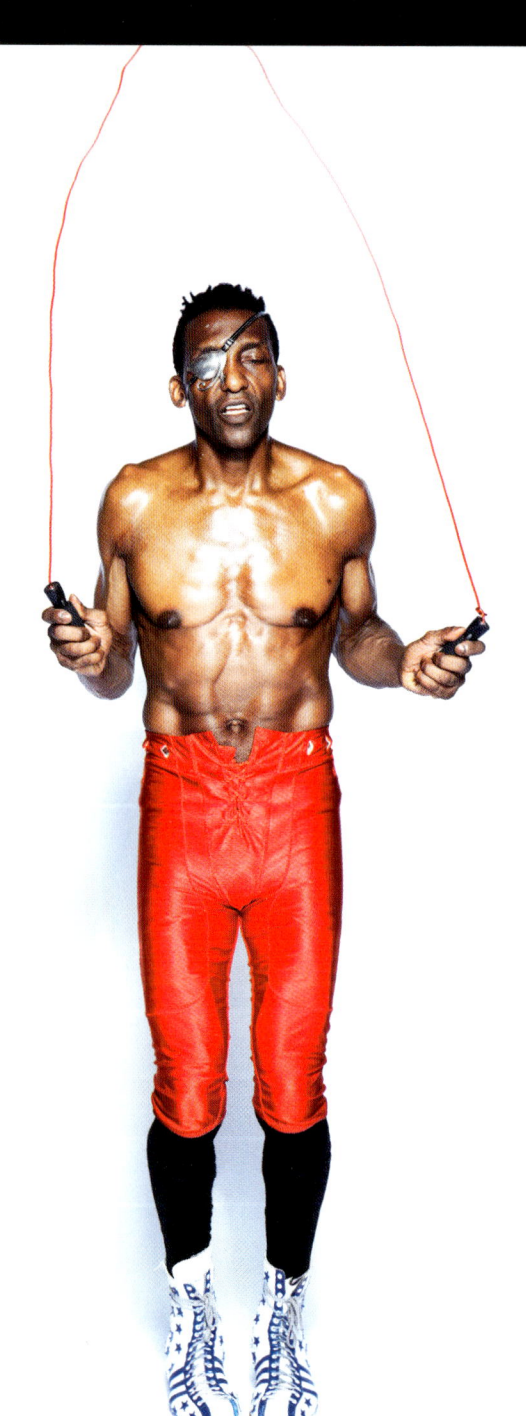

GRUNDÜBUNG MIT DEM SEIL

(Dieser Basissprung für Anfänger trainiert das Timing und die Koordination. Das hilft Ihnen, die anderen Seilübungen im Programm zu bewältigen.)

AUSGANGSSTELLUNG: Halten Sie das Seil an beiden Enden fest. Die Arme befinden sich in Hüfthöhe an den Seiten, die Handflächen zeigen nach oben. Treten Sie dann so weit vor, dass die Mitte des Seils genau hinter den Fersen liegt.

DIE ÜBUNG: Die Hände bleiben nah am Körper. Schwingen Sie das Seil nach vorne, jedoch nur durch Rotation der Handgelenke. Sobald das Seil sich den Füßen nähert, machen Sie einen winzigen Hüpfer – nicht mehr als etwa 2 bis 3 cm –, sodass das Seil unter Ihnen durchschwingen kann. Landen Sie auf den Fußballen, nicht flachfüßig oder auf den Fersen (die Fersen sollten den Boden überhaupt nie berühren), und behalten Sie ein Tempo von etwa 132 Drehungen pro Minute bei.

AERO-TIPPS VON KOPF BIS FUSS

- Augen: Anfangs dürfen Sie nach unten schauen. Versuchen Sie aber, den Blick nach vorne zu richten und nicht die Füße anzustarren – das kann Halsschmerzen auslösen. Wenn Sie vor einem Spiegel springen können, dann tun Sie es, wenn nicht, sehen Sie, wie das Seil vor Ihnen nach unten schwingt. Sobald es sich in Augenhöhe befindet, machen Sie einen Hüpfer. Versuchen Sie, der Bewegung des Seils zu folgen. Das mag anfangs schwierig sein, weil es nicht Ihrem Instinkt entspricht, doch mit etwas Übung wird es Ihnen gelingen. Denken Sie daran: Springen, sobald Sie das Seil sehen. Timing ist alles.
- Arme: Die Arme bleiben in den Ellbogen um etwa 90 Grad gebeugt. Vergessen Sie aber nicht, die Ellbogen eng am Rumpf zu halten. Wenn Sie die Hände, Ellbogen und Arme auf Schulterhöhe bringen, leisten die Schultern die Hauptarbeit und ermüden, bevor der Rest des Körpers richtig ins Schwitzen kommt.

  Wenn Sie die Hände anheben, schwingt das Seil unten kürzer. Das ist ungünstig, weil Sie umso höher springen müssen, je kürzer das Seil ist. Andernfalls verfängt es sich in den Füßen und die Folge sind schmerzende Füße, Schienbeine und Hüften. Außerdem geraten Sie sofort in die anaerobe Zone und das Seilspringen fühlt sich an wie eine Serie von Sprints ohne vorheriges Aufwärmen. Es ist, als würden Sie versuchen, eine Reihe von hohen Hürden in kurzen Abständen zu überspringen – das ist brutal für den Körper und Sie haben schon nach wenigen Sprüngen das Gefühl, am Ende Ihrer Kräfte zu sein.

- Hände: Die Hände bleiben immer in Höhe der Taille. Je höher Sie die Hände heben, desto kürzer schwingt das Seil und desto größer ist die Gefahr des Stolperns.

  Wie bringen Sie das Seil zum Rotieren? Mit den Handgelenken! Denken Sie also daran, dass Ihre Handgelenke die Motoren sind, die das Seil zum Schwingen veranlassen.

  Bei meinen Kunden achte ich immer darauf, dass ihre dominante Seite die Sprünge nicht nachteilig beeinflusst. Wenn Sie Rechtshänder sind, ist Ihre ganze rechte Seite wahrscheinlich dominant und Sie beanspruchen möglicherweise die rechte Seite – Hände, Arme, Beine – stärker, anstatt die Belastung gleichmäßig auf beide Seiten zu verteilen.

  Das bedeutet, dass Sie beim Springen vielleicht vergessen, das linke Handgelenk zu drehen, sodass das rechte Handgelenk die Hauptarbeit leisten muss. Anfangs ist das in Ordnung, weil es Ihnen zunächst nur darum geht, abzuheben. Achten Sie aber auf dieses Problem und versuchen Sie, die linke Hand gleichzeitig mit der rechten zu drehen – und umgekehrt, falls Sie Linkshänder sind.

- Beine: Während des gesamten Bewegungsablaufs bleiben die Beine und die Füße beisammen (außer bei einigen Übungen für Fortgeschrittene). Die Beine sind die Raketen, die Sie beim Sprung abheben lassen, und die Stoßdämpfer, wenn Sie landen. Die Waden, die Oberschenkelmuskeln und die Gesäßmuskeln absorbieren den größten Teil der Energie jedes Sprungs.

  Ich fordere meine Kunden auf, sich Balletttänzerinnen oder Basketballspieler vorzustellen, die in die Höhe springen, die Beine stets zusammen halten, dann auf den Zehen landen und schließlich das Körpergewicht nach unten auf die Fußballen verlagern. Das Ganze sollte sich wie eine kontinuierliche, fließende Bewegung anfühlen.

- Fersen: Die Fersen sollten den Boden nie berühren. Sie springen weder mit den Fersen noch landen Sie auf den Fersen!

- Tempo: Die Hände, nicht die Füße bestimmen das Tempo. Die Füße reagieren nur auf das Tempo der Hände.

VOR DEM ERSTEN SPRUNG ...
MÜSSEN SIE DAS TEMPO BEWÄLTIGEN

Anfängern empfehle ich, das Seil in 60 Sekunden etwa 132 Mal zu schwingen.
Ich erwarte aber nicht, dass Sie ständig mitzählen.
Es geht eher darum, ein Gefühl für dieses Tempo zu entwickeln und zu wissen,
wie 132 Rotationen in der Minute sich anfühlen.

Das Wichtigste zuerst: Vielleicht denken Sie nun: „Das sind eine Menge Schwünge!" Aber die Hände können sich durchaus so schnell drehen – bei den meisten Menschen sind die Hände schneller als die Füße. Diese Übung, die ich meinen Kunden gerne empfehle, bevor sie auch nur anfangen, den Basissprung mit dem Seil zu probieren, hilft Ihnen, die richtigen Unterarmmuskeln zu benutzen, und vermittelt Ihnen ein Gefühl dafür, wie schnell die Hände sich bewegen müssen, um dieses Tempo genau einzuhalten.

Die Übung trägt auch dazu bei, einen Teil der Frustration abzubauen, wenn Sie lernen, mit dem Seil zu springen. Seien Sie auf diese Frustration vorbereitet – alle sind davon betroffen. Sogar ich bleibe nicht davon verschont.

Der Trick: Nehmen Sie beide Seilgriffe in eine Hand – anfangs am besten in die dominante Hand – und lassen Sie das Seil an Ihrer Seite herabhängen. Beginnen Sie dann, das Seil zu schwingen, ohne dabei zu hüpfen. Halten Sie den Ellbogen eng am Körper und bewegen Sie das Seil nur mit dem Handgelenk. Das Seil sollte sich fast wie ein Propeller an der Seite des Körpers drehen.

Sie können mitzählen oder einen Zeitmesser benutzen. Versuchen Sie aber herauszufinden, wie viele Drehungen Sie in einer Minute mit jeder Hand zustande bringen. Sobald Sie das richtige Tempo gefunden haben, können Sie sogar versuchen, im gleichen Rhythmus zu springen. Auf diese Weise können Sie an Ihrem Timing arbeiten, noch ehe Sie über das Seil springen.

Wenn es Ihnen mit dem Programm wirklich ernst ist und wenn Sie das wahre Potenzial Ihres Körpers entdecken wollen, sollten Sie diese Übung jeden Tag machen, sogar an den Ruhetagen. Stellen Sie sich diese Übung als ersten Schritt auf dem Weg zu einem höheren Fitnessniveau vor. Je öfter Sie üben, desto leichter fällt Ihnen das Seilspringen. Glauben Sie mir: Die Mühe lohnt sich.

ALLES, WAS SIE BRAUCHEN, UM MIT PUNCH! ERFOLGREICH ZU SEIN

Punch! hat den Vorteil, dass Ihre Zeit die größte jemals notwendige Investition ist. Was Sie sonst noch brauchen, hält sich in Grenzen:

Gute Schuhe: Tragen Sie Laufschuhe oder Sportschuhe, um die Füße zu schützen und einen zu harten Aufprall nach dem Sprung zu verhindern. Gute Schuhe verfügen zudem über die Griffigkeit, die Sie für Fauststöße und viele Aerosculpt-Übungen brauchen. Wenn neue Schuhe Ihnen zu teuer sind, können Gel-Einlegesohlen unter den Fußballen einen Teil des Aufpralls absorbieren.

Ein nachgiebiger Boden: Für Punch! brauchen Sie lediglich eine Fläche von etwa 1,20 mal 1,20 Metern. Wichtig ist aber, was sich unter den Füßen befindet. Meiden Sie Beton, Schotter und andere harte Oberflächen, die kaum federn. Am besten sind weichere Flächen, die Ihre Gelenke weniger belasten, zum Beispiel Hartholzböden, eine geteerte Garageneinfahrt oder sogar ein dünner Teppichboden.

Ein Springseil: Ich empfehle ein Seil aus PVC mit Kugellagergriffen, zum Beispiel den Aero-Space Rainmaker (den ich meine Kunden verwenden lasse). Dieses Seil ist meine erste Wahl, weil es sofort reagiert, wenn Sie es schwingen: In dem Moment, in dem die Handgelenke sich drehen, dreht das Seil sich mit. Der Rainmaker rotiert zudem immer gleichmäßig, sodass Ihnen permanent eine große Schlinge zur Verfügung steht, die Sie überspringen können. Das trägt dazu bei, dass Sie sich nicht im Seil verheddern, und es beschleunigt Ihre Lernfortschritte.

Meiden Sie Seile, die mit Kunststofföllchen oder Gewichten versehen sind. Sie können den Bewegungsablauf stören und anfangs das Verletzungsrisiko erhöhen. Seile mit Gewichten befördern Sie außerdem plötzlich in eine anaerobe Zone, was dazu führt, dass Sie sich viel mehr anstrengen müssen, als es Ihrer Kondition entspricht. Hüten Sie sich auch vor Seilen aus einem zu leichten Material. Wenn das Seil zu leicht und zu dünn ist, wird es während der Drehung langsamer, und die Folge ist, dass Sie höher springen und die Knie stärker belasten müssen, um das Seil zu überqueren.

Leichte Kurzhanteln (optional): Für effektivere Faustöße empfehle ich meinen Kunden ein Paar leichte Kurzhanteln (1 bis maximal 3 Pfund schwer), die sie in den Händen halten können. Verwenden Sie Gewichte jedoch erst, wenn Sie jede Aerobox-Übung vollständig beherrschen. Selbst dann rate ich Ihnen dringend, Handgewichte nur beim Demo- und Übungstempo zu benutzen – nie beim Kampftempo.

Bevor Sie mit dem Springen anfangen, müssen Sie prüfen, ob das Seil die richtige Länge für Sie hat. Stellen Sie sich mit beiden Füßen auf die Mitte des Seils und halten Sie die Griffe an die Brust. Die Griffe sollten Ihre Achselhöhlen erreichen. Wenn dies nicht der Fall ist, passen Sie es entsprechend an. Am besten ist es natürlich, wenn Sie von vornherein ein Seil mit der richtigen Länge kaufen.

- Wenn Sie kleiner als 170 cm sind, probieren Sie ein 240 cm langes Seil.
- Wenn Sie zwischen 170 cm und 188 cm groß sind, versuchen Sie es mit einem 275 cm langen Seil.
- Wenn Sie größer als 188 cm sind, üben Sie mit einem Seil, das 305 cm oder länger ist.

DIE GRUNDLAGEN DES BOXENS

Etwa ein Drittel des Punch!-Workouts besteht aus einem Cardio-Training für den Oberkörper, das den ganzen Körper auf eine Art und Weise belastet, an die er nicht gewöhnt ist. Das heißt, jeder Muskel vom Kopf bis zu den Füßen ist beteiligt, damit der Körper in kürzester Zeit möglichst viele Kalorien verbrennt. Da der Oberkörper (die Arme) sich in der Regel schneller bewegen kann als der Unterkörper (die Beine), ermöglichen Ihnen Fauststöße ein intensiveres Training als je zuvor. Deshalb sind die Aerobox-Übungen – die Teile des Workouts, die kurzes, hartes Schattenboxen verlangen – für das Programm so wichtig.

Stoßen Sie mit dem Körper – nicht mit den Armen

Viele Leute glauben, dass man nur mit den Armen boxt. Das ist falsch. Wenn Sie richtig boxen, benutzen Sie die Beine und die Muskeln des Rumpfes ebenso intensiv wie die Arme. Im Grunde setzen die Arme nur all Ihre Energie frei. Diese Energie entsteht und sammelt sich jedoch in Ihrem Fundament, also im Rumpf und in den Beinmuskeln.

Bei Fauststößen geht es darum, Ihre Energie und Ihre Masse in eine bestimmte Richtung zu verschieben. Wenn Sie nur mit den Armen boxen, wird die Muskulatur viel weniger gefordert, weil Sie weniger Muskeln einsetzen und erheblich weniger Kalorien abbauen. Wenn Sie jedoch lernen, jeden einzelnen Fauststoß korrekt auszuführen und bei jedem Mal den Körper mitzudrehen, und wenn Sie spüren, dass die Füße am Boden haften, sodass Ihre Energie zuerst durch die Rumpfmuskeln und dann durch die Fäuste nach außen fließt, dann ziehen Sie den größten Nutzen aus dem Training.

Finden Sie Ihre persönliche Leistungszone

Das Tempo bei Punch! mag sich vom Training im Fitnessstudio unterscheiden. Die Boxtechniken, die Sie anwenden, unterscheiden sich jedoch nicht von denen, die Ihnen die besten Boxtrainer der Welt in einem echten Trainingszentrum beibringen würden. Das ist ein wichtiger Punkt. Äußerst wichtig ist auch, wie schnell Sie jeden einzelnen Stoß ausführen. Sie müssen zwar nicht so schnell sein wie andere. Die Wirkung ist aber umso größer, je mehr Sie sich anstrengen. Geben Sie einfach Ihr Bestes, dann erzielen Sie den gleichen Nutzen wie schnellere Leute. Entscheidend ist, dass Sie Ihre persönliche Hochleistungszone finden.

Jeder Fauststoß und jede Kombination von Fauststößen wird in einem bestimmten Tempo ausgeführt. Dabei unterscheide ich drei Stufen:

DEMO-TEMPO: Das Demo-Tempo (DT) ist das langsamste und grundlegendste. Jeder Fauststoß sollte zwei Sekunden dauern – eine Sekunde für das Vorschnellen der Faust und eine Sekunde für das Zurückziehen der Faust in die Ausgangsposition.

Fauststöße in diesem Tempo eignen sich hervorragend dafür, den Geist und die Muskeln auf das bevorstehende Training einzustellen. Dann ist der Bewegungsablauf perfekt, sobald Sie die gleichen Fauststöße schneller ausführen können. Wenn Sie mit der Zeit leistungsfähiger werden, beherrschen Sie die Fauststöße und die Stoßkombinationen immer besser und können daher die Anzahl der Fauststöße im Demo-Tempo verringern.

ANMERKUNG: Sobald Sie die Fauststöße sicher beherrschen, können Sie damit beginnen, zwei Kurzhanteln in die Hände zu nehmen, während Sie Fauststöße oder Kombinationen in diesem Tempo trainieren.

ÜBUNGSTEMPO: Das Übungstempo (ÜT) ist doppelt so hoch wie das Demo-Tempo. Sie machen es richtig, wenn jeder Fauststoß eine Sekunde dauert: etwa eine halbe Sekunde für das Vorschnellen der Faust und etwa eine halbe Sekunde für das Zurückziehen.

ANMERKUNG: Wie beim Demo-Tempo können Sie auch hier Kurzhanteln benutzen, sobald Sie die Fauststöße sicher beherrschen.

KAMPFTEMPO: Das Kampftempo (KT) ist das schnellste und intensivste Tempo. Dabei müssen Sie sich doppelt so schnell bewegen wie beim Übungstempo. Seien Sie also darauf vorbereitet, sich so schnell wie möglich zu bewegen. Jeder Fauststoß sollte etwa eine halbe Sekunde dauern: eine Viertelsekunde für das Vorschnellen der Faust und eine Viertelsekunde für das Zurückziehen.

ANMERKUNG: Das Kampftempo ist extrem schnell. Die Verwendung von Kurzhanteln kommt daher nicht in Betracht.

Führen Sie alle Fauststöße und Bewegungen vollständig aus, selbst bei hohem Tempo. Das ist vielleicht die wichtigste Voraussetzung für ein erfolgreiches Aerobox-Training. Versuchen Sie nicht, die Übung irgendwie abzukürzen – je exakter Sie die Übung ausführen, wenn Sie das Tempo steigern, desto mehr Nutzen haben Sie davon. Wird es hart? Ja, aber nur so finden Sie den vergrabenen Schatz.

DIE KORREKTEN STELLUNGEN

Jedes Mal, wenn Sie zu einem Fauststoß aufgefordert werden, nehmen Sie eine von drei Stellungen ein: die Pyramide, die Linksausleger-Stellung oder die Rechtsausleger-Stellung.

PYRAMIDEN-STELLUNG

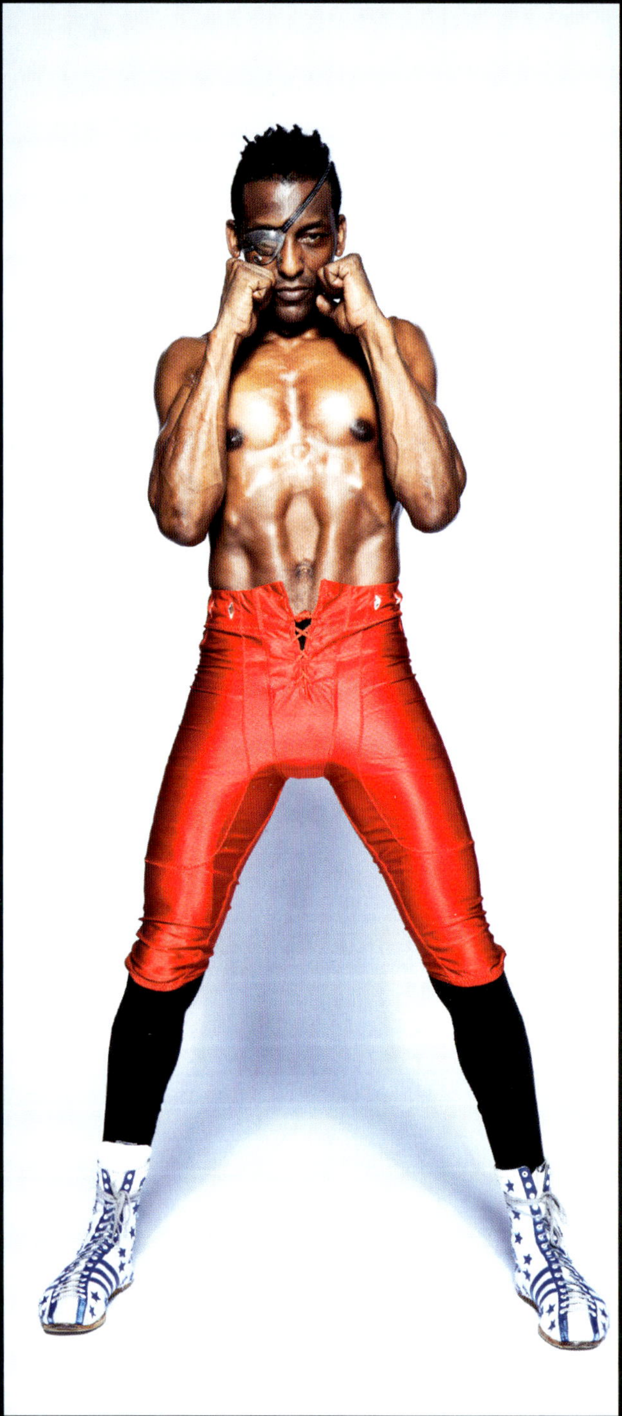

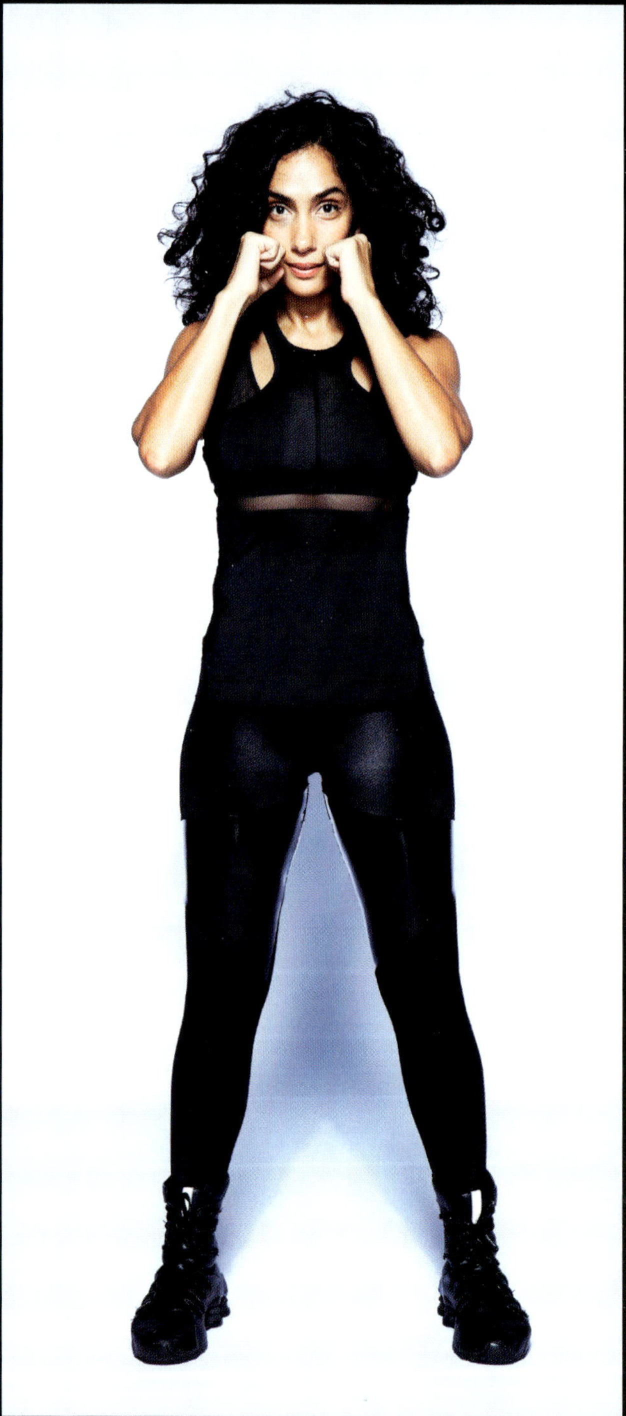

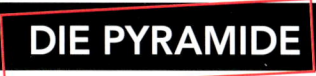

DIE PYRAMIDE

Mit dieser Stellung werden Sie dem Boxen ein klein wenig untreu, weil sie keine traditionelle Kampfstellung ist, sondern eher eine Position, die andere Kampfsportler verwenden. Ich empfehle sie meinen Kunden aus mehreren Gründen. Erstens möchte ich, dass sie sich auf die Stoßtechnik konzentrieren und sich keine Gedanken darüber machen, wo die Füße stehen sollten oder ob sie gut ausbalanciert sind. In dieser Stellung ist es leichter, sich auf einen Aspekt nach dem anderen zu konzentrieren, hier also auf den richtigen Fauststoß. Zweitens möchte ich, dass meine Kunden beidhändig werden und mit jeder Faust boxen können. In dieser Stellung gelingt beides mühelos.

DIE POSITION: Sie stehen aufrecht, die Beine sind etwas mehr als eine Schulterbreite gespreizt. Führen Sie die Fäuste nach oben an die Wangen (etwa 2,5 Zentimeter von ihnen entfernt), sodass sie sich knapp unterhalb der Wangenknochen befinden. Die Handflächen sind einander zugewandt, die Fingerknöchel zeigen nach oben.

AERO-TIPPS

- Beine: Die Knie sind leicht gebeugt, die Muskeln straff, das Gewicht gleichmäßig auf beide Füße verteilt.
- Kopf: Kopf, Hals und Rücken befinden sich auf einer Linie. Schauen Sie geradeaus, krümmen Sie den Hals nicht nach vorne, aber senken Sie das Kinn ein wenig.
- Füße: Die Zehen beider Füße zeigen nach vorne.
- Arme: Die Ellbogen befinden sich nicht unmittelbar unter den Fäusten, sondern sind ein wenig seitwärts versetzt.

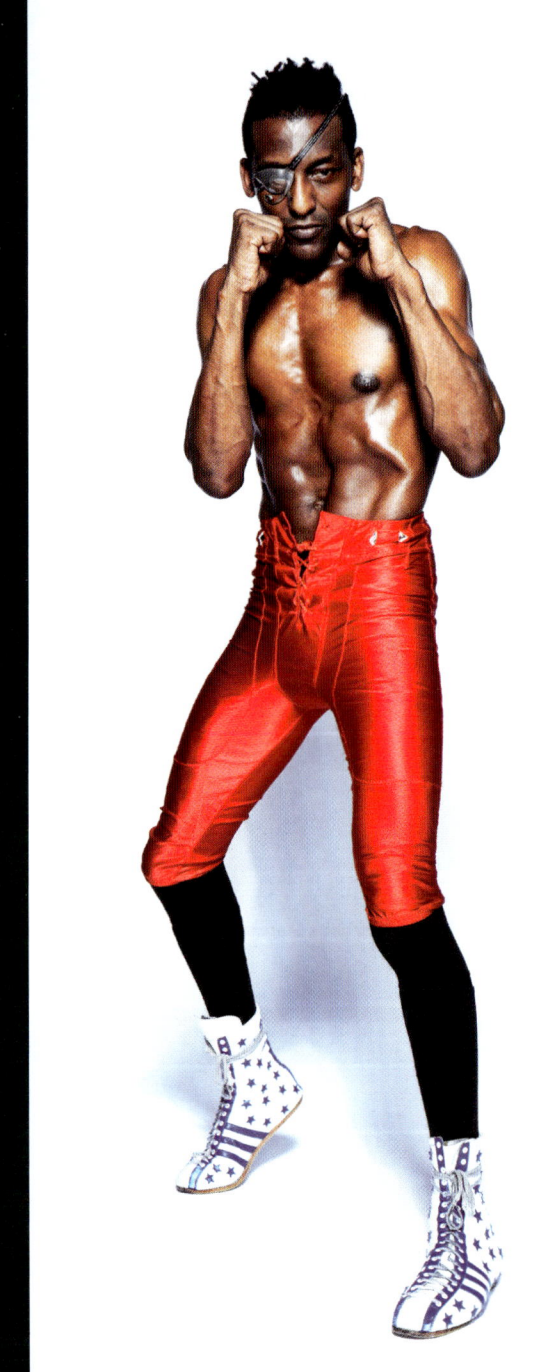
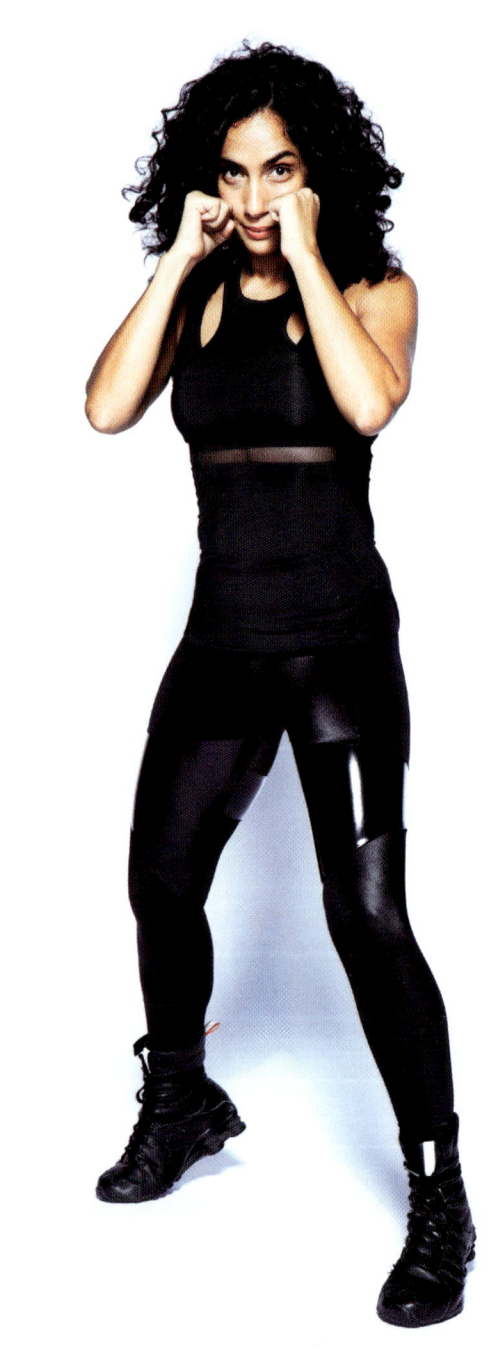

In dieser Stellung ist der linke Fuß vorne und der rechte Fuß hinten. Dies ist die Position der rechtshändigen Boxer (auch ich gehöre dazu). In dieser Stellung sind die linke Faust und das linke Bein dem Gegner näher. Die rechte Faust (die Schlaghand) befindet sich weiter hinten, sodass Sie Ihr Körpergewicht in den Fauststoß legen können.

Um diese Stellung einzunehmen, machen Sie mit dem linken Fuß einen halben Schritt nach vorne. Die Zehen zeigen immer gerade nach vorne. Dann machen Sie mit dem rechten Fuß einen halben Schritt nach hinten und drehen ihn um 45 Grad, sodass die Zehen vom Körper weg zeigen. Stellen Sie sich vor, Sie stünden in der Mitte einer Uhr; die Füße sind dann perfekt positioniert, wenn der linke Fuß auf die Zwölf und der rechte zwischen die Zwei und die Drei zeigt.

Drehen Sie sich in der Taille leicht nach rechts (Boxer tun das, um dem Gegner eine kleinere Angriffsfläche zu bieten und um den Schlag mit der Rechten wuchtiger zu machen). Zum Schluss führen Sie die Fäuste nach oben neben die Wangen (die Handflächen zeigen nach innen, die Fingerknöchel nach oben). Jetzt sind Sie kampfbereit.

AERO-TIPPS

- Beine: Wie bei der Pyramide sind die Knie leicht gebeugt und die Muskeln halb angespannt. Das Gewicht ist gleichmäßig auf beide Füße verteilt.
- Arme: Wie bei der Pyramide befinden sich die Ellbogen nicht unmittelbar unter den Fäusten, sondern sind ein wenig seitwärts versetzt.
- Füße: Sie stehen auf dem Ballen des rechten Fußes, während der linke flach auf dem Boden steht. Die Beine sind eine Schulterbreite gespreizt. Einstweilen darf der hintere Fuß nie flach auf dem Boden stehen; der vordere Fuß gleicht einer Kompassnadel: Er zeigt immer in die Richtung, in die Sie gehen wollen – in diesem Fall hin zum fiktiven Gegner vor Ihnen.

RECHTSAUSLEGER-STELLUNG

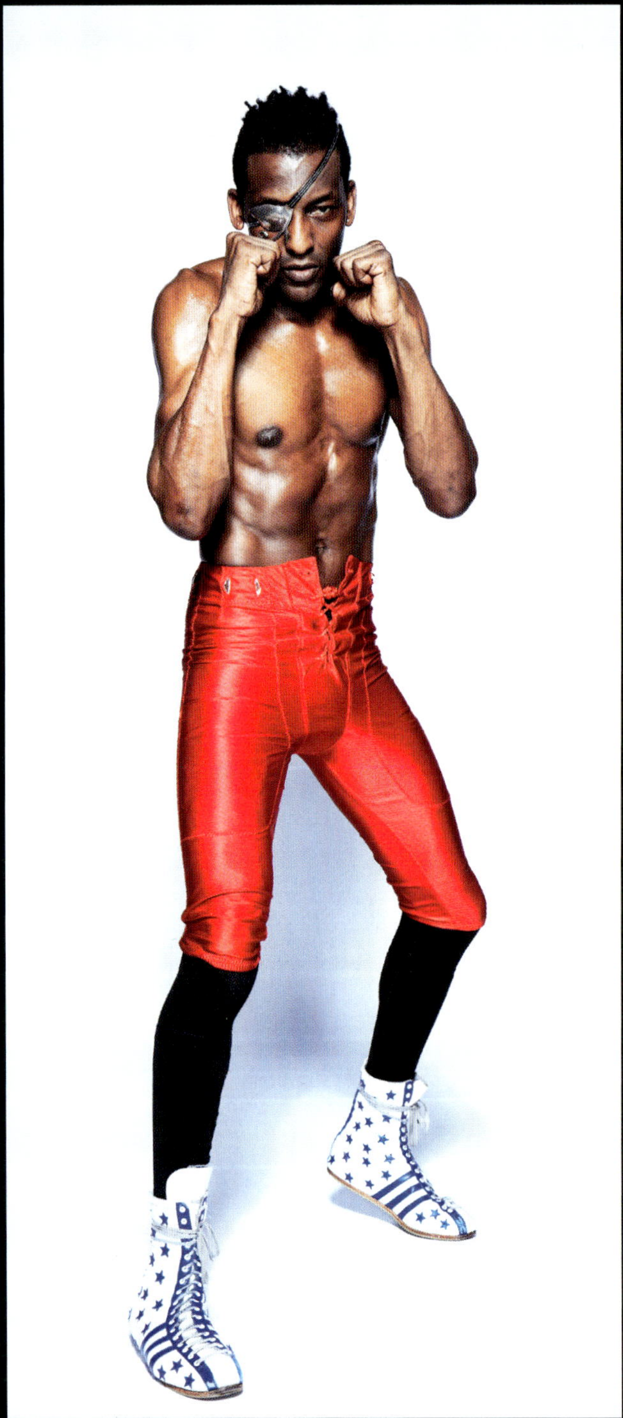

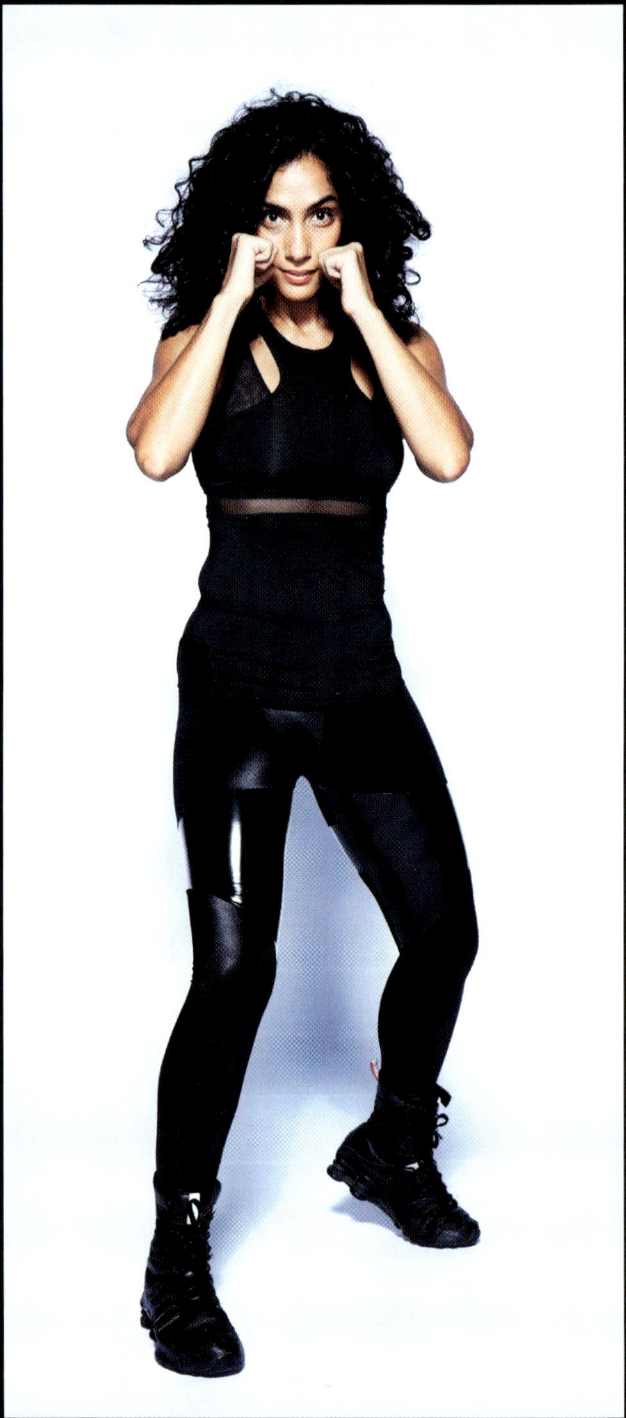

Hier befindet sich der rechte Fuß vorne und der linke hinten – genau umgekehrt wie bei der Linksausleger-Stellung. Diese Position benutzen linkshändige Boxer und sie dient dem gleichen Zweck: Die rechte Faust und das rechte Bein sind dem Gegner näher und die hintere Hand – hier die linke Faust – ist die gefährliche Schlaghand.

Diese Stellung ist leicht einzunehmen, wenn Sie bereits die Rechtsausleger-Stellung beherrschen – Sie machen einfach alles umgekehrt! Gehen Sie mit dem rechten Fuß einen halben Schritt nach vorne. Die Zehen zeigen immer geradeaus. Machen Sie dann mit dem linken Fuß einen halben Schritt nach hinten, und drehen Sie ihn um 45 Grad, sodass die Zehen vom Körper weg zeigen. Erinnern Sie sich an die Uhr? Dieses Mal zeigen die linken Zehen zwischen die Neun und die Zehn auf unserer imaginären Uhr.

Drehen Sie sich in der Taille leicht nach links (um dem imaginären Gegner weniger Angriffsfläche zu bieten und um den Schlag mit der Linken wuchtiger zu machen). Zum Schluss führen Sie die Fäuste nach oben neben die Wangen (die Handflächen zeigen nach innen, die Fingerknöchel nach oben).

AERO-TIPPS

- Beine: Wie bei der Pyramide sind die Knie leicht gebeugt und die Muskeln halb angespannt. Das Gewicht ist gleichmäßig auf beide Füße verteilt.
- Arme: Wie bei der Pyramide befinden sich die Ellbogen nicht unmittelbar unter den Fäusten, sondern sind ein wenig seitwärts versetzt.
- Füße: Sie stehen auf dem Ballen des linken Fußes, während der rechte flach auf dem Boden steht. Die Beine sind eine Schulterbreite gespreizt. Einstweilen darf der hintere Fuß nie flach auf dem Boden stehen.

DIE KORREKTEN FAUSTSTÖSSE

Jetzt wissen Sie, in welcher Stellung Sie boxen. Nun ist es Zeit, zu lernen, wie das geht. Für Punch! brauchen Sie nur die folgenden Fauststöße zu kennen:

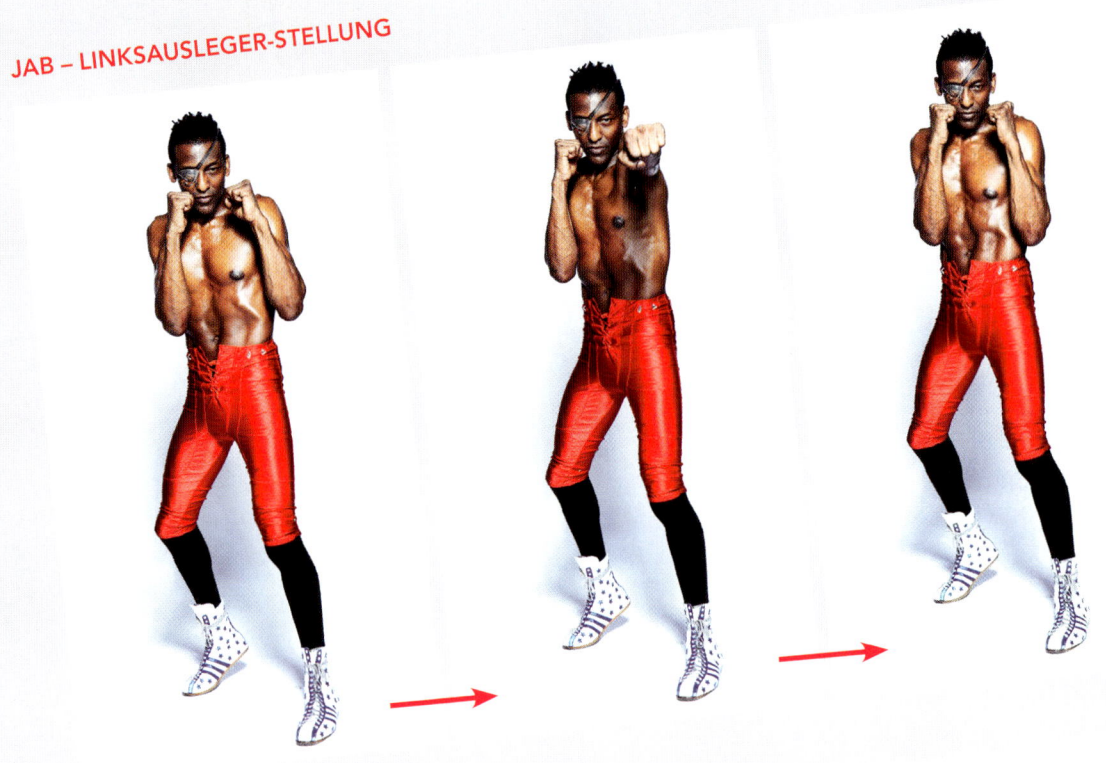

JAB

Der Jab ist am vielseitigsten und wird beim Boxen am häufigsten verwendet. Er ist nicht unbedingt ein K.-o.-Schlag, aber in meinem Sport ist er das Arbeitspferd, das alles leisten muss: Er sammelt Punkte, bereitet wuchtigere Schläge vor und hält den Gegner in sicherem Abstand. In diesem Programm ist er der schnellste Fauststoß und wenn Sie viele Jabs hintereinander schlagen – oder sie in Kombinationen für Fortgeschrittene integrieren –, schlägt Ihr Herz bald schneller und der Oberkörper wird mit der Zeit geschmeidig und wohlproportioniert.

Dieser grundlegende Fauststoß geht von der Führungsseite des Körpers aus. Diese Seite wird vom vorderen Fuß bestimmt. Wenn beispielsweise der linke Fuß vorne steht (Stellung für Linksausleger) und Sie mit der linken Hand eine Gerade schlagen, ist das ein Jab. Für die rechte Seite gilt das Gegenteil. Wie sieht nun ein perfekter Jab im Punch!-Programm aus? Er geht so:

46

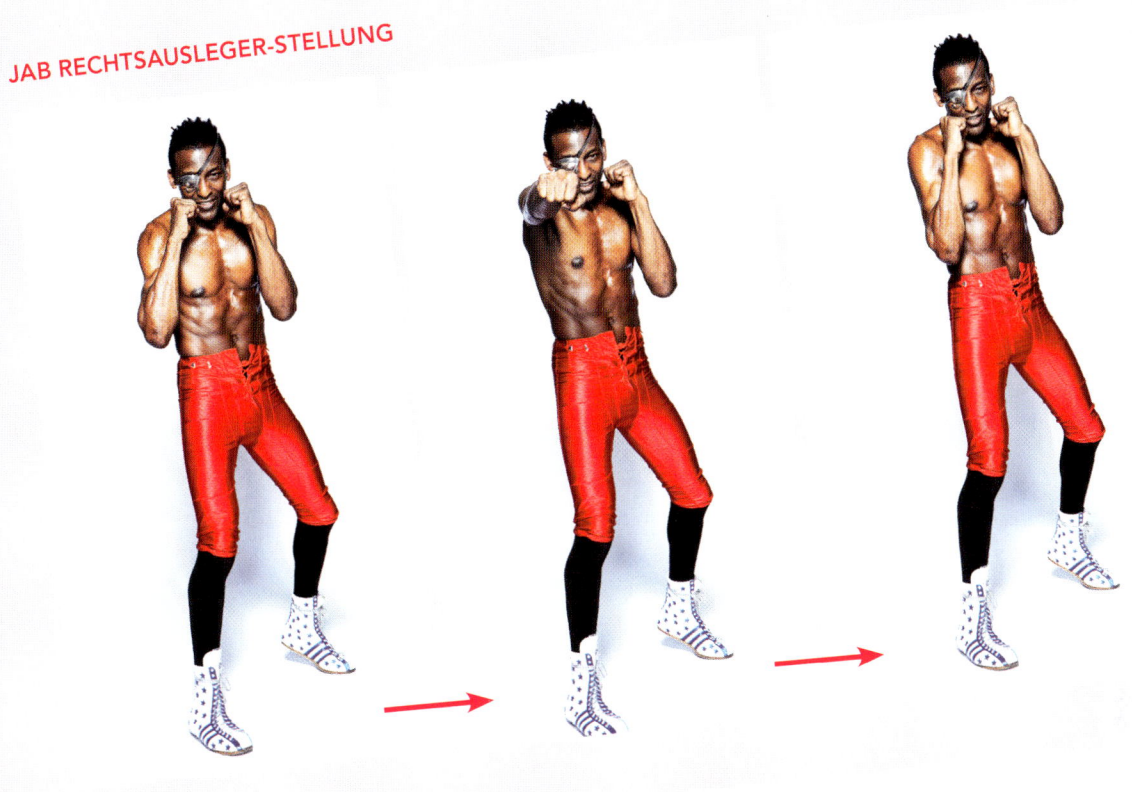

DIE ÜBUNG: Stoßen Sie die Führungshand vom Gesicht aus gerade nach vorne, ohne die Beine zu bewegen und ohne sich in der Taille zu drehen. Während des Schlages drehen Sie die Faust nach innen, bis die Handfläche nach unten zeigt. Ziehen Sie die Faust dann sofort gerade zurück ans Gesicht und drehen Sie den Arm dabei nach außen, bis die Faust sich wieder in der Ausgangsposition befindet.

AERO-TIPPS

- Arme: Strecken Sie die Arme nach vorne so weit Sie können, ohne den Ellbogen zu versteifen. Das heißt, Sie strecken den Arm nicht zu 100 Prozent, sondern zu etwa 98 Prozent.
- Ellbogen: Der häufigste Fehler, den meine Schüler machen, ist das Anheben des Ellbogens, bevor sie zuschlagen. Dadurch verliert der Fauststoß an Wucht, weil sie den Arm nur mit dem Bizeps und dem Trizeps bewegen anstatt mit Bizeps, Trizeps, Brustmuskeln, Schultermuskeln und Unterarmmuskeln.
- Hand: Ballen Sie die Faust fester, sobald der Arm völlig gestreckt ist. Wenn er nicht auf sein imaginäres Ziel einschlägt, bleibt die Faust zwar geballt, aber entspannt – bis zum nächsten Jab. Die andere Hand – die nicht schlägt – bleibt immer an der Wange.

- Füße: Obwohl der Körper sich ein wenig nach vorne neigt, während Sie zuschlagen, sollten Sie jetzt noch keinen Schritt nach vorne oder hinten machen, damit der Jab wuchtiger wird – das ist nämlich ein anderer Fauststoß, den Sie später lernen werden. Bei diesem grundlegenden Jab nutzen Sie die Drehkraft des Körpers nicht. Die gesamte Bewegung und die ganze Energie gehen vom Arm aus.
- Zur Veranschaulichung: Haben Sie schon einmal gesehen, wie ein Kolben sich im Kolbenraum bewegt? Er wandert genau auf demselben Weg zurück, auf dem er sich nach vorne bewegt – und immer mit der gleichen Geschwindigkeit. So sollte sich auch Ihr Arm bewegen, genau wie ein Kolben, gerade und mit gleichbleibender Geschwindigkeit, sowohl nach vorne als auch nach hinten.
- Noch eine Veranschaulichung: Stellen Sie sich vor, Sie treffen einen imaginären Gegner, der genau vor Ihnen steht, mit dem Knöchel des Mittelfingers. Damit Ihnen das gelingt, müssen Sie das Handgelenk so drehen, dass die Handfläche beim Kontakt nach unten zeigt.

MOMENT MAL! WIE GEHT DER JAB IN DER PYRAMIDEN-STELLUNG? Kein Problem. In dieser Position stehen die Füße zwar nebeneinander; dennoch können Sie den Jab ausführen wie beschrieben.

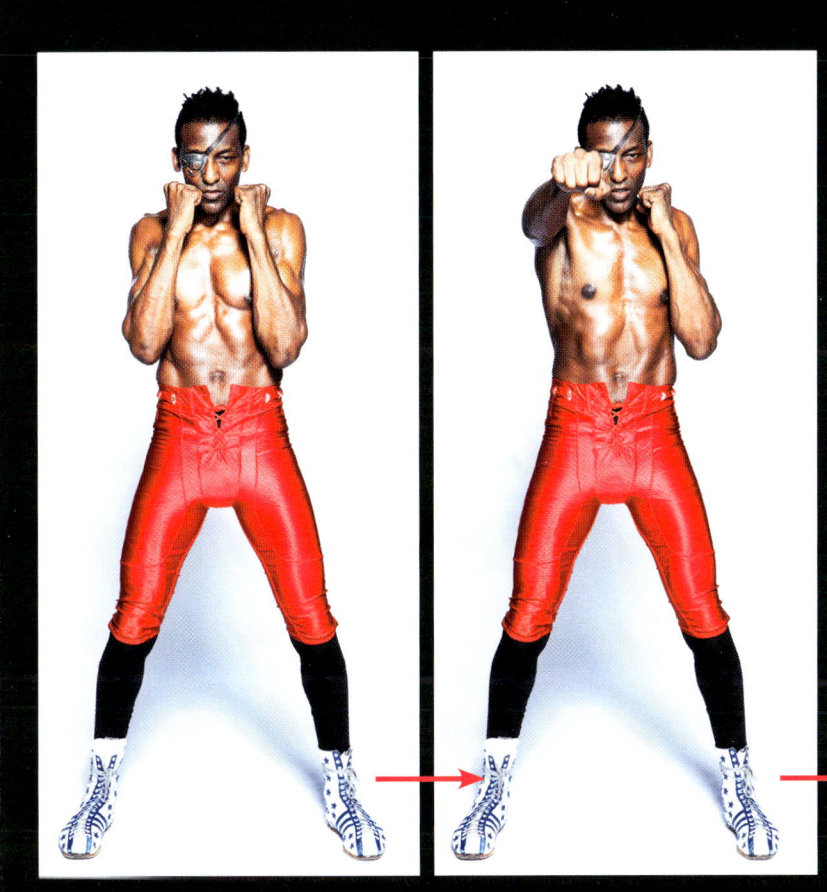
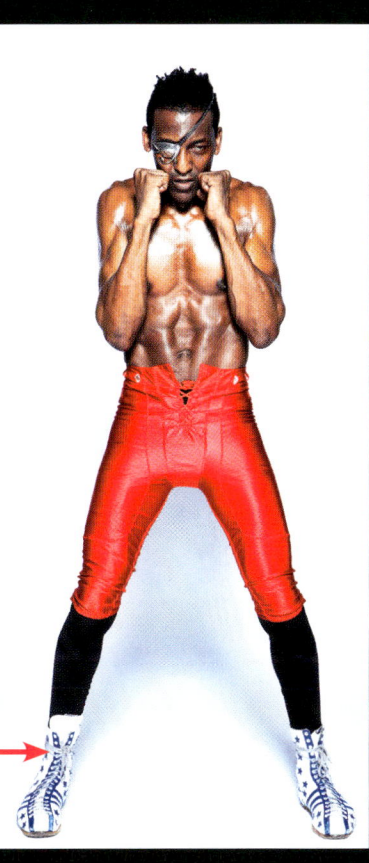

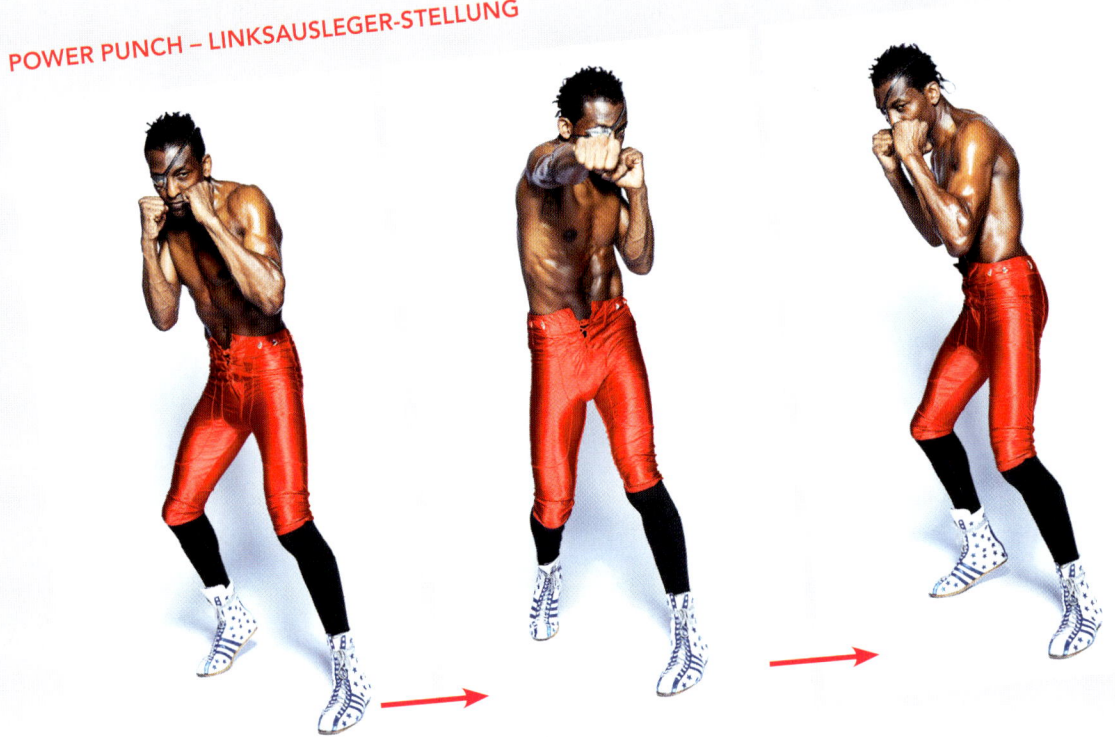

DER GERADE POWER PUNCH

Bei diesem Fauststoß setzen Sie die Bein-, Hüft- und Rumpfmuskeln ein. In einem Boxkampf ist dieser Fauststoß gefährlich für den Gegner, denn wenn alle diese Muskeln zusammenarbeiten, erzeugen Sie eine Menge Energie. Allerdings fehlt Ihnen diese Energie nach dem Power Punch und darum gehen viele Boxer, vor allem die Schwergewichtsboxer, im Kampf sparsam mit ihm um. Doch wenn Sie Ihre Ziele schneller erreichen wollen, können Sie mit diesem stärkeren Fauststoß viel mehr Kalorien verbrennen. Betrachten Sie den Power Punch daher als gefährlichen Fauststoß, der Ihnen hilft, unerwünschte Fettpolster k. o. zu schlagen und zu beseitigen.

Bei diesem grundlegenden Fauststoß ist die hintere Hand die Schlaghand. Wenn der linke Fuß vorne ist (Linksausleger-Stellung) und Sie mit der rechten Hand eine Gerade schlagen, ist das

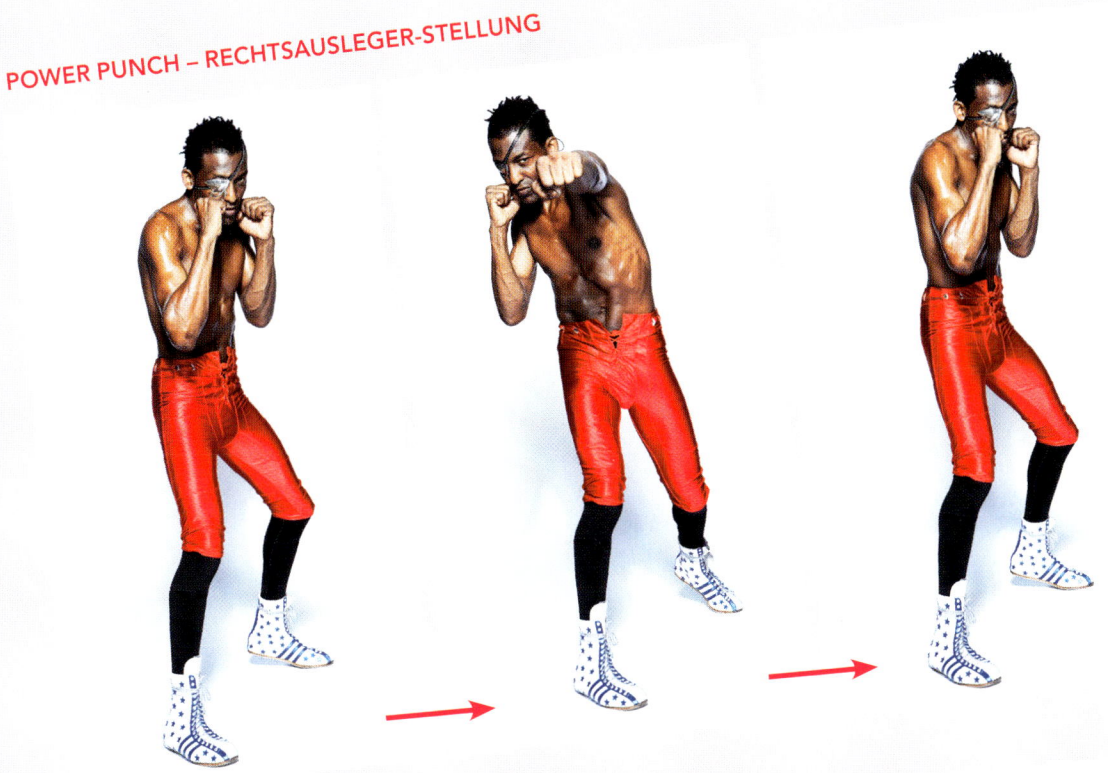

ein Power Punch. Ist der rechte Fuß vorne (Rechtsausleger-Stellung) und Sie schlagen mit der linken Hand eine Gerade, handelt es sich ebenfalls um einen Power Punch.

DIE ÜBUNG:

1. Stoßen Sie die Faust, die vom Gegner am weitesten entfernt ist, in gerader Linie vom Gesicht aus nach vorne und drehen Sie dabei den Arm nach innen, sodass die Handfläche nach unten zeigt, wenn der Arm gestreckt ist.
2. Während des Fauststoßes heben Sie die hintere Ferse an und drehen den hinteren Knöchel nach außen, als wollten Sie eine Zigarette ausdrücken – der Ballen des hinteren Fußes bleibt also an Ort und Stelle. Gleichzeitig drehen Sie die Hüften und Schultern in die Richtung des Power Punch.
3. Ziehen Sie die Faust dann sofort in einer geraden Linie zurück an die Wange (dabei dreht sich der Arm nach außen). Gleichzeitig schwingen die Hüften und Schultern zurück in die Ausgangsstellung und die Ferse senkt sich auf den Boden.

- Hand: Wie beim Jab ballen Sie die Faust fester, sobald der Arm völlig gestreckt ist. Danach bleibt die Faust zwar geballt, aber entspannt. Die andere Hand – die nicht schlägt – bleibt immer an der Wange.
- Rumpf: Während des gesamten Fauststoßes bleiben die Bauchmuskeln gespannt. Das hilft Ihnen, sich auf den Power Punch zu konzentrieren und ihn exakt zu steuern. Zudem verbessert sich dadurch Ihre Fähigkeit, alle Muskeln gleichzeitig zu koordinieren.

MOMENT MAL! WIE GEHT DER POWER PUNCH IN DER PYRAMIDEN-STELLUNG? In meinem Workout führen Sie diesen Fauststoß manchmal mit der rechten und manchmal mit der linken Hand aus und gelegentlich wechseln sich beide Hände ab.

Wenn Sie mit der linken Hand schlagen, dreht sich die rechte Schulter von selbst nach hinten. Dadurch bewegt sich die rechte Faust ebenfalls weiter nach hinten und ist somit bereit für einen Power Punch (und umgekehrt, wenn Sie mit der Rechten schlagen).

Selbst wenn Sie also mit parallelen Schultern beginnen, dreht der Körper sich während des ersten Fauststoßes einer Power-Punch-Serie von selbst, sodass Sie auch in dieser Stellung mit beiden Händen einen Power Punch ausführen können. Vergessen Sie den Rumpf nicht: Der Falke fällt von seiner Stange, wenn seine Krallen sie nicht umklammern.

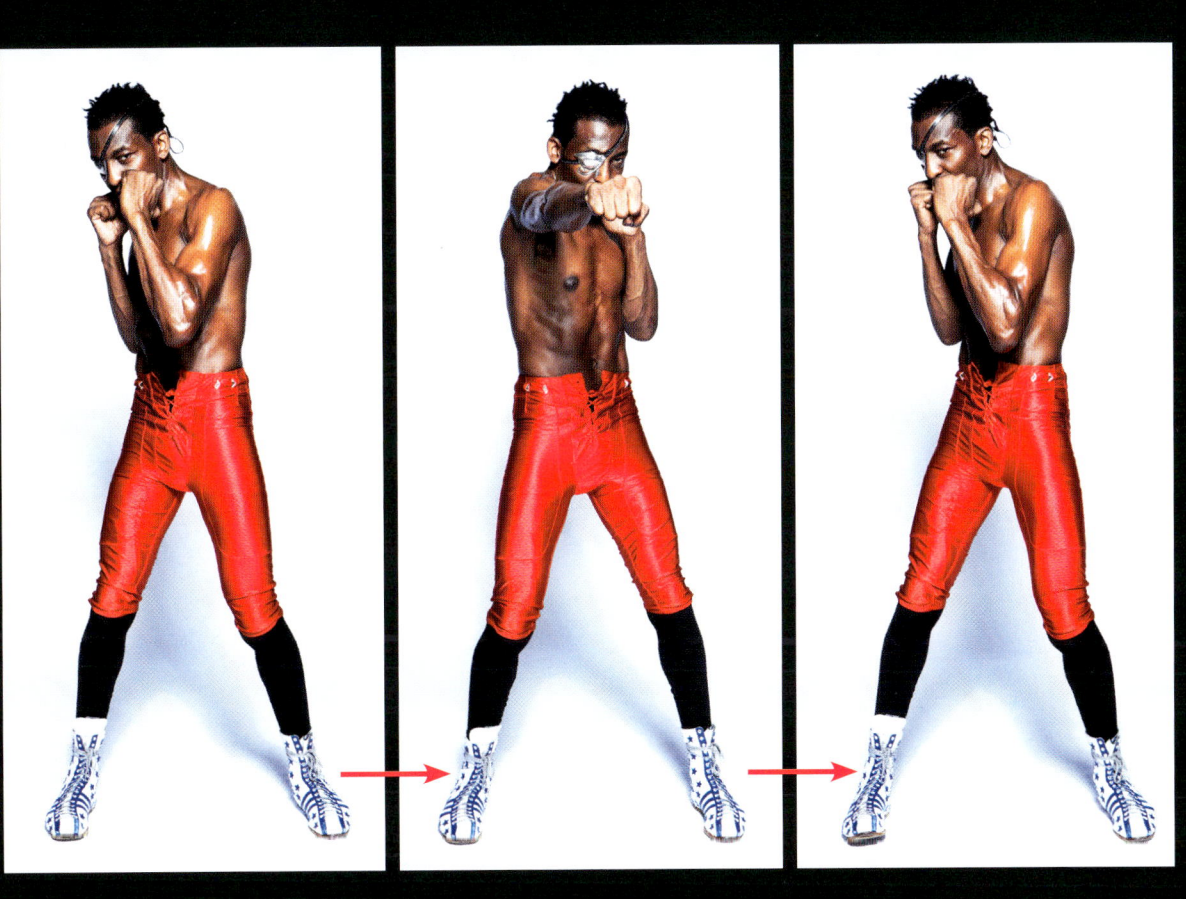

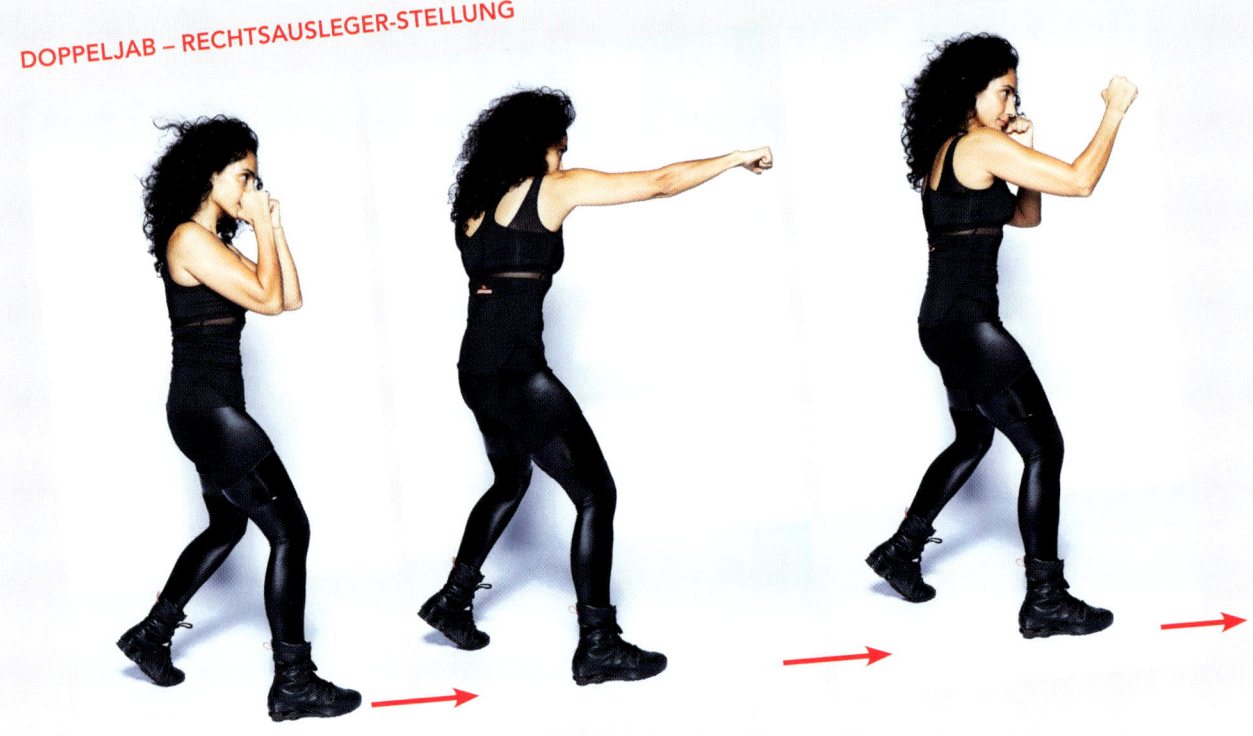

DER DOPPELJAB

Der Doppeljab ist genau das, was der Name vermuten lässt. Es handelt sich um zwei Jabs, die nacheinander mit derselben Faust ausgeführt werden und die das Punch!-Programm noch effektiver machen.

DIE ÜBUNG:

1. Stoßen Sie den Führungsarm vom Gesicht aus gerade nach vorne, ohne die Hüfte oder die Schulter zu drehen.
2. Drehen Sie die Faust gleichzeitig nach innen, sodass die Handfläche nach unten zeigt, wenn der Arm vollständig gestreckt ist. Ziehen Sie die Faust dann sofort auf einer geraden Linie

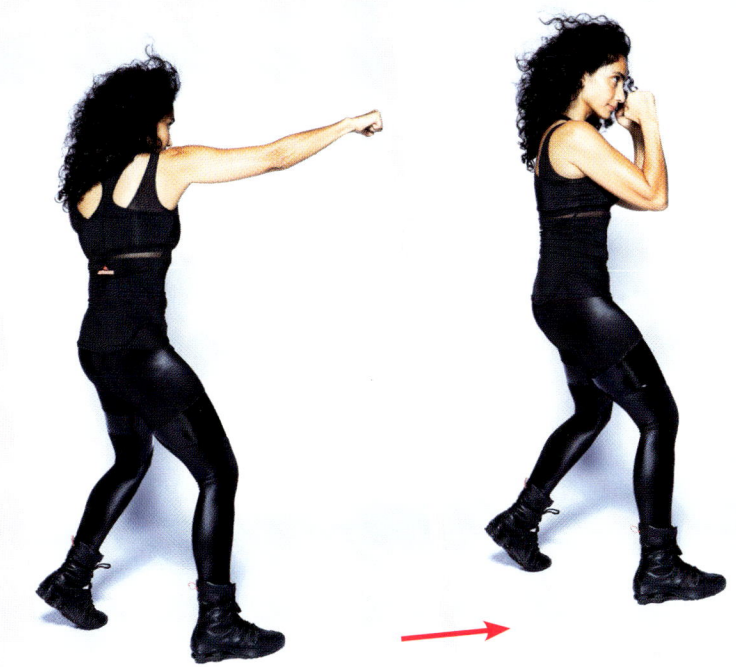

zurück – dabei dreht sich der Arm nach außen – und lassen Sie schon auf halbem Weg dem ersten Power Punch einen zweiten folgen (mit demselben Arm).

3. Danach ziehen Sie die Faust auf einer geraden Linie zurück an die Wange, also in die Ausgangsposition.

AERO-TIPPS

(Die Tipps für den einfachen Jab gelten auch hier, abgesehen von einer Änderung.)

- Arm: Beim ersten Jab strecken Sie den Arm so weit wie möglich, ohne den Ellbogen zu versteifen. Für den zweiten Jab ziehen Sie den Arm nur etwa halb zurück, drehen die Faust jedoch wie beim ersten Jab. Sie stoßen also die Faust nicht einfach nach vorne, sondern drehen sie während des Fauststoßes weiter und nehmen es in Kauf, dass die Handfläche zum Schluss nicht nach unten zeigt.

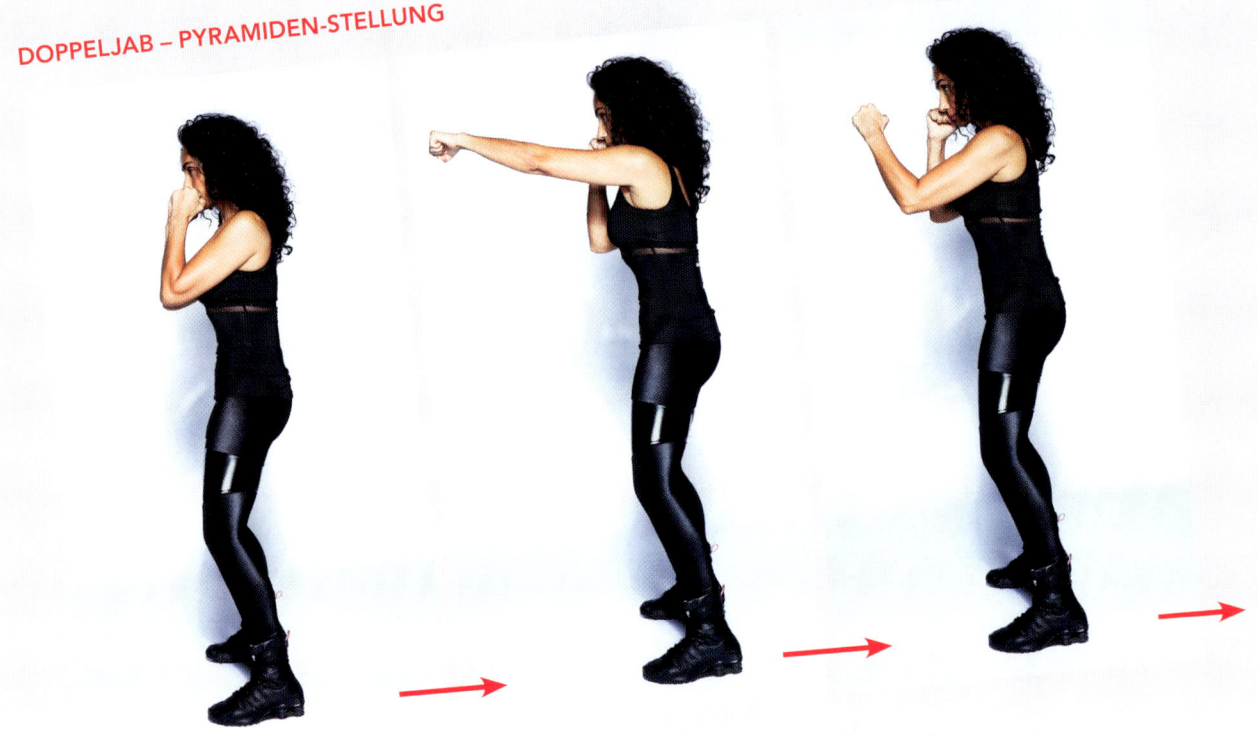

- Hand: Wie beim einfachen Jab ballen Sie die Faust fester, sobald der Arm sich streckt. Danach bleibt die Faust zwar geballt, aber entspannt. Die andere Hand – die nicht schlägt – bleibt immer an der Wange.
- Füße: Auch beim Doppeljab machen Sie keinen Schritt nach vorne oder hinten, um den Fauststoß wuchtiger zu machen. Überlassen Sie die ganze Arbeit dem Arm.
- Visualisieren Sie diese Szene: Ein Specht hackt mit dem Schnabel auf einen Baum ein. Der Jab ist ein konzentrierter, schneller Fauststoß, der häufig wiederholt wird und den Zweck hat, den Gegner nicht durch einen einzelnen, wuchtigen Schlag zu zermürben, sondern durch die schnelle Wiederholung.

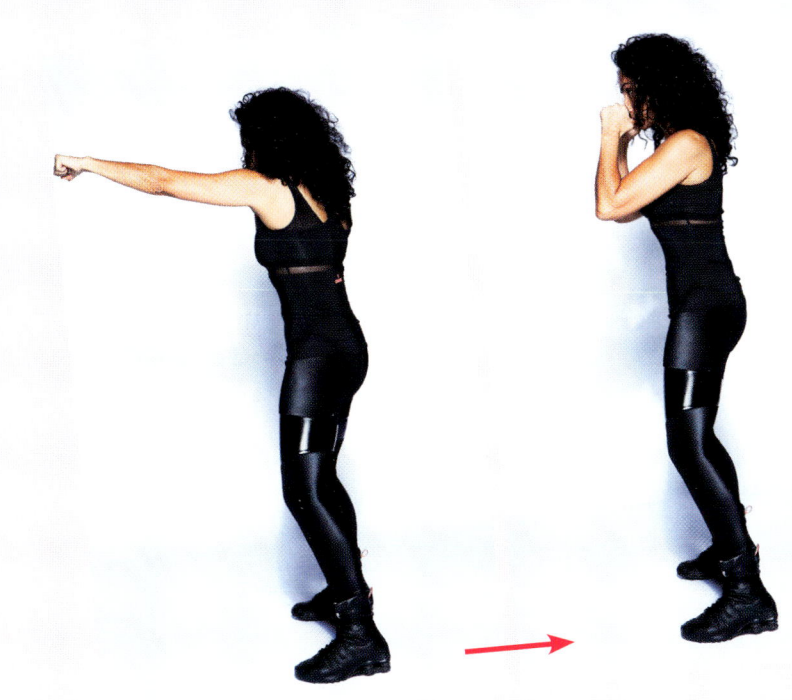

MOMENT MAL! WIE GEHT DER DOPPELJAB IN DER PYRAMIDEN-STELLUNG? Sie können die Faust wie beim einfachen Jab nach vorne stoßen, obwohl Sie in dieser Stellung keinen Führungsfuß haben.

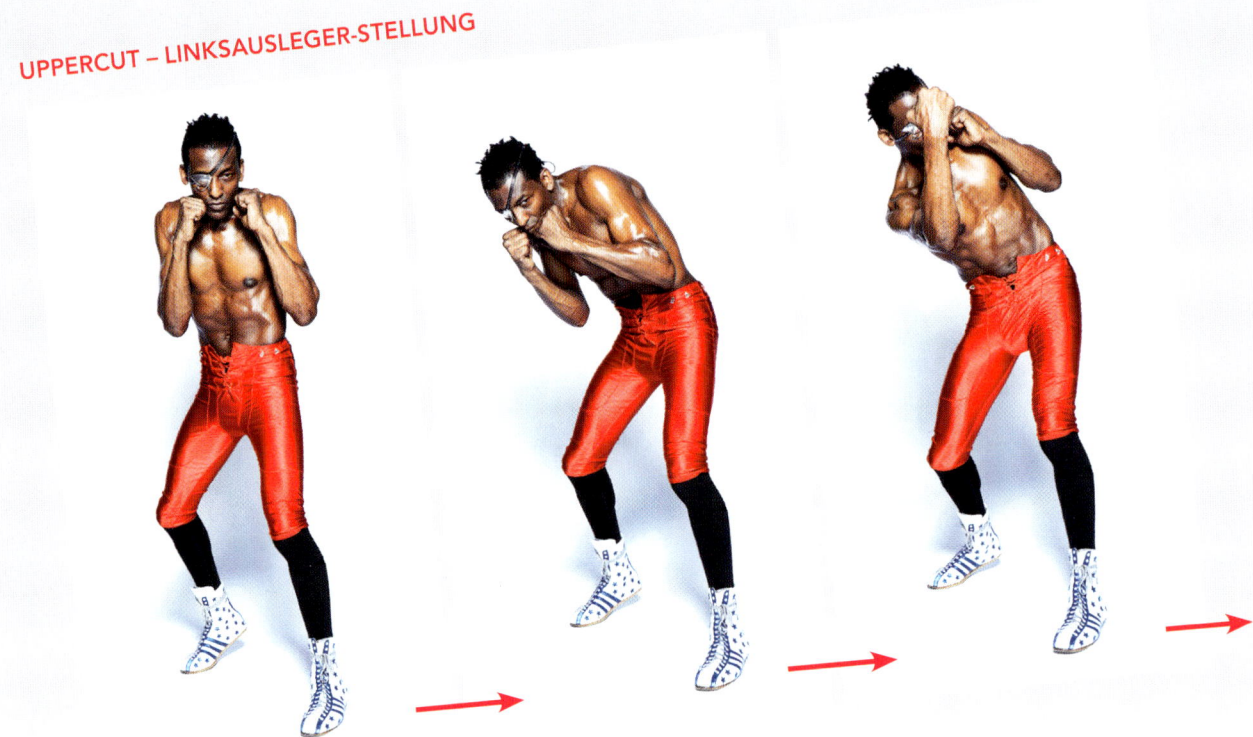

DER UPPERCUT

Ein Boxer verwendet diesen verheerenden K.-o.-Schlag, wenn er dem Gegner nahe ist und ihn überraschen will. Er kann damit die Abwehr des Gegners umgehen und ihn genau am Kinn treffen. Der Uppercut (Aufwärtshaken) ist einer der wirksamsten Fauststöße im Arsenal eines Boxers und kann mit jeder Hand ausgeführt werden, egal in welcher Stellung. Im Rahmen eines Fitnessprogramms kräftigt er den oberen Rücken, den Bizeps und die seitlichen Bauchmuskeln. Außerdem vergrößert er Ihr Schlagrepertoire und gibt Ihnen somit mehr Stoff zum Nachdenken, weil Sie jetzt zusätzliche Schlagkombinationen zusammenstellen können, die den Oberkörper kräftigen und Kalorien schneller verbrennen.

Der Uppercut ist ein bogenförmig nach oben zielender Fauststoß, der einem Golfschwung nicht unähnlich ist. Man muss sich aber sehr anstrengen, um ihn korrekt auszuführen. Gewandtheit

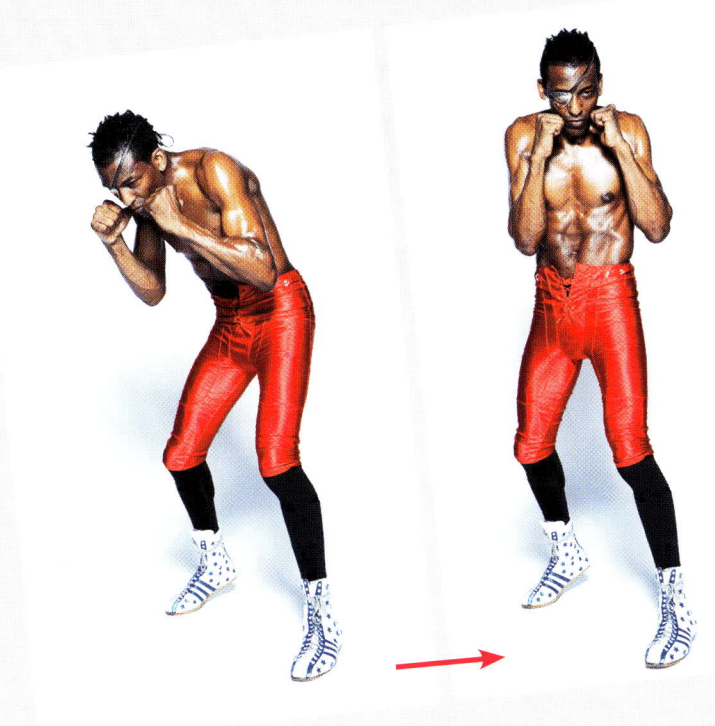

ist eine wichtige Voraussetzung für einen Boxer, der Erfolg haben will, und für die Teilnehmer an meinem Programm gilt das Gleiche. Um einen Uppercut zu schlagen, müssen Sie noch mehr Muskeln einsetzen – und Sie verbrennen noch mehr Kalorien. Er kann nicht nur einen Gegner überraschen und zu Boden strecken, sondern auch unerwünschte Fettpolster über den Muskeln beseitigen.

DIE ÜBUNG:

Bei einem einfachen Uppercut verwenden Sie die Faust, die am weitesten vom Gegner entfernt ist. In der Linksausleger-Stellung ist das die rechte Faust, in der Rechtsausleger-Stellung die linke.

1. Schieben Sie die Schultern leicht nach vorne und beugen Sie die Knie, sodass der Oberkörper um etwa zehn Zentimeter geneigt ist. Die Fäuste bleiben nah an den Wangen.
2. Lassen Sie die hintere Faust sinken, während der Oberkörper gleichzeitig nach oben (wie ein Pendel) und nach außen schwingt. Die Faust entfernt sich somit von der Wange, bis die Handfläche Ihnen zugewandt ist. Die Fingerknöchel zeigen beim Aufwärtsschwung nach oben.

3. Verlagern Sie das Körpergewicht auf das hintere Bein und beginnen Sie sich gleichzeitig auf dem Ballen des hinteren Fußes zu drehen. Dabei drehen Sie rasch die Hüften und Schultern nach innen. Dadurch bringen Sie die Faust genau dorthin, wo sie sein soll: etwa auf Taillenhöhe, senkrecht unter dem Kopf des Gegners. Nun stoßen Sie die Faust nach oben. Stellen Sie sich vor, Sie zielen direkt auf das Kinn eines Gegners. Beim imaginären Treffer sollte sich der Ellbogen vom Rumpf gelöst haben.

4. Kehren Sie nun den Bewegungsablauf um, indem Sie die Faust wieder an die Wange führen, während Sie sich zurück in die Ausgangsstellung drehen.

Sie können einen Uppercut auch von der Führungsseite aus schlagen, also mit der Faust, die dem Gegner näher ist (in der Linksausleger-Stellung ist das die linke Faust, in der Rechtsausleger-Stellung die rechte):

1. Neigen Sie den Körper zur Führungshand hin (zu der Hand, die gleich zuschlagen wird), sodass Sie nicht mehr aufrecht stehen.

2. Beugen Sie die Knie so weit, dass der Oberkörper etwa zehn Zentimeter sinkt. Gleichzeitig drehen Sie die Führungsschulter nach hinten und halten die Fäuste nah an den Wangen.

3. Die vordere Faust beginnt sich zu senken, während der Oberkörper gleichzeitig nach oben (wie ein Pendel) und nach außen schwingt. Die Faust entfernt sich von der Wange, bis die Handfläche Ihnen zugewandt ist. Die Fingerknöchel zeigen beim Aufwärtsschwung nach oben. Dabei löst sich der Ellbogen vom Körper.

4. Verlagern Sie das Körpergewicht auf das hintere Bein und beginnen Sie sich gleichzeitig auf dem Ballen des hinteren Fußes zu drehen. Dabei drehen Sie die Hüften und Schultern nach innen. Dadurch bringen Sie die Faust genau dorthin, wo sie sein soll: etwa auf Taillenhöhe, senkrecht unter dem Kopf des Gegners. Nun stoßen Sie die Faust bogenförmig nach oben. Stellen Sie sich vor, Sie zielen direkt auf das Kinn eines Gegners.

5. Kehren Sie nun den Bewegungsablauf um, indem Sie die Faust wieder an die Wange führen, während Sie sich zurück in die Ausgangsstellung drehen.

- Stoppen Sie die Faust etwa auf Höhe des Kopfes – wenn Sie weiter stoßen, verlangsamt sich Ihr Tempo. Ist der Fauststoß zu kurz, beansprucht er weniger Muskeln und der Workout ist nicht intensiv genug.
- Beine: Vergessen Sie nicht, die Knie zu beugen – Sie wollen ja die Beinmuskeln anspannen und dann mit ihnen die Wucht des Uppercuts verstärken. Ein Teil der Energie stammt nämlich bei diesem Fauststoß aus den Beinen (den Rest steuert der Rumpf bei). Wenn Sie also nicht die Knie beugen, bleiben die Beinmuskeln untätig und die Übung ist weniger effektiv.
- Hüften: Denken Sie daran, dass die Hüften unten bleiben, damit Sie beim Uppercut stabiler stehen. Wenn Sie die Hüften anheben, versuchen Sie, durch den Schlag zu „springen", anstatt die gesamte Energie durch die Hüftdrehung zu erzeugen.
- Hand: Ballen Sie die Faust fester, jedoch erst am Ende des Stoßes. Danach bleibt die Faust zwar geballt, aber entspannt. Die andere Hand – die nicht schlägt – bleibt immer an der Wange.
- Ellbogen: Strecken Sie den Arm beim Uppercut so, dass der Ellbogen sich vom Körper entfernt. Wenn der Ellbogen nah am Rumpf bleibt (ein häufiger Fehler), ist der Bewegungsumfang geringer und der Workout weniger wirksam.
- Neigen Sie den Körper immer zu der Seite hin, die den Uppercut ausführt, einerlei, ob Sie mit der Rechten oder mit der Linken schlagen. Schulter, Faust, Hüfte und oberer Rücken drehen sich gleichzeitig in den Schlag hinein.

MOMENT MAL! WIE GEHT DER UPPERCUT IN DER PYRAMIDEN-STELLUNG? Wenn ich Sie auffordere, den Uppercut in dieser Position auszuführen, brauchen Sie sich nicht auf dem Fußballen zu drehen – machen Sie sich überhaupt keine Gedanken über die Beine. Allerdings beugen Sie die Knie und spannen die Beinmuskeln an und Sie drehen sich während des Schlages. Konzentrieren Sie sich aber auf den Oberkörper und die Körpermitte.

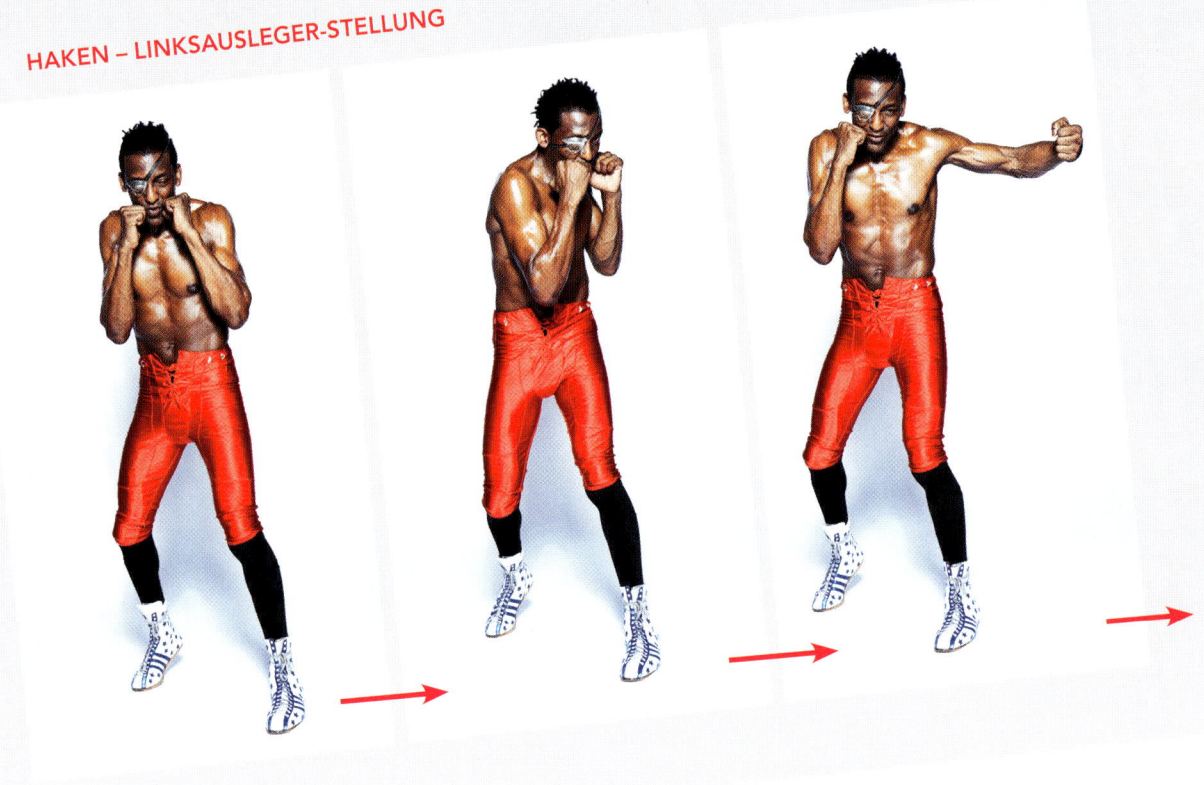

HAKEN – LINKSAUSLEGER-STELLUNG

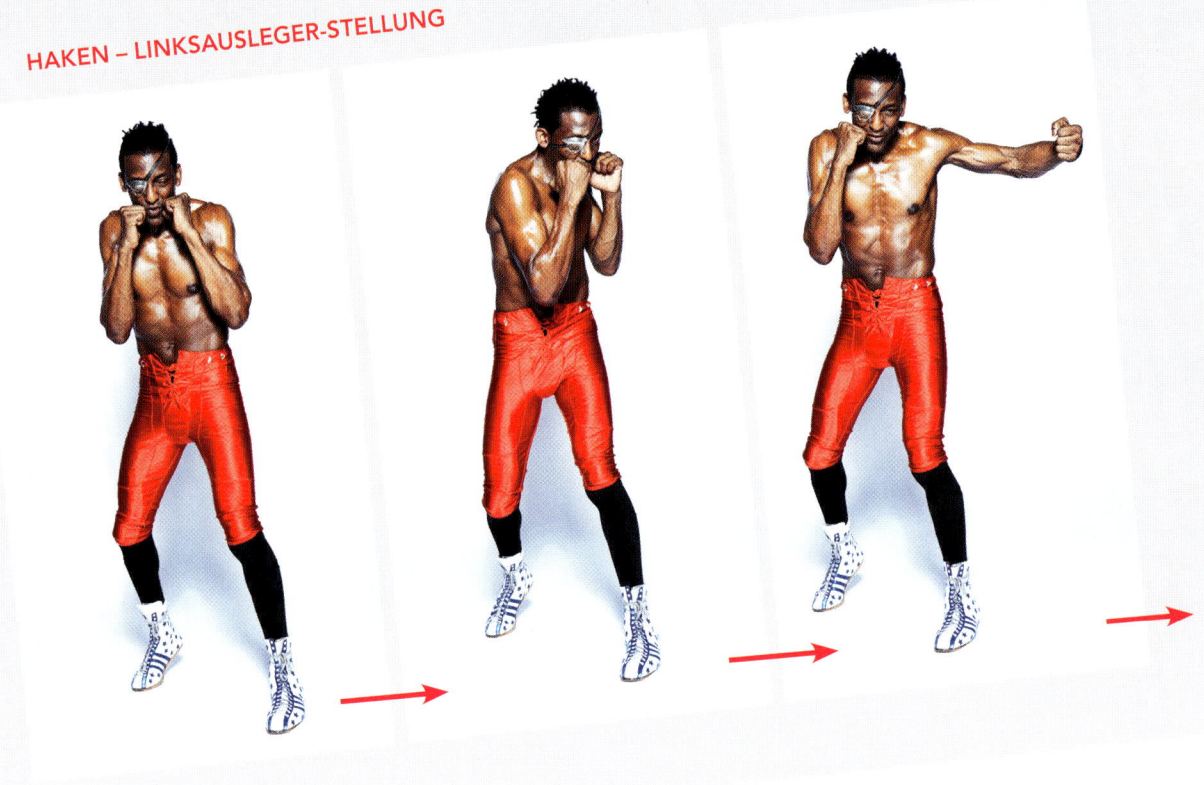

DER HAKEN

Der Haken (Hook) ist ebenfalls ein Fauststoß, den der Gegner hasst, weil er aus dem Nichts zu kommen scheint. Der Gegner konzentriert sich auf sein Ziel, das genau vor ihm liegt, während der Haken aus der Peripherie kommt. Oft nimmt ein Boxer ihn erst wahr, wenn es schon zu spät ist, weil die Faust von der Seite her nach innen schwingt, anstatt als Gerade geschlagen zu werden. Darum ist es schwieriger, sich gegen einen Haken zu verteidigen.

DIE ÜBUNG:

So schlagen Sie einen gewöhnlichen Haken mit der Faust, die dem Gegner näher ist (in der Linksausleger-Stellung ist das die linke Faust, in der Rechtsausleger-Stellung die rechte):

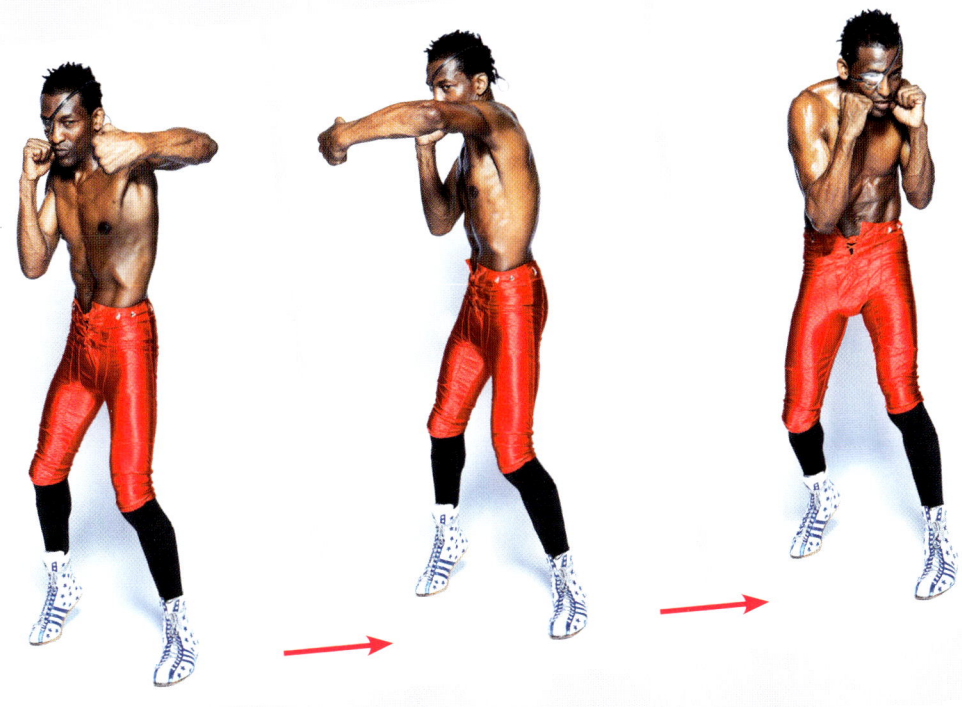

1. Die Fäuste bleiben zunächst an den Wangen. Bereiten Sie den Stoß vor, indem Sie sich in der Taille drehen und die Führungsschulter – sowie die ganze Seite des Oberkörpers – mitdrehen, und zwar nach hinten, also weg vom imaginären Gegner. Stellen Sie sich einen Bogenschützen vor, der die Sehne des Bogens nach hinten zieht.
2. Starten Sie den Haken, indem Sie den Körper nach vorne drehen und dabei die Hüften mitnehmen. Der Drehpunkt ist der Ballen des vorderen Fußes.
3. Während der Drehung heben Sie den Ellbogen und drehen die Faust, die sich vom Gesicht entfernt, bis die Handfläche Ihnen zugewandt ist und der Daumen nach oben zeigt. Nach dem Stoß sollte die Faust etwa 30 Zentimeter vom Gesicht entfernt sein. Die Schulter, der Ellbogen und die Faust befinden sich dann in gleicher Höhe unmittelbar vor der Nase.
4. Kehren Sie die Bewegung nun um, indem Sie die Hüften drehen und gleichzeitig den Arm und die Faust auf derselben Bewegungsebene in die Ausgangsstellung zurückführen.

So schlagen Sie einen Haken mit der Faust, die weiter vom Gegner entfernt ist (in der Linksausleger-Stellung ist das die rechte Faust, in der Rechtsausleger-Stellung die linke) und mit dem hinteren Fuß als Drehpunkt:

ANMERKUNG: Diese Variante kommt nicht sehr oft vor; aber korrekt ausgeführt ist sie durchaus effektiv und ideal, wenn Sie den Rumpf intensiver trainieren wollen. Da der Fauststoß von der Schulter ausgeht, die vom imaginären Gegner weiter entfernt ist, befindet sich auch der Arm bereits hinten.

1. Verteilen Sie Ihr Körpergewicht gleichmäßig auf beide Füße. Drehen Sie dann den Körper und die Hüften in den Schlag hinein nach vorne. Der Drehpunkt ist der Ballen des vorderen Fußes.

2. Während Sie sich drehen, heben Sie den Ellbogen hoch und entfernen die Faust vom Gesicht. Dabei dreht sich die Faust, bis die Handfläche Ihnen zugewandt ist und der Daumen nach oben zeigt. Zum Schluss sollte sich die Faust etwa 30 Zentimeter vom Gesicht entfernt befinden. Die Schulter, der Ellbogen und die Faust befinden sich dann in gleicher Höhe unmittelbar vor der Nase.

3. Kehren Sie die Bewegung nun um, indem Sie die Hüften drehen und gleichzeitig den Arm und die Faust auf derselben Bewegungsebene in die Ausgangsstellung zurückführen.

AERO-TIPPS

- Die Faust beschreibt eine kreisförmige Bewegung. Es sollte sich so anfühlen, als würde der Arm einen Kreis um den ganzen Körper ziehen, wenn Sie den Fauststoß fortsetzen würden.

- Wenn Sie die Schulter nach hinten zurückdrehen, sollten Sie den ganzen Arm mitnehmen und den Ellbogen wieder an die Körperseite führen.

- Um ein Gefühl für die Bewegung zu bekommen, stellen Sie sich vor, dass Sie hohe Weizenstängel mit einer Sense mähen.

- Hände: Die Faust, die zuschlägt, sollte die Wange erst verlassen, wenn die Schulter ihre Drehung nach vorne beginnt. Die andere, nicht stoßende Hand sollte die Seite des Gesichts nie verlassen.

MOMENT MAL! WIE GEHT DER HAKEN IN DER PYRAMIDEN-STELLUNG? Obwohl in der Pyramiden-Stellung beide Füße parallel zueinander stehen, brauchen Sie sich keine Gedanken über den Drehpunkt zu machen, da die Füße sich nur ganz wenig bewegen, wenn Sie schnelle Haken austeilen oder sie mit anderen Fauststößen kombinieren. Dennoch ist die explosive Kraft auch in dieser Position erstaunlich groß. Und je besser Sie werden, desto stärker und geschmeidiger wird die Bauchgegend.

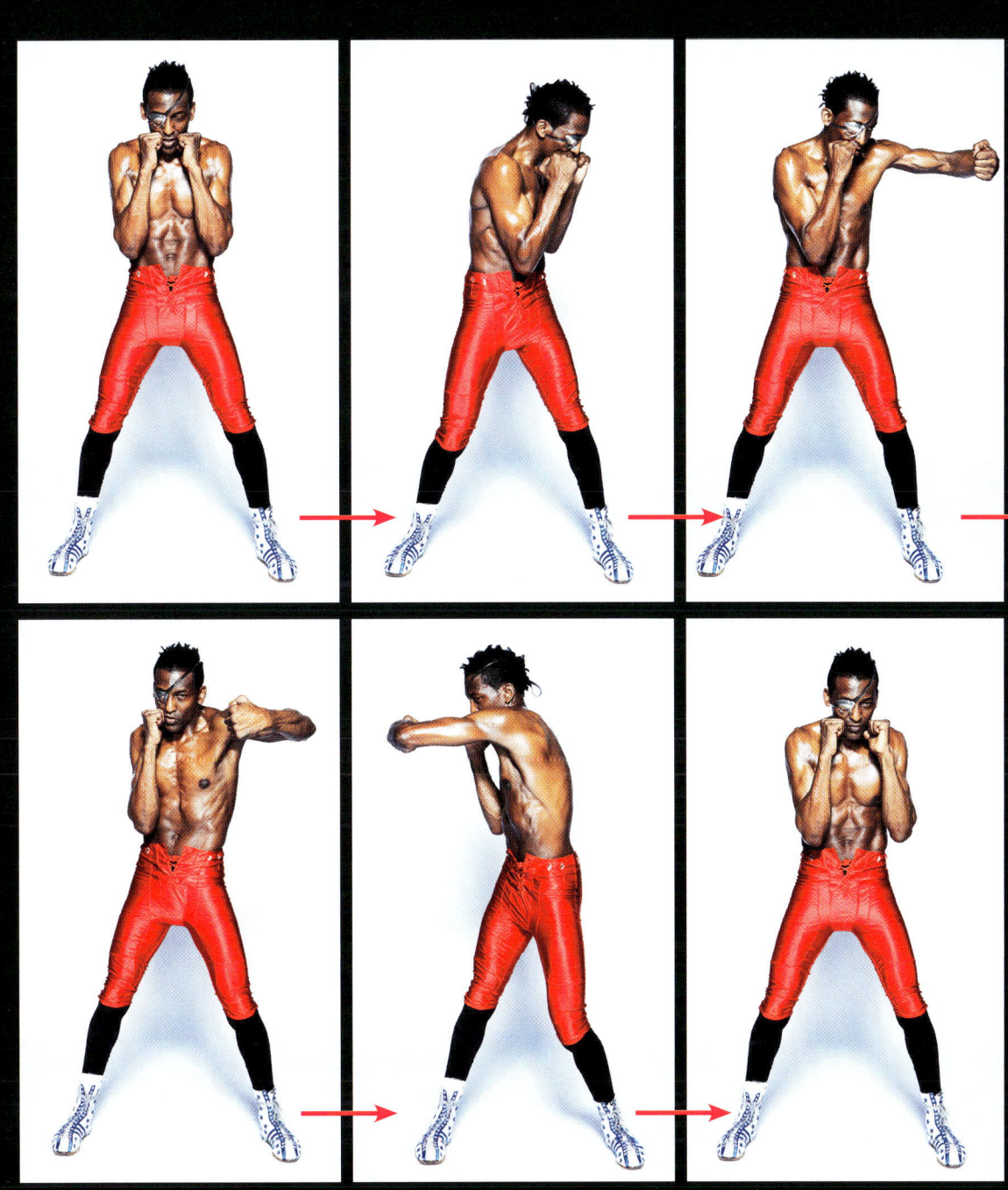

Sie haben es immer noch nicht kapiert?

Für manche Leute ist der Haken der schwierigste Fauststoß, weil er im Vergleich zu den anderen Fauststößen eine weniger natürliche Bewegung ist. Sie müssen den Ellbogen anheben, während Sie sich nach vorne drehen, sodass der Ellbogen, die Schulter und die Faust auf einer Geraden liegen, wenn der Haken beendet ist. Das Timing dieser Bewegung setzt bisweilen ein Koordinationsvermögen voraus, das viele Menschen nicht einmal annähernd besitzen.

Deshalb habe ich für mein Übungsprogramm eine Methode entwickelt, mit der Sie den Haken leichter erlernen können und die alle Bauchmuskeln gleichzeitig trainiert: Sie heben den Arm hoch und bringen ihn in die Stoßposition, noch bevor Sie zuschlagen. Dann lassen Sie den Arm in dieser Stellung, bevor Sie sich in der Taille drehen, damit der Stoß wuchtiger wird.

DIE ÜBUNG:

1. Das Körpergewicht bleibt gleichmäßig auf beide Füße verteilt. Heben Sie den Ellbogen der Führungshand seitlich hoch. Drehen Sie nun das Handgelenk so, dass die Handfläche der Faust Ihnen zugewandt ist und der Daumen nach oben zeigt. Schulter, Ellbogen und Faust sollten sich unmittelbar vor der Nase auf gleicher Höhe befinden (die Faust ist dann etwa 30 Zentimeter vom Gesicht entfernt).

2. Lassen Sie den Arm, wo er ist. Sie beugen oder strecken ihn also nicht, sondern fixieren ihn so, dass er sich mit dem Körper bewegt, nicht unabhängig von ihm.

3. Drehen Sie nun die Schulter und die ganze Körperseite aus der Taille nach hinten, und schwingen Sie dann den Arm nach vorne, während Sie die Hüften in die Schlagrichtung drehen und den Ballen des vorderen Fußes als Drehpunkt benutzen. Lassen Sie den Ellbogen nicht sinken und versuchen Sie nicht, mit der Faust zu schlagen – der Körper sollte den Arm mitziehen. Die Bewegung erfolgt also mit den vorderen und seitlichen Bauchmuskeln und mit den Hüftbeugern.

4. Kehren Sie die Bewegung um, indem Sie die Hüften drehen und den Arm und die Faust auf derselben Bewegungsebene in die Ausgangsposition zurückführen.

AERO-TIPP

Wenn Sie sich am Ellbogen orientieren, können Sie schnell feststellen, ob Sie den Haken korrekt schlagen. Am Ende jedes Jabs oder Power Punch sollte der Ellbogen gerade nach unten zeigen; am Ende jedes Hakens sollte er vor dem Rumpf nach außen zeigen.

AERO-TIPP

Wenn Sie auf schnelle Ergebnisse Wert legen, ist die Gefahr größer, dass Sie bewusst oder unbewusst schwindeln, indem Sie Ihre Stellung ändern, damit eine Übung, ein Fauststoß oder eine Bewegung einfacher wird. Vertrauen Sie nicht dem Bild, das Sie im Spiegel sehen, sondern filmen Sie Ihre Aerobox-, Aerojump- und Aerosculpt-Bewegungen aus verschiedenen Winkeln, vor allem von der Seite und von hinten. Vielleicht verraten Ihnen diese Aufnahmen, warum Sie unzureichende Fortschritte machen.

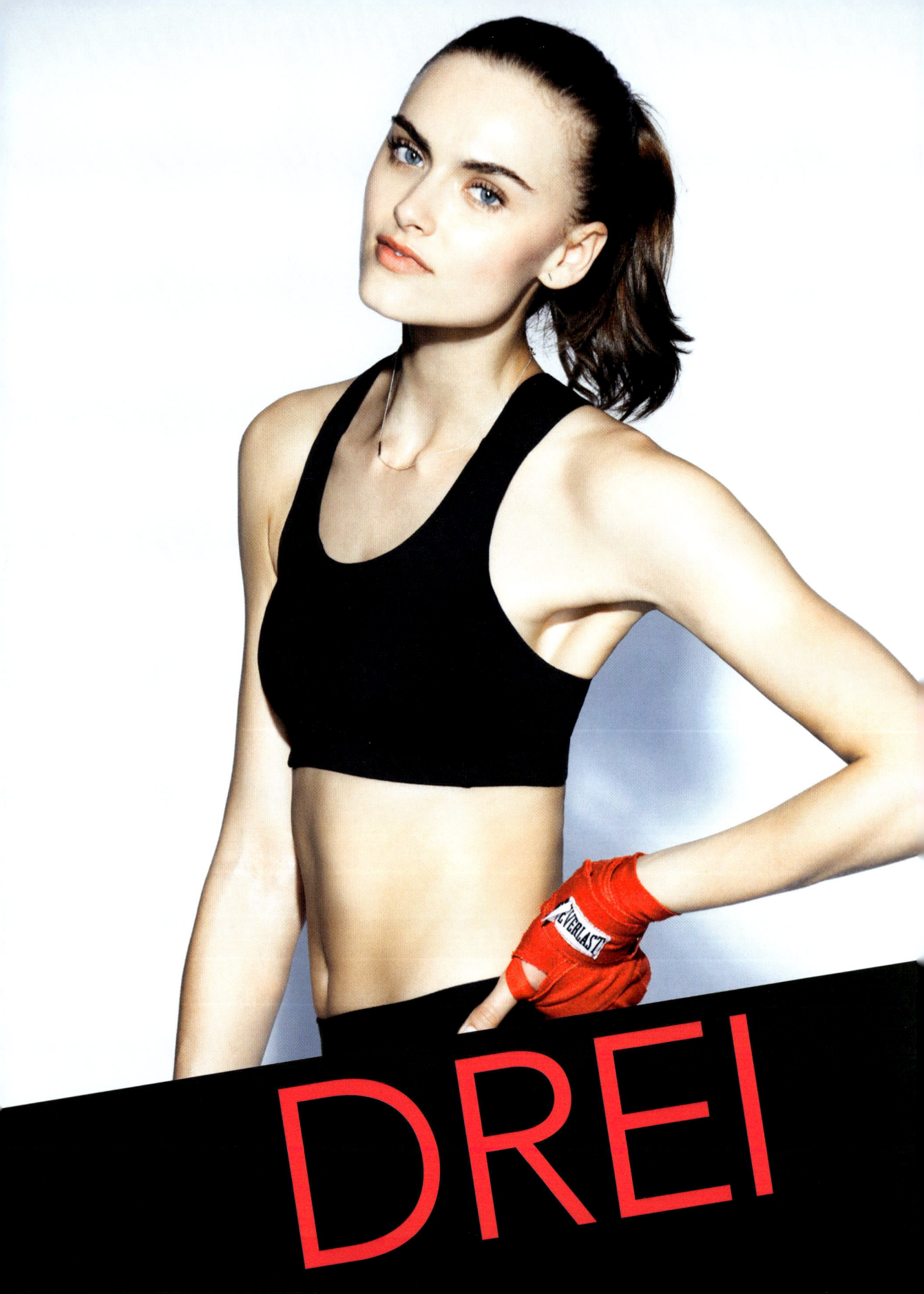

DREI

PUNCH!: IHR ESSEN – DAS ERNÄHRUNGS-PROGRAMM

Obwohl Sie erstaunlich viele Pfunde verlieren können, wenn Sie nur dem Punch!-Trainingsprogramm folgen, erfordert Gewichtsabnahme, wie bereits erwähnt, eine dreifache Strategie.

Viele Menschen beschränken sich auf körperliche Bewegung, um abzunehmen. Aber stimmt es wirklich, dass Sie alles essen dürfen, was Ihnen schmeckt, und auf nichts verzichten müssen, wenn Sie nur hart genug trainieren? Boxer, die sich auf einen Kampf vorbereiten, und Models, die sich auf eine Show vorbereiten, können sich dieses Wunschdenken nicht erlauben. Auch Sie sollten Ihren Körper anders vorbereiten, wenn Sie schlank und geschmeidig werden wollen.

Eine Ernährungsumstellung ist ein unerlässlicher Teil des Punch!-Programms, denn sie beschleunigt den Abbau von Fettpolstern und legt die schlanke, wohlgeformte Figur darunter frei – den Körper, für den Sie hart gearbeitet haben und auf den Sie stolz sein können.

DIE PUNCH!-ERNÄHRUNG IST EINFACHER, ALS SIE GLAUBEN

Ich habe heute das gleiche Gewicht wie vor 25 Jahren, obwohl ich jetzt doppelt so alt und kein Profiboxer mehr bin. Warum? Weil ich nicht nur aktiv bleibe, sondern weil ich mir heute noch genau so viele Gedanken über meine Ernährung mache wie damals.

Ob Sie mit Punch! Erfolg haben oder nicht, hängt von den Entscheidungen ab, die Sie jeden Tag in der Küche treffen. Mit falschen Entscheidungen können Sie die positiven Wirkungen meines Programms durchaus zunichte machen. Andererseits können Sie mit richtigen Entscheidungen mehr Fettpolster in kürzerer Zeit abbauen, mehr magere Muskulatur aufbauen und mehr Kalorien verbrennen, sodass Sie noch fitter und geschmeidiger aussehen. Niemand nimmt schneller ab als ein Boxer im Training.

Überlegen Sie, warum Sie essen

Es ist wichtig, das Essen zu respektieren, aber viele Menschen tun das genaue Gegenteil.

Ich betrachte Essen als Treibstoff. Wenn ich morgens aufwache, weiß ich, dass mir an diesem Tag sechs körperlich anstrengende Workouts bevorstehen. Darum achte ich darauf, dass mein Körper bekommt, was er braucht, um den Tag zu überstehen und Höchstleistungen zu erbringen – mehr nicht. Wenn ich nicht unterrichte, nimmt mein Appetit entsprechend ab.

Wenn alles, was Sie essen, jeder einzelne Happen, diesem Zweck dient, sind Sie auf dem richtigen Weg. Wenn Sie aber einen einzigen Bissen aus anderen Gründen verspeisen – etwa aus Langeweile, um ein emotionales Bedürfnis zu befriedigen, als Belohnung oder weil Sie daran gewöhnt sind, den Teller zu leeren, um kein Essen zu vergeuden –, dann nehmen Sie höchstwahrscheinlich zu viele Kalorien zu sich, die Ihr Körper nicht wirklich braucht. Wenn Nahrung Treibstoff ist, läuft Ihr Tank über.

Ihre Ernährung muss ausgewogen sein und jede Mahlzeit muss einen Zweck erfüllen. Deshalb empfehle ich Frauen, täglich nur 1.200 Kalorien zu sich zu nehmen, und Männern, sich mit 1.500 Kalorien zu begnügen, solange sie das Punch!-Programm befolgen. Wenn Sie sich danach richten, nehmen Sie so viele Kalorien zu sich, dass Ihr Energiebedarf während des Programms gedeckt ist – und keine Kalorie zu viel.

Mir ist allerdings klar, dass es manchen Menschen schwerfällt, eine solche Diät einzuhalten, zumal ich nicht weiß, wie viele Kalorien Sie derzeit konsumieren. Wenn Sie Bedenken haben, sollten Sie die folgenden wichtigen Punkte beachten.

Erstens: Diese Richtlinien sind ein Ziel, das Sie hoffentlich erreichen werden. Ich kann aber nicht neben Ihnen stehen, um dafür zu sorgen. Im Idealfall – um optimale Ergebnisse zu erreichen – sollten Sie dieses Ziel anstreben. Doch das hochintensive Trainingsprogramm verbrennt Kalorien so wirksam, dass Sie mit Sicherheit auch dann erstaunliche Fortschritte machen werden, wenn Sie mehr essen, als Sie sollten.

Zweitens: Sobald Sie Ihre Fitnessziele erreicht haben, dürfen Sie wieder regelmäßig mehr Kalorien zu sich nehmen. Was Sie essen sollten, zeige ich Ihnen in einem späteren Kapitel.

Wenn Sie daran denken, dass Sie sich nur vorübergehend karger ernähren müssen, sollte Ihnen die Umstellung leichterfallen.

Essen Sie natürlich oder sagen Sie nein

Ich habe immer Wert darauf gelegt, nur so viele Kalorien aufzunehmen, wie ich verbrauche. Aber ich weiß, dass ein paar Hundert Kalorien in Form von magerem Fleisch, Obst und Gemüse eine ganz andere Wirkung auf den Körper haben als einige Hundert Kalorien in Form von Süßigkeiten, Weißbrot und Limonade.

Ihr Körper verarbeitet unterschiedliche Nahrungsmittel auf unterschiedliche Weise und je unnatürlicher ein Nahrungsmittel ist, desto ärmer ist es an Nährstoffen, Ballaststoffen und anderen Bestandteilen, die Ihren Hunger stillen, den Körper heilen und den Muskeln Kraft geben. Auch solche Nahrungsmittel – ich spreche gerne von „Teilnahrungsmitteln" – mögen Treibstoff liefern, aber sie gleichen einem Treibstoff mit Sand. Sie bleiben einfach im Körper liegen.

Bevorzugen Sie also gesunde Kost, die reich an Nährstoffen für den Körper ist. Ich empfehle meinen Kunden Nahrungsmittel, die möglichst natürlich sind und keine Konservierungsstoffe enthalten. Die Grundregel lautet: Was nicht von Natur aus in der Erde oder über der Erde wächst, ist schädlich. Verzichten Sie also auf Fabriknahrung wie Bagel, Brezeln, weißen Reis und Nudeln, raffinierten Zucker, Limonade, Obstsäfte, Kuchen, Kekse und Alkohol.

Wohlgemerkt, das ist ein Traumszenario und ich weiß, dass nicht jeder es sich leisten kann, ausschließlich natürliche Kost zu essen. Doch selbst in diesem Fall hilft Punch! dem Körper, das Essen zu verdauen und zu verwerten.

Mehrmals am Tag ist besser

Ihr Körper kann das Essen besser verwerten, wenn Sie Ihren täglichen Kalorienbedarf in mehrere kleine Portionen aufteilen. Das ist aus mehreren Gründen vernünftig:

Große Mahlzeiten erhöhen den Blutzuckerspiegel und damit auch die Abgabe von Insulin an das Blut. Leider veranlasst das zusätzliche Insulin den Körper, einen größeren Teil der Nahrung in Form von Fettzellen zu speichern.

Wenn Sie täglich fünf oder sechs kleine Mahlzeiten im Abstand von zwei bis drei Stunden zu sich nehmen, bleibt der Blutzuckerspiegel den ganzen Tag lang gleich und der Insulinbedarf sinkt. In diesem Fall werden weniger überschüssige Kalorien in Fettpolster umgewandelt.

Außerdem versorgen die kleinen Mahlzeiten den Körper ständig mit Brennstoff und verhindern dadurch Heißhunger. Hinzu kommt, dass der Körper auch Kalorien verbrennt, wenn er Verdauungsarbeit leisten muss. Wenn Sie öfter essen, kurbeln Sie auch den Stoffwechsel öfter an, nur um zu verdauen. Also verbrennen Sie mehr Fett und bauen mehr Muskeln auf.

Essen Sie die größte Mahlzeit drei Stunden früher

Die meisten Menschen nehmen ihre größte Mahlzeit abends zwischen 17 und 19 Uhr ein – das ist genau die Zeit, in der sie sich entspannen und weniger bewegen, bevor sie schlafen gehen. Das Problem ist, dass Sie abends nicht viel tun, um die aufgenommenen Kalorien zu verbrennen. Sie füllen den Körper also mit Treibstoff, obwohl Sie bereits die Ziellinie erreicht haben – Sie überfluten Ihren Motor.

Ich arbeite hauptsächlich morgens. Zwischen 14 und 15 Uhr – wenn viele Menschen zwischen dem Mittag- und Abendessen einen Imbiss zu sich nehmen – brauche ich mehr Kalorien, damit ich genügend Energie habe, um zwischen 18 und 21 Uhr mehrere Trainingseinheiten durchzustehen. Wenn ich meine größte Mahlzeit zwischen 14 und 16 Uhr einnehme, ist das für mich und meine Kunden ein Vorteil. Und das sind die Gründe dafür:

Morgens arbeitet der Stoffwechsel am schnellsten, abends am langsamsten. Deshalb essen manche Leute morgens am meisten und dann im Laufe des Tages immer weniger. Sie wollen sich ihrem Stoffwechsel anpassen. Die Folge ist oft, dass sie sich später am Tag schlapp fühlen und weniger Energie für das Training übrig haben, vor allem wenn sie nur abends Zeit zum Trainieren haben. Wenn Sie morgens weniger, mitten am Nachmittag mehr und abends erneut weniger essen – denken Sie an eine Glockenkurve –, verfügen Sie immer über genügend Energie, um trainieren zu können, ohne zu viele Kalorien in Ihren Tank zu füllen, die der Körper nur in Form von Fett ablagern kann, während Sie schlafen.

Erst denken, dann trinken

Wenn Sie den ganzen Tag über Wasser in kleinen Schlucken trinken, sind Sie weniger hungrig und der Körper verwertet das Essen schneller und nimmt noch mehr Nährstoffe auf. Wassermangel hat die gegenteilige Wirkung und kann die Trainingswirkung erheblich verringern, weil Sie sich weniger anstrengen oder, schlimmer noch, das Training wegen Müdigkeit oder Schwäche abbrechen.

Schlichtes Wasser ist mein Hauptgetränk. Gelegentlich trinke ich Gemüsesaft und wenn ich Orangensaft trinke (was ich gerne tue, weil ich Süßes mag), verdünne ich ihn immer mit Selterswasser. Aber ich trinke nur etwa einen Liter Wasser am Tag, obwohl ich sehr aktiv bin. Das ist ungefähr die Hälfte dessen, was die meisten Ernährungsberater als Minimum empfehlen. Mir ist jedoch aufgefallen, dass manche Leute zwar Höchstleistungen anstreben, aber nie erreichen, weil ihr Körper Wasser speichert.

Ich weiß, was Sie jetzt denken: „Moment mal! Ich darf nicht einmal Wasser trinken?" Aber ein Boxer, der vor einem Kampf Gewicht abbauen muss, und sogar eine Frau, die bei mir für eine Show bei Victoria's Secret trainiert, muss den Wasserkonsum einschränken. Diese Umstellung bewirkt, dass sich unter der Haut mehr Muskeln abzeichnen.

Wenn Sie befürchten, nicht genug Wasser zu bekommen, sollten Sie daran denken, dass Ihr Körper dem Essen eine Menge Wasser entnimmt.

Warum leiden die meisten Menschen an Wassermangel? Weil sie hauptsächlich Fabriknahrung essen, die wenig Wasser enthält. Wenn Sie nur natürliche Nahrungsmittel essen, vor allem wasserreiches Obst und Gemüse, nimmt Ihr Körper bereits eine ausreichende Menge Wasser auf. Wenn Sie dennoch trinken, sollten Sie Getränke meiden, die Kalorien enthalten – dazu gehört auch Alkohol –, und nur Wasser, Tee ohne Zusätze (Eistee oder heißen Tee) oder schwarzen Kaffee trinken. Das gilt auch für Diätgetränke und zuckerfreie Getränke, da sie oft künstliche Süßstoffe und Chemikalien enthalten, die zu Wassereinlagerungen führen können. Falls reines Wasser Ihnen „fade" vorkommt, dürfen Sie es mit etwas Zitronen- oder Limonensaft oder mit einem schlichten Minzenblatt auf natürliche Weise aromatisieren.

Essen Sie, was Sie wollen – wann Ihr Körper es will

Eier gehören zu den Nahrungsmitteln, die ich am liebsten und reichlichsten esse, doch wann ich sie esse, überlasse ich ganz meinem Körper. Ich bin nicht der Meinung, dass ich bestimmte Speisen zu bestimmten Tageszeiten essen muss, zum Beispiel Eier zum Frühstück, ein Sandwich als Mittagessen und einen Salat am Abend. Ich lasse meinen Körper entscheiden, was er haben will und wann er es will, sofern er nicht mehr Kalorien haben will, als ich am Tag zu mir nehmen darf. Deshalb erkläre ich zwar, was Sie essen und wie viele Kalorien Sie zu sich nehmen sollten. Es bleibt aber Ihnen überlassen, wann Sie etwas essen.

Unsere (wohlmeinenden) Eltern und die Gesellschaft haben uns beigebracht, bestimmte Speisen zu bestimmten Zeiten zu essen. Ich hatte aber nie das Bedürfnis, mich beim Essen an ein Programm zu halten. Solange Sie Ihrem Körper geben, was er braucht, Ihr Kalorienlimit beachten und natürliche Nahrung essen, brauchen Sie sich nicht darum zu kümmern, was andere essen. Konzentrieren Sie sich stattdessen darauf, was Ihr Körper jeden Tag benötigt und haben will.

Die richtige Zusammenstellung

Jede Mahlzeit sollte aus komplexen Kohlenhydraten, Eiweiß (Protein) und gesundem Fett bestehen, wann immer es möglich ist. Genauer gesagt sollte jede Mahlzeit Folgendes enthalten:

- Ein komplexes Kohlenhydrat oder ein Kohlenhydrat mit niedrigem glykämischem Index (Obst, Gemüse und bestimmte Getreide, zum Beispiel Hafer, brauner Reis oder Quinoa)
- Ein hochwertiges Eiweiß (mageres Fleisch, Milchprodukte oder Getreide plus Hülsenfrüchte)
- Ein gesundes Fett (Nüsse, Kerne, Öl oder fetter Fisch)

Diese drei Nährstoffe baut der Körper nämlich in unterschiedlichem Tempo ab. Wenn Sie gemischte Kost zu sich nehmen, versorgen Sie also Ihren Körper mit einem stetigen Energiestrom, der überraschenderweise das Sättigungsgefühl steigert. Oft fühlen Sie sich dabei satter, als wenn Sie ungesunde Nahrung mit mehr Kalorien gegessen hätten, ohne an diese Mischung zu denken (so essen die meisten Menschen). Die richtige Mischung verhindert zudem einen jähen Anstieg des Blutzuckerspiegels, sodass Ihr Körper keine überschüssigen Kalorien in Form von Fett ablagert.

PUNCH!-ERPROBTES EIWEISS

- Mageres Fleisch oder ein fettarmes Milchprodukt, zum Beispiel Hühnerbrust, Hüttenkäse, Eiklar, Fisch (Kabeljau, Flunder, Zackenbarsch, Schellfisch, Heilbutt, Seebarsch, Forelle), mageres Schweinefleisch, Eiweißpulver, mageres rotes Fleisch, Magermilch, Truthahnbrust, Joghurt

PUNCH!-ERPROBTE KOHLENHYDRATE

- Gemüse, zum Beispiel Auberginen, Blumenkohl, Brokkoli, Edamame, Gemüsepaprika, Grünkohl, grüne Bohnen, Gurken, Kopfsalat, Kürbis, Möhren, Pilze, Rosenkohl, Sellerie, Spargel, Spinat, Tomaten, Weißkohl, Zwiebeln
- Ganze Früchte, zum Beispiel Ananas, Äpfel, Aprikosen, Bananen, Birnen, Brombeeren, Cantaloupen, Datteln, Erdbeeren, Feigen, Granatäpfel, Grapefruits, Guaven, Heidelbeeren, Himbeeren, Kirschen, Kiwis, Mandarinen, Mangos, Melonen, Orangen, Papayas, Pfirsiche, Pflaumen, Wassermelonen, Weintrauben
- Bohnen oder Vollkornprodukte, zum Beispiel brauner Reis, Cannellini-Bohnen, Hafergrütze (mit Stahl geschrotet), Kichererbsen, Kidneybohnen, Limabohnen, Linsen, Pintobohnen, Quinoa, schwarze Bohnen, Vollkornweizenbrot, wilder Reis

PUNCH!-ERPROBTES FETT

- Nüsse, Kerne, fetter Fisch, zum Beispiel Avocados, Cashewnüsse, Erdnüsse, Haselnüsse, Kürbiskerne, Lachs, Leinöl, Mandeln, Oliven, Olivenöl, Paranüsse, Pecannüsse, Pinienkerne, Sonnenblumenkerne, Thunfisch, Walnüsse

Ihr Punch!-Menü für sieben Tage

Ich glaube nicht, dass wir bestimmte Nahrungsmittel zu bestimmten Tageszeiten essen müssen, und Sie sollten es ebenfalls nicht glauben. Aber ich weiß, dass manche Leute diese Regel befolgen möchten. Darum stelle ich Ihnen hier einige Mahlzeiten vor, die 250 bis 350 Kalorien enthalten und aus meinen Punch!-erprobten Nahrungsmitteln bestehen:

PUNCH!-MENÜS FÜRS FRÜHSTÜCK

- 1 Portion griechischer Joghurt mit einer kleinen Handvoll Himbeeren und 1/2 Bagel aus Vollkornweizen (300 Kalorien)
- 1 Omelette aus 4 Eiklar, eine Handvoll Spinat, 1/2 Tomate (gehackt), eine Handvoll gehackte Zwiebeln und 30 g Ziegen- oder Fetakäse (250 Kalorien)
- 1 Protein-Shake (ein Messbecher) mit 1/2 Tasse Sojamilch und 1/2 Banane (275 Kalorien)
- 1/4 Tasse Haferflocken (mit Stahl gemahlen) mit Erdbeeren und 4 Eiklar (250 Kalorien)
- 1 Protein-Shake (1 Messlöffel) mit Wasser und 1 EL natürlicher Erdnussbutter (200 Kalorien)
- 1 Omelette aus 3 Eiklar mit 1/2 Tasse gehacktem Gemüse, 1/2 Grapefruit und 1 Tasse Magermilch (225 Kalorien)
- 115 g fettfreier Hüttenkäse, 1/2 Tasse Ananasstücke und 10-12 Mandeln (225 Kalorien)

Anmerkung: Eine amerikanische „Tasse" entspricht 0,237 Liter.

PUNCH!-MENÜS FÜRS MITTAGESSEN

- 85 g Hühnerbrust mit einer Scheibe fettarmem Schweizer Käse, 1 Avocadoscheibe und 1 Tomatenscheibe, alles in ein großes dunkelgrünes Kopfsalatblatt gewickelt (250 Kalorien)
- 1 Dose Thunfisch (natriumarm und in Wasser verpackt), gemischt mit einer Gurke (gewürfelt), in ein Vollkornpitabrot gefüllt (300 Kalorien)
- 115 g Rinderfilet, 2 Tassen gemischtes Grüngemüse und 1 TL Olivenöl (275 Kalorien)
- 1 Protein-Smoothie: Einen halb gefrorenen Beutel Obst, 230 g fettfreies Laban und ein Dutzend Mandeln mixen (275 Kalorien)
- 1/4 Tasse Hafer, mit Stahl geschrotet, gemixt mit 1/2 Birne (in Scheiben), 15 g gehackten Mandeln und 1/2 EL rohem Honig (300 Kalorien)
- 1/2 Tasse vegetarischer Chili, mit 30 g geriebenem Cheddarkäse obenauf (250 Kalorien)
- 1 Sushi-Rolle mit Lachs und Avocado (300 Kalorien)

PUNCH!-MENÜS FÜRS ABENDESSEN

- 115 g gebackene Forelle, 1/3 Tasse Quinoa und 1/2 Tasse grüne Bohnen (275 Kalorien)
- 125 g Lendensteak auf einem großen Rucolablatt, 1 gehackte Tomate und 1 EL Sonnenblumenkerne (300 Kalorien)
- 85 g gegrillte Hühnerbrust, 1/2 Tasse brauner Reis und 1 Tasse gedünsteter Brokkoli (300 Kalorien)

- 85 g Hochrippenkotelett, in dünne Scheiben geschnitten, 30 g Mozzarella und 1 Tomate, in Scheiben geschnitten; mit 1 TL Olivenöl und 1 TL Balsamessig beträufelt (250 Kalorien)
- 115 g gebratenes Schweinefilet, serviert mit 1/3 Tasse Langkornreis und 115 g Spargel (275 Kalorien)
- 85 g gegrillter Thunfisch, 1 mittelgroße Süßkartoffel und 1/3 Tasse Zuckererbsen (250 Kalorien)
- 1/2 Tasse schwarze Bohnen, gemischt mit 1/3 Tasse braunem Reis und 1/2 Tasse gehacktem Gemüse: Gemüsepaprika, Zwiebeln und Tomaten (250 Kalorien)

PUNCH!-ZWISCHENMAHLZEITEN

- 1 mittelgroßer Apfel, 8-10 rohe Walnüsse und 3 Eiklar (275 Kalorien)
- 1 Tasse Gemüsepaprika, in Scheiben geschnitten, Sellerie, junge Möhren, 2 Eiklar und 2 EL Hummus (200 Kalorien)
- 4 große Selleriestangen, bestrichen mit natürlicher Erdnussbutter (250 Kalorien)
- 1 Tasse Edamame und 1 Scheibe Vollkorntoast (275 Kalorien)
- 1 Stange Fadenkäse, 1 Orange und 1 EL Kürbiskerne (200 Kalorien)
- 1,5 Tassen Popcorn (an der Luft gepoppt) und 1 EL Cashewnüsse (225 Kalorien)
- 3/4 Tassen Weintrauben, 1/2 Tasse Mandelmilch und 30 g Erdnüsse (275 Kalorien)

AERO-TIPP

Essen Sie, was Ihnen schmeckt. Spinat mag gesund für Sie sein und er ist mit Sicherheit ein nahrhaftes, wasserhaltiges, kalorienarmes Gemüse. Er nützt Ihrem Körper aber nur dann, wenn er über Ihren Mund hinaus gelangt. Zwingen Sie sich nicht, jedes gesunde Produkt zu essen, und zögern Sie nicht, die paar Nahrungsmittel zu bevorzugen, die Sie mögen, selbst wenn es nur wenige sind.

AERO-TIPP

Lernen Sie, wie 100 Kalorien aussehen. Messen Sie während Ihrer nächsten Mahlzeit genau 100 Kalorien eines natürlichen Nahrungsmittels ab und notieren Sie sich die Menge – oder machen Sie mit Ihrem Handy ein Foto davon. Sobald Sie einen optischen Eindruck davon haben, wie 100 Kalorien der Nahrungsmittel aussehen, die Sie oft essen, wissen Sie ungefähr, wie viele Kalorien Sie pro Mahlzeit zu sich nehmen.

AERO-TIPP:

Tanken Sie Energie, bevor Sie schwitzen. Wenn Sie Koffein gut vertragen, können Sie 60 Minuten vor dem Training 100 bis 150 Milligramm davon zu sich nehmen – das ist die Menge, die in einer großen Tasse schwarzem Kaffee enthalten ist. Das Koffein mobilisiert die freien Fettsäuren im Blut und veranlasst den Körper, mehr Fett und weniger Glycogen als Brennstoff zu nutzen. Die Folge ist, dass Sie mehr Fett verbrennen und über mehr Glycogen für längere, intensivere Workouts verfügen.

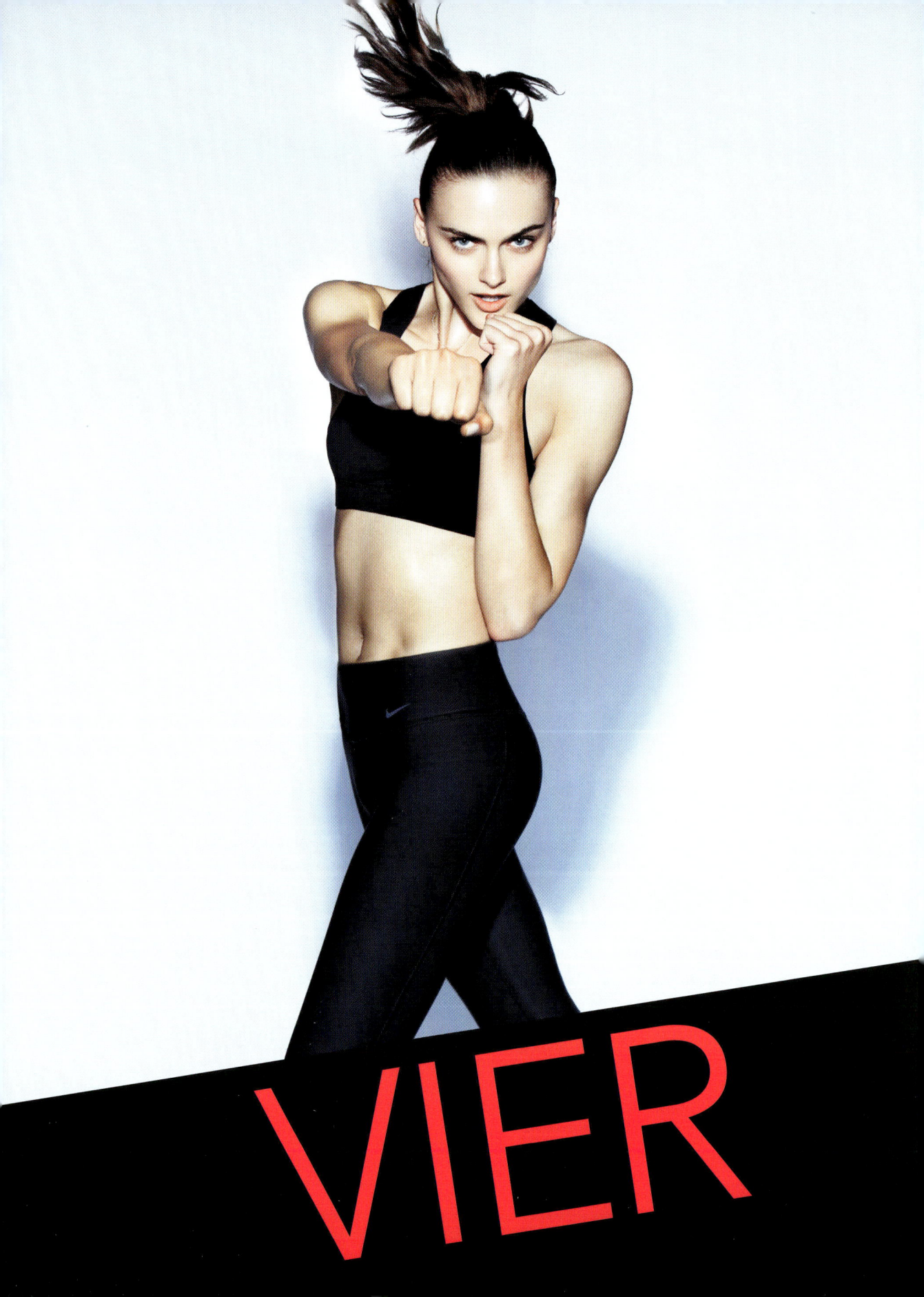

VIER

PUNCH!: IHR GEIST – DAS MENTALE PROGRAMM

Wenn Sie mit dem Körper kämpfen, müssen Sie auch den Geist einbeziehen. Punch! ist nicht nur ein Workout für die Muskeln, sondern auch für den Geist. Dieser Aspekt fehlt in vielen Büchern, Programmen und Fitnessdiäten, die Sie vielleicht schon ausprobiert haben.

Auf dieser Welt gibt es viele Menschen mit erstaunlichen körperlichen Fähigkeiten – sie sind unter anderem stärker, schneller, beweglicher und zäher als die meisten anderen. Aber wir alle haben auch Sportler siegen sehen, die mit diesen Attributen nicht überreichlich gesegnet sind, und wir alle kennen unglaublich talentierte Athleten, die eigentlich Großes leisten müssten, den hohen Erwartungen jedoch nie gerecht werden.

Der Grund dafür ist oft einfach: Einerlei, ob Sie Sportler, Künstler, Musiker, Mathematiker oder Politiker sind, Sie können hohe Ziele nur erreichen, wenn Sie Opfer bringen.

Wenn Sie dazu nicht bereit sind, arbeiten Sie nur mit dem Körper, nicht mit dem Geist – also nur mit halber Kraft. Opfer ermöglichen es Ihnen, sich auf die vorliegende Aufgabe zu konzentrieren, ohne sich ablenken zu lassen. Das ist nicht immer angenehm und bequem – und es ist ungewohnt. Es bedeutet, dass Sie Ihre Ziele nur erreichen, wenn Sie ohne Bedauern 100 Prozent Ihrer Fähigkeiten nutzen. Dann haben Sie auch die größte Chance – vielleicht die einzige –, wieder einen geschmeidigen Körper zu bekommen.

Boxer wissen, wie wichtig die mentale Einstellung ist. Wenn ein Boxer den Ring in der besten Form seines Lebens betritt, ist er vielleicht stärker, schneller und beweglicher als sein Gegner; doch wenn ihm Motivation und Begeisterung fehlen, wenn er nicht in der Lage ist, sich nach einem Niederschlag aufzurappeln – dann kann er den Kampf durchaus verlieren.

Manchmal genügt ein unerwarteter Schlag, ein Fauststoß in die Magengrube, den Sie nicht haben kommen sehen, und Sie geben auf, anstatt durchzuhalten. Dann spielt es keine Rolle mehr, dass Sie immer noch das Zeug hätten, zu gewinnen. Selbst wenn Sie der größte Boxer der Welt wären, würde es Ihnen nichts mehr nützen. Weder Geld noch Ruhm können für Sie gewinnen – Sie müssen selbst den Willen zum Sieg haben.

JETZT BIN ICH IHR CORNERMAN

Erinnern Sie sich daran, was ich am Anfang dieses Buches sagte? „Cornermen" – Leute, die Boxer zwischen den Runden betreuen, um ihnen dadurch beim Kampf zu helfen – haben nicht nur die Aufgabe, ihrem Schützling Wasser zu reichen und seine Wunden zu verpflastern. Sie geben ihm auch taktische Hinweise und moralische Unterstützung. Cornermen helfen dem Boxer, alles zu vergessen, was ihn ablenken könnte, und sie erklären ihm, was er falsch gemacht hat, damit er sich auf die nächste Runde konzentrieren kann. Der Boxer mag der Kapitän auf dem Schiff sein, aber die Cornermen sind die fachkundigen Navigatoren, die die Reise über den heimtückischen Ozean viel leichter machen. Diese Mentalität, diese Kenntnis der eigenen Stärken und ein guter Instinkt sind unerlässlich, um einen Kampf zu gewinnen. Dazu gehört auch, den Kampf gegen sich selbst zu gewinnen.

Beim Boxen kennt Ihr Gegner vielleicht alle Ihre Stärken und Schwächen. Auch wenn Sie mit Punch! Erfolg haben wollen, müssen Sie Ihren Gegner kennen: sich selbst. Sie brauchen eine Abwehr für jeden Angriff und Sie müssen mental auf alle möglichen Entwicklungen vorbreitet sein, deren Ursache Sie selbst sind.

Das bedeutet, dass Sie Ihre Gewohnheiten überprüfen und herausfinden müssen, was Ihren Erfolg mit größter Wahrscheinlichkeit verhindern kann. Sie müssen dann überlegen, wie Sie diese Gewohnheiten und Schwächen am besten überwinden.

Als Ihr Cornerman halte ich Ihnen von nun an den Rücken frei. Und dies sind einige der Geheimnisse, mit denen ich die schlechten Gewohnheiten meiner Kunden durch Verhaltensweisen ersetze, die für Punch! optimal sind.

Finden Sie heraus, was Sie motiviert

Die meisten meiner berühmten Kunden haben ihren eigenen Grund, schlank zu bleiben. Manche wollen einen Vertrag im Wert von Millionen Dollar abschließen, andere wollen ihre Konkurrenten um eine Rolle oder einen Job ausstechen oder in ihrem Sport glänzen. Ihr Lebensunterhalt kann von ihrem Erscheinungsbild abhängen.

Wenn Sie in einer ähnlichen Situation sind, wissen Sie, was Sie antreibt. Wenn Ihr Gehalt jedoch nicht von Ihrem Aussehen abhängt, brauchen Sie ein anderes, gleichwertiges Motiv, das Ihnen einen Schubs gibt, wann immer Sie ihn benötigen. Eine Verbindung zwischen dem Endziel – ein geschmeidigeres, kraftvolleres Selbst – und einem anderen Nutzen, der ebenso wichtig (oder noch wichtiger) ist als gutes Aussehen, kann das Motiv sein.

Einige meiner Kunden wollen jung und aktiv bleiben, um mit ihren Kinder spielen zu können. Andere wollen ihre Gesundheit verbessern und mehr Lebensqualität erreichen. Ich arbeite sogar mit Menschen, die gelangweilt sind, sich selbst aber beweisen wollen, dass sie es schaffen können. Es gibt viele Gründe, in Form zu kommen, und es geht nicht immer ums Aussehen. Jeder Mensch hat aber zumindest einen Grund und dieser kann einzigartig sein und allein ihn betreffen. Wenn Sie Ihren Beweggrund herausfinden, bevor Sie mit Punch! beginnen, und wenn Sie ihn nutzbar machen, ist die Gefahr geringer, dass Sie aufgeben, ehe das Programm Ihnen hilft, Ihr Wunschgewicht zu erreichen.

Akzeptieren Sie Ihre muskuläre Intelligenz

Kein Boxer ist perfekt. Jeder hat Stärken und Schwächen. Menschen haben nicht nur unterschiedliche IQs, wenn wir ihre geistigen Fähigkeiten messen, sondern auch unterschiedliche IQs, was ihre Muskulatur anbelangt.

Da ich nie das Vergnügen hatte, Sie zu treffen, kenne ich Ihren Muskel-IQ nicht (er gibt an, wie gut Sie Ihre Muskeln einsetzen können, wenn Sie mit verschiedenen Geschwindigkeiten trainieren, und wie gut Sie bestimmte Bewegungskombinationen im Kopf behalten können). Eines weiß ich aber: Nur sehr wenige Menschen mit einem hohen muskulären IQ bewältigen jede Übung und jede Bewegung ohne Mühe.

Vielleicht brauchen Sie mehr Trainingspraxis – nicht, weil Sie den Anforderungen nicht gewachsen wären, sondern weil Ihr Körper nicht so schnell versteht, was er zu tun hat. Vielleicht fällt es Ihnen schwer, bestimmte Übungen in einem bestimmten Tempo auszuführen, oder Sie stolpern eher über das Seil, als es zu überspringen. Das ist völlig normal.

Alles, was Sie sich aneignen wollen, müssen Sie wiederholen. Wiederholung ist die Mutter des Lernens, aber jeder lernt anders und in seinem eigenen Tempo. Je mehr Sie Punch! praktizieren, desto besser werden Ihre Koordination und Ihre Fitness. Denken Sie daran, dass Sie nur dann die besten Ergebnisse erzielen, wenn Sie immer versuchen, Ihr Bestes zu geben – einerlei, wie oft Sie ausrutschen oder stolpern.

Akzeptieren und respektieren Sie Ihr Opfer

Sie müssen für Punch! ein Opfer bringen und ja, Sie müssen sich dabei unwohl fühlen. Sie müssen trainieren, sich richtig ernähren und konzentriert sein. Mit anderen Worten: Sie müssen sich alles abverlangen.

Meiner Meinung nach gleicht Punch! dem Zeichen für Unendlichkeit, der liegenden Acht, die immer zu sich selbst zurückführt. Was Sie in Punch! investieren, kommt stets zu Ihnen zurück. Wenn Sie Mühe und Energie in das Programm investieren, erhalten Sie beides zurück, weil es einem Kreis sehr ähnlich ist.

Finden Sie sich damit ab, dass es ungemütlich wird, heißen Sie dieses Opfer willkommen und denken Sie daran, dass jedes Gramm Energie, das Sie investieren, zu Ihnen zurückkehrt. Vergessen Sie nicht, dass Sie deshalb unzufrieden mit Ihrem Körper sind, weil Sie es sich zu lange gemütlich gemacht haben!

Schaffen Sie sich ein inneres Umfeld

Wie gesagt, ich bin jetzt Ihr Cornerman. Die stärksten Menschen sind aber letztlich diejenigen, die ohne fremde Hilfe auskommen.

Es ist immer hilfreich, sich mit positiven Menschen zu umgeben. Wenn wir ein Ziel anstreben (vor allem Gewichtsabnahme), hat jeder von uns seinen eigenen Blickwinkel – und Ihrer zeigt Ihnen möglicherweise nicht alles.

Vielleicht sehen oder spüren Sie die Veränderungen in Ihrem Körper nicht sofort, denn so arbeitet der Geist manchmal. Deshalb sind Menschen, die Sie unterstützen, so wichtig: Sie sehen die Unterschiede und weisen Sie darauf hin. Sie können Ihnen aber auch ein falsches Gefühl der Zuversicht vermitteln. Letzten Endes müssen Sie allein kämpfen, wenn die Klingel ertönt, einerlei, wer hinter Ihnen steht. Den Anfang macht das Individuum. Sie müssen auf die leise innere Stimme hören und das innere Feuer schüren, um sich selbst davon zu überzeugen, dass Sie alles erreichen können, was Sie sich vorgenommen haben.

Beglückwünschen Sie sich zu jedem Sieg

Eine Lawine beginnt nie als Lawine. Bevor sie zu einer unwiderstehlichen Gewalt wird, ist sie ein winziger Eiskristall, der sich mit anderen winzigen Kristallen zu einer Schneeflocke verbindet. Und wenn jede Schneeflocke sich mit einer anderen zusammenschließt, entsteht daraus schließlich etwas viel Größeres als die einzelne Flocke.

Obwohl Sie mit Punch! unglaublich schnell Erfolge feiern können, bleibt die Gewichtsabnahme ein Vorgang, der klein anfängt. Diesen Vorgang müssen Sie akzeptieren. Eine Möglichkeit, ihn zu Ihrem Vorteil zu nutzen, ist die Anerkennung jedes Meilensteins, den Sie während des Trainings setzen. Es spielt keine Rolle, wie klein oder unbedeutend er Ihnen vorkommen mag.

Wenn Sie zum ersten Mal einen Fauststoß ausführen können, ohne in dieses Buch zu schauen, haben Sie einen Sieg errungen. Jedes Mal, wenn Sie eine Sekunde länger Seilspringen als beim letzten Mal, ist das ein Sieg. Und jedes Mal, wenn Sie dem Programm treu bleiben, anstatt Zeit zu schinden oder die Übungen zu vereinfachen, ist das ein Sieg – also sollten Sie sich selbst gratulieren.

So klein diese Siege auch sein mögen, jeder einzelne steigert Ihre innere Dynamik. Und wenn Sie jeden Sieg auf die anderen stapeln, können Sie plötzlich Höhen erklimmen, die Sie bisher für unerreichbar gehalten haben.

Betrachten Sie Schmerzen als Erfolg

Training – vor allem ein hochintensives Training wie Punch! – bedeutet Stress, denn genau darum geht es beim Training. Es ist eine Belastung, die wir bereitwillig auf uns nehmen, weil sie den Körper zwingt, sich anzupassen und schlanker, gesünder, stärker und geschmeidiger zu werden.

Durch mein Programm lernt Ihr Körper eine ganz neue Art von Schmerz und Erschöpfung kennen und Sie werden Ihren Muskeln endlich die ihnen gebührende Wertschätzung entgegenbringen. Doch was Ihnen jetzt unangenehm vorkommen mag, ist ein Anpassungsprozess. Mit den Bewegungen und Übungen, die Teil von Punch! sind, bringen Sie Ihrem Körper eine neue Sprache bei. Geben Sie trotz der Schmerzen nie auf, denn sie sind ein Zeichen dafür, dass Sie es richtig machen, dass Punch! positive Veränderungen in Ihnen bewirkt.

Verwandeln Sie alles Positive und Negative in Energie

Manche Trainer glauben, ihr Fitnessprogramm sei am wirksamsten, wenn ihre Kunden während des Tages möglichst wenig Stress erfahren. Deshalb erteilen sie Ratschläge wie: „Lernen Sie zu vergeben", oder sie erklären, dass negatives Denken Verspannungen und Angst auslöst und die Wirkungen des Trainings und der gesunden Ernährung zunichte machen kann.

Doch jeder Mensch geht anders mit Stress um. Für mich ist alles Positive und Negative eine Energiequelle. Wenn jemand Sie unterstützt, ist die Welt dann ein besserer Ort? Können Sie Ihre Ziele dann leichter erreichen? Mit Sicherheit!

Wenn Sie derzeit mit vielen Problemen zu kämpfen haben, müssen Sie sich vielleicht mehr anstrengen. Sie können das Negative in Ihrem Leben aber in Brennstoff verwandeln, der Sie vorantreibt. Im Gegensatz zur positiven Energie, die Sie sofort nutzen können, müssen Sie negative Energie zuerst verarbeiten. Dann aber kann sie ebenso nützlich sein wie positive Energie.

Erfolgreiche Boxer tun das ständig. Sie nutzen negative Erfahrungen – zum Beispiel eine Verletzung oder ein Hindernis, das andere für unüberwindlich halten, oder ein emotional belastendes Ereignis – zu ihrem Vorteil. Es genügt, wenn Sie das Negative in Ihrem Leben akzeptieren und dann zu sich selbst sagen: „Es ist eben so. Ich verstehe das. Aber das Negative ist auch eine Energie, die mich zurückwerfen oder vorantreiben kann – die Entscheidung liegt allein bei mir."

Akzeptieren Sie auch K.-o.-Schläge

Das ist nicht wörtlich gemeint. Ich möchte Sie in absehbarer Zeit nicht in einen Boxring schicken. Doch im Boxring und im Leben verliert jeder ab und zu eine Runde – das ist die Realität. Vielleicht verlieren Sie sogar einige Runden hintereinander und das ist okay. Doch wenn Sie k. o. geschlagen werden, müssen Sie wieder aufstehen und weiterkämpfen.

Wie bereits erwähnt, empfindet Ihr Körper das Training als Stress und er hat viele Möglichkeiten, Stress zu bewältigen. Manchmal, vielleicht meistens, werden Sie eine Ausrede suchen, um nicht trainieren zu müssen. Auch das ist in Ordnung.

Um einen Kampf zu gewinnen, müssen Sie nicht jeden Punkt und nicht jede Runde gewinnen. Es genügt, wenn Sie die meisten Punkte sammeln. Wenn Sie abnehmen wollen, ist jeder Tag eine Runde, und wenn Sie das Programm einhalten, gewinnen Sie jede Runde. Werden Sie einmal oder zweimal von Ihrem Diätplan abweichen oder sich an einem bestimmten Tag beim Workout weniger anstrengen? Wahrscheinlich, denn das ist unvermeidlich – wir sind alle nur Menschen. Wichtig ist, dass Sie in den Ring zurückkehren und sich anstrengen, um die nächste Runde zu gewinnen.

Und wenn Sie genügend Runden gewinnen, entscheiden Sie den Kampf immer für sich.

Akzeptieren Sie, dass der Kampf weitergeht

In Form zu kommen und Gewicht abzubauen ist eine Reise, die ein Leben lang dauert, wenn Sie wirklich fit bleiben wollen. Es geht nicht nur darum, in den Zwanzigerjahren eine Bikinifigur zu haben; Sie wollen auch mit 30, 40, 50 oder in noch höherem Alter eine gute Figur im Bikini machen.

Die Gefahr ist groß, dass Sie selbstzufrieden werden, sobald Sie Ihre Ziele erreicht haben. Für einen Boxer kann die Titelverteidigung schwieriger sein als der lange, mühsame Weg zum Erwerb des Titels. Das liegt daran, dass manches, was Sie einst motiviert hat, am Ball zu bleiben, mit der Zeit seine Bedeutung verliert. Früher waren Sie ehrgeizig oder Sie mussten gut aussehen. Doch wenn Sie Ihre Ziele endlich erreicht haben – was dann?

Sobald Sie geschmeidig und durchtrainiert sind, sehen Sie im Spiegel keinen Körper mehr, der gerne schlanker und fitter wäre. Sie kommen bei bestimmten Tätigkeiten nicht mehr außer Atem und werden nicht daran erinnert, dass Sie aktiv bleiben müssen. Sie beneiden andere nicht mehr wegen ihres Aussehens; stattdessen werden Sie von anderen beneidet. Wundern Sie sich nicht, wenn Sie jetzt andere Menschen inspirieren.

Doch selbst wenn Sie in der besten Form Ihres Lebens sind, haben Sie nicht das Ende des Weges erreicht. Sie müssen Ihren Erfolg mit Punch! als Chance sehen, einen neuen Weg einzuschlagen, damit Sie die Figur genießen können, die sich unter Fettpolstern versteckt und auf ihre Befreiung gewartet hat.

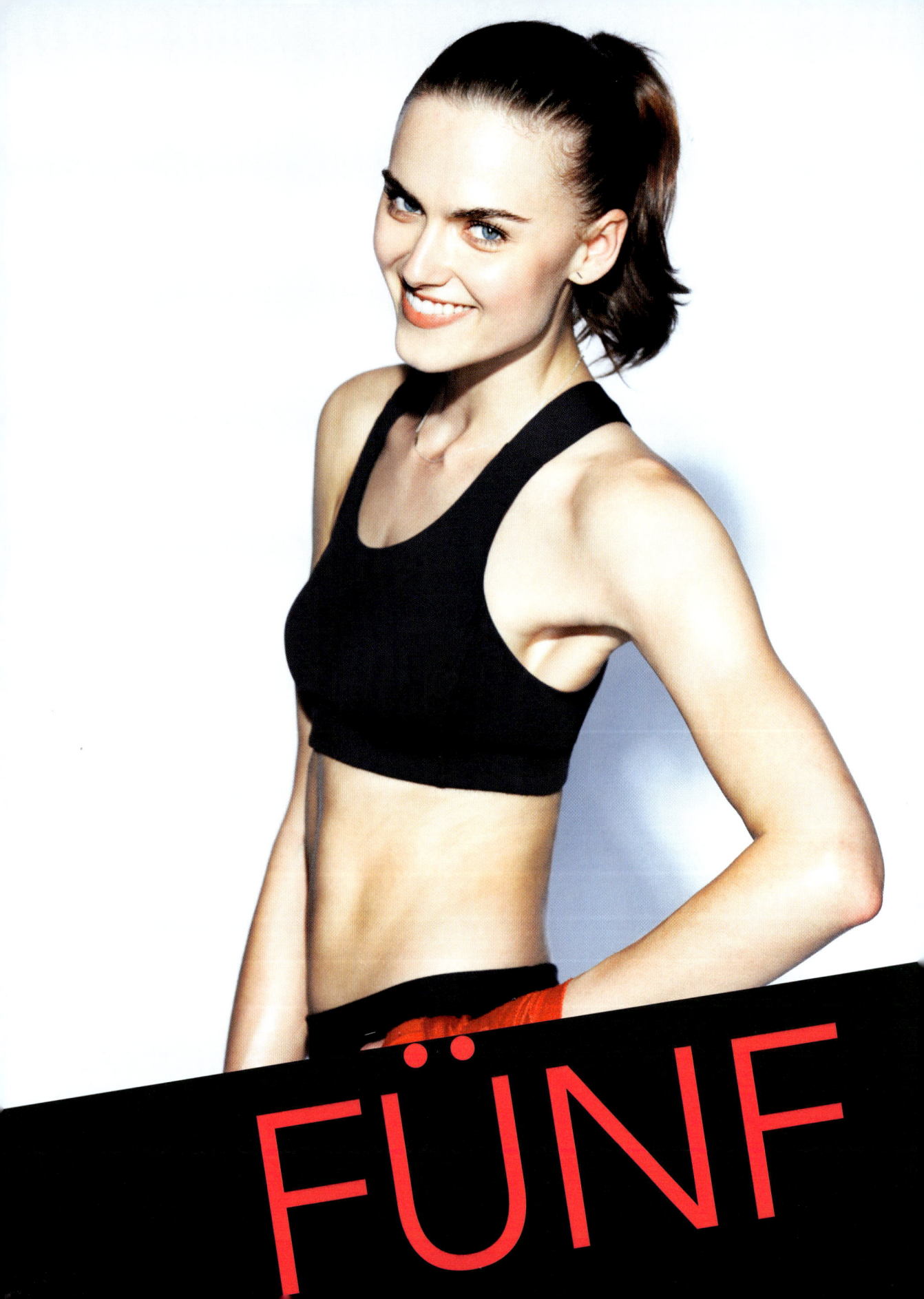

FÜNF

ERSTE WOCHE

Willkommen zum Start des Punch!-Trainingsprogramms. Während der nächsten 28 Tage werden Sie an sechs Tagen in der Woche trainieren und einem Programm folgen, das auf dem Boxen basiert und jeweils 45 bis 60 Minuten dauert. Alle drei bis vier Tage beginnen Sie mit einer neuen Übungsfolge (je nachdem, an welchem Punkt des 28-Tage-Zyklus Sie sich befinden). Wenn Sie den Workout drei Tage hintereinander bewältigt haben, gehen Sie zu einer anderen Übungsfolge über.

Machen Sie die Übungen genau in der angegebenen Reihenfolge. Glauben Sie mir: Die Reihenfolge ist wichtig. Ich habe sie so festgelegt, dass Sie zwischen verschiedenen Muskelgruppen und zwischen Ober- und Unterkörper abwechseln, damit Teile Ihres Körpers eine dringend notwendige Pause bekommen.

Warum schalten Sie alle drei Tage in einen höheren Gang? Ich glaube, dass Sie von einer Übung, die Sie noch erlernen müssen, oft mehr profitieren als von einer Übung, die Sie bereits beherrschen. Körper und Geist müssen ständig beschäftigt werden und das geschieht am besten mit neuen Herausforderungen.

Nach drei Tagen gewöhnt sich der Körper langsam an die Übungen, selbst wenn Sie noch nicht jede Bewegung beherrschen. Wenn Sie also alle drei Tage die gesamte Übungsfolge ändern, führt Punch! Sie zurück zur Startlinie, damit Körper und Geist frisch bleiben.

VOR UND NACH JEDEM WORKOUT

Das Punch!-Aufwärmen: Anstatt sofort zu boxen und Seil zu springen,
beginnen Sie mit einem „Stim-Stretch" (kurz für „stimulierendes Stretching")
zum Aufwärmen. Diese kurzen neun Bewegungen sind weniger
ein Stretchingprogramm als ein Aufwecken des Körpers.

Sie müssen Ihre Muskeln daran erinnern, dass ihnen ein intensiver Workout bevorsteht. Stellen Sie sich eine Katze vor, die aus einem Nickerchen erwacht. Sie streckt sich, beginnt sich langsam zu bewegen und nach einiger Zeit ist sie imstande, schnell zu reagieren und sich wieder schnell zu bewegen. Wenn Sie den Bewegungsspielraum Ihrer Gelenke voll ausnutzen können, verbessert sich Ihre Trainingsleistung ebenso wie Ihre Koordination und Ihre Bewegungssicherheit.

Das Punch!-Abwärmen: Nach dem Workout folgt eine kurze Abwärmphase. Vielleicht würden Sie diesen Teil gerne überspringen – weil Sie müde sind oder das Abwärmen für unnötig halten –, aber Sie sollten es nicht tun!

Stretching nach dem Workout (wenn die Muskeln warm und geschmeidig sind) trägt dazu bei, die Bänder zu lockern (die nach dem Training normalerweise verspannt sind), und verringert die Anfälligkeit für Zerrungen und Krämpfe. Die Muskeln erholen sich schneller, wenn Sie sich ausruhen, und Sie können sich allen Ihren Zielen einen weiteren Schritt nähern. Außerdem vergrößert das Stretching den Bewegungsspielraum der Muskeln und Gelenke, der bei den meisten älteren Menschen eingeschränkt ist.

DIE ERSTE PUNCH!-WOCHE IN KÜRZE

In der ersten Woche bewältigen Sie zwei verschiedene Workouts. An jedem neuen Workout arbeiten Sie drei Tage hintereinander; dann folgt ein neuer Workout. Wenn der 6-Tage-Zyklus vorbei ist, ruhen Sie sich am siebten Tag aus, bevor die zweite Woche anfängt.

Jeder Workout besteht aus drei „Runden" mit verschiedenen Aerobox-, Aerojump- und Aerosculpt-Übungen. Während Sie innerhalb einer Runde eine Übung nach der anderen machen, ruhen Sie sich nur so lange aus, bis Sie die richtige Position eingenommen haben. Zwischen den Runden haben Sie die Wahl: Entweder Sie legen eine Pause von 60 Sekunden ein, bevor Sie mit der nächsten Runde beginnen, oder Sie gehen sofort und ohne Pause zur nächsten Runde über, um die hohe Intensität beizubehalten.

WARUM DARF ICH AM SIEBTEN TAG NICHT TRAINIEREN?

Wie ich bereits erwähnt habe, kenne ich weder Ihren Muskel-IQ noch Ihr allgemeines Fitnessniveau. Darum ist mein Rat, das hochintensive Programm an einem Wochentag zu unterbrechen, nur ein Vorschlag. Die Ruhe dient dem Geist ebenso wie dem Körper. Wenn Sie sich einen freien Tag gönnen, sehen Sie das Training oft mit neuen Augen. In unserem Fall heißt das: Mit der Entfernung wird nicht nur die Liebe stärker, sondern auch die Muskulatur.

Falls Sie jedoch ein Fortgeschrittener oder zumindest ein fortgeschrittener Anfänger sind, das Programm sechs Tage lang ausprobiert haben und davon überzeugt sind, dass Sie mehr vertragen, können Sie auch am siebten Tag trainieren. Wiederholen Sie einfach den letzten Tag oder beginnen Sie einen Tag früher mit der folgenden Woche.

TAGE 1, 2 UND 3

Neue Aero-Übungen

AUFWÄRMEN
- Seitliche Rumpfbeuge
- Rumpfbeuge nach hinten/Rumpfbeuge nach vorne
- Bizeps-Unterarm-Stretch
- Schulter-Trizeps-Stretch
- Stretch in der Hocke
- Knöchelkreisen
- Wadenheben im Stehen
- Joggen (oder Hüpfen) auf der Stelle
- Dreifacher Hampelmann

AEROBOX
- Jab
- Power Punch

AEROJUMP

- Basissprung
- Tempospringen
- Abfahrtsspringen
- langsamer Aerojump

AEROSCULPT

- einfache Kniebeuge
- Sprung aus der Hocke
- Hocke mit Ausfallschritt

ABWÄRMEN

- Seitliche Rumpfbeuge
- Rumpfbeuge nach hinten/Rumpfbeuge nach vorne
- Bizeps-Unterarm-Stretch
- Schulter-Trizeps-Stretch
- Waden-Stretch für Sprinter
- Quadrizeps-Stretch in der Hocke
- Knie umarmen
- Hüfte-Po-Stretch im Liegen
- Hüftbeuger-Stretch

DAS PROGRAMM (TAGE 1, 2 UND 3)

PUNCH!-3-MINUTEN-AUFWÄRMEN	
Oberkörper	
Übung/Stretch	**Zeitdauer/Wiederholungen**
Seitliche Rumpfbeuge	Nach jeder Seite 4 Mal wiederholen, jede Position 5 Sekunden halten
Rumpfbeuge nach hinten/Rumpfbeuge nach vorne	Nach jeder Seite 4 Mal wiederholen, jede Position 5 Sekunden halten
Bizeps-Unterarm-Stretch	Mit jedem Arm 1 Mal, jede Position 5 Sekunden halten
Schulter-Trizeps-Stretch	Mit jedem Arm 1 Mal, jede Position 5 Sekunden halten
Unterkörper	
Stretch in der Hocke	1 Mal 10 Sekunden
Knöchelkreisen	Mit jedem Fuß 1 Mal 10 Sekunden
Wadenheben im Stehen	30 Sekunden
Joggen (oder Hüpfen) auf der Stelle	30 Sekunden
Dreifacher Hampelmann	Insgesamt 30 Sekunden für die 3-teilige Übung, also je 10 Sekunden

RUNDE EINS

AEROBOX			
Fauststoß	**Position**	**Tempo**	**Zahl der Fauststöße (oder Zeitdauer)**
Jab links	Pyramide	DT	32
Jab links	Pyramide	ÜT	64
Jab links	Pyramide	KT	128
Jab rechts	Pyramide	DT	32
Jab rechts	Pyramide	ÜT	64
Jab rechts	Pyramide	KT	128
Power links	Pyramide	DT	32
Power links	Pyramide	ÜT	64
Power links	Pyramide	KT	128
Power rechts	Pyramide	DT	32
Power rechts	Pyramide	ÜT	64
Power rechts	Pyramide	KT	128
Jab links/Power rechts	Pyramide	DT	30 Sekunden
Jab links/Power rechts	Pyramide	ÜT	30 Sekunden

AEROBOX			
Fauststoß	**Position**	**Tempo**	**Zahl der Fauststöße (oder Zeitdauer)**
Jab links/Power rechts	Pyramide	KT	60 Sekunden
Jab rechts/Power links	Pyramide	DT	30 Sekunden
Jab rechts/Power links	Pyramide	ÜT	30 Sekunden
Jab rechts/Power links	Pyramide	KT	60 Sekunden

AEROJUMP			
Übung	**Zeitdauer**		
Basissprung	180 Sekunden		
Tempospringen	30 Sekunden (dann 15 Sekunden ausruhen)		
Tempospringen	30 Sekunden		

AEROSCULPT			
Übung	**Zeitdauer**		
Einfache Kniebeuge	60 Sekunden (etwa 30 vollständige Kniebeugen)		

RUNDE ZWEI

AEROBOX			
Faustschlag	**Position**	**Tempo**	**Zahl der Fauststöße**
Jab links	Linksausleger	DT	32
Jab links	Linksausleger	ÜT	64
Jab links	Linksausleger	KT	128
Jab rechts	Rechtsausleger	DT	32
Jab rechts	Rechtsausleger	ÜT	64
Jab rechts	Rechtsausleger	KT	128
Power links	Rechtsausleger	DT	32
Power links	Rechtsausleger	ÜT	64
Power links	Rechtsausleger	KT	128
Power rechts	Linksausleger	DT	32
Power rechts	Linksausleger	ÜT	64
Power rechts	Linksausleger	KT	128

AEROJUMP			
Übung	Zeitdauer		
Abfahrtsspringen	180 Sekunden		
Tempospringen	30 Sekunden (dann 15 Sekunden ausruhen)		
Tempospringen	30 Sekunden		
AEROSCULPT			
Übung	Zeitdauer		
Springen aus der Hocke	60 Sekunden		

RUNDE DREI

AEROBOX			
Fauststoß	Stellung	Tempo	Zahl der Fauststöße (oder Zeitdauer)
Jab links/Power rechts	Linksausleger	DT	30 Sekunden
Jab links/Power rechts	Linksausleger	ÜT	60 Sekunden
Jab links/Power rechts	Linksausleger	KT	60 Sekunden
Jab rechts/Power links	Rechtsausleger	DT	30 Sekunden
Jab rechts/Power links	Rechtsausleger	ÜT	60 Sekunden
Jab rechts/Power links	Rechtsausleger	KT	60 Sekunden
(7-fache Kombination) Jab links, Power rechts, Power links, Power rechts, Power links, Power rechts, Power links	Pyramide	ÜT	8 Mal wiederholen
(wie oben)	Pyramide	KT	16 Mal wiederholen
(7-fache Kombination) Jab rechts, Power links, Power rechts, Power links, Power rechts, Power links, Power rechts	Pyramide	ÜT	8 Mal wiederholen
(wie oben)	Pyramide	KT	16 Mal wiederholen
(7-fache Kombination) Jab links, Power rechts, Power links, Power rechts, Power links, Power rechts, Power links	Linksausleger	ÜT	8 Mal wiederholen
(wie oben)	Linksausleger	KT	16 Mal wiederholen
7-fache Kombination) Jab rechts, Power links, Power rechts, Power links, Power rechts, Power links, Power rechts	Rechtsausleger	ÜT	8 Mal wiederholen

AEROBOX			
Fauststoß	Stellung	Tempo	Zahl der Fauststöße (oder Zeitdauer)
(wie oben)	Rechtsausleger	KT	16 Mal wiederholen
7-fache Kombination) Power links, Power rechts, Power links, Power rechts, Power links, Power rechts, Power links	Rechtsausleger	ÜT	8 Mal wiederholen
(wie oben)	Rechtsausleger	KT	16 Mal wiederholen
(7-fache Kombination) Power rechts, Power links, Power rechts, Power links, Power rechts, Power links, Power rechts	Linksausleger	ÜT	8 Mal wiederholen
(wie oben)	Linksausleger	KT	16 Mal wiederholen

AEROJUMP			
Übung	Zeitdauer		
Basissprung	60 Sekunden		
Temposprung	30 Sekunden		
Langsamer Aerojump	30 Sekunden		
Diesen 3-fachen Zyklus 3 Mal wiederholen, insgesamt 6 Minuten			

AEROSCULPT			
Übung	Zeitdauer		
Hocke mit Ausfallschritt (linker Fuß vorne)	60 Sekunden		
Hocke mit Ausfallschritt (rechter Fuß vorne)	60 Sekunden		

DAS PUNCH!-5-MINUTEN-ABWÄRMEN	
Gehen Sie 1 Minute (oder bis der Puls sich beruhigt hat) auf der Stelle oder seitwärts, um Atem zu holen	
Stretch	**Zeitdauer/Wiederholungen**
Seitliche Rumpfbeuge	2 Mal nach jeder Seite wiederholen (jede Position 10 Sekunden halten)
Rumpfbeuge nach hinten/Rumpfbeuge nach vorne	Je 4 Mal wiederholen (jede Position 10 Sekunden halten)
Bizeps-Unterarm-Stretch	1 Mal mit jedem Arm (jeden Stretch 10 Sekunden halten)
Schulter-Trizeps-Stretch	1 Mal mit jedem Arm (jeden Stretch 10 Sekunden halten)
Waden-Stretch für Sprinter	4 Mal mit jedem Bein, je 10 Sekunden halten
Quadrizeps-Stretch im Knien	2 Mal mit jedem Bein, je 10 Sekunden halten
Knie umarmen	1 Mal 10 Sekunden
Hüfte-Po-Stretch im Liegen	2 Mal mit jedem Bein, je 10 Sekunden halten
Hüftbeuger-Stretch	1 Mal mit jedem Bein, je 10 Sekunden halten

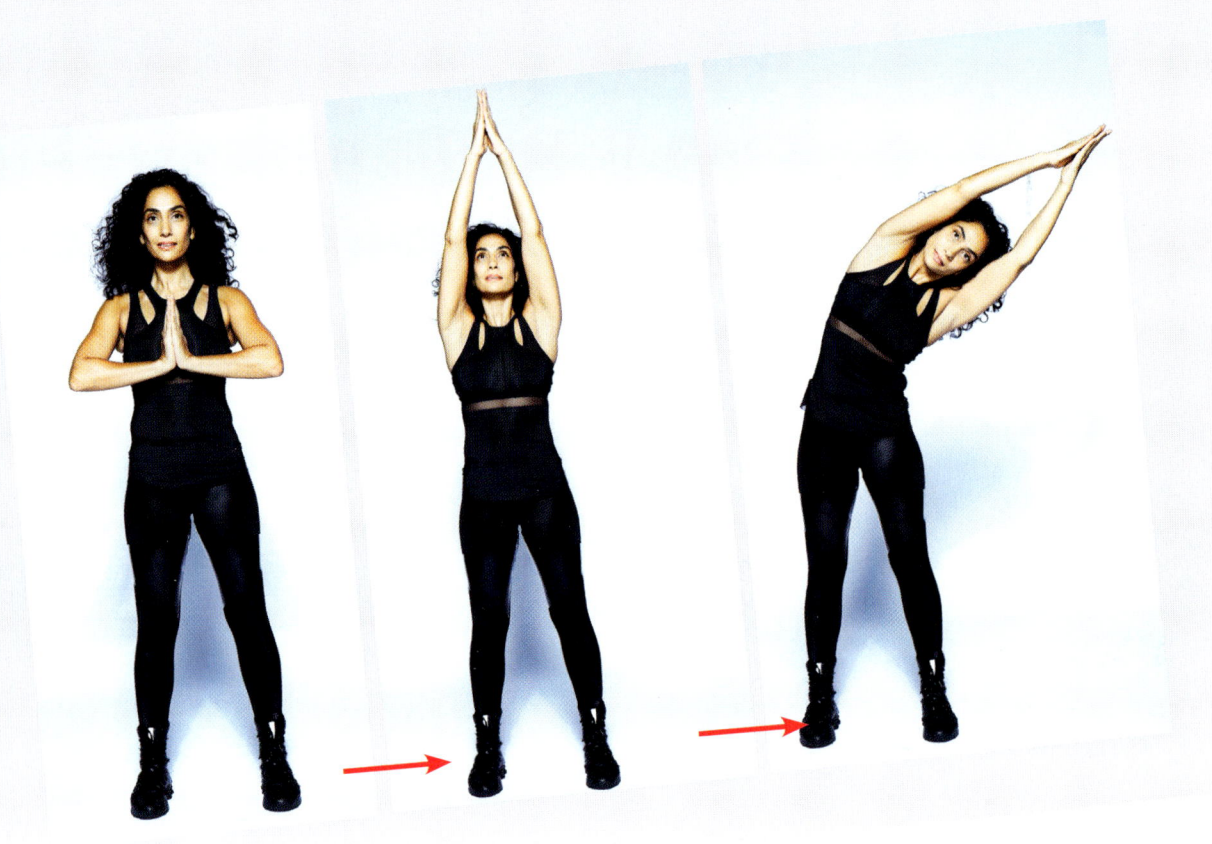

SEITLICHE RUMPFBEUGE

Sie stehen aufrecht, die Füße sind eine Schulterbreite auseinander. Pressen Sie die Handflächen vor der Brust aneinander, als wollten Sie beten.

1. Holen Sie tief Luft und strecken Sie die Hände so hoch wie möglich senkrecht nach oben; dabei bleiben die Arme gestreckt. Sie sollten die Dehnung unter den Armen und an den Körperseiten spüren.

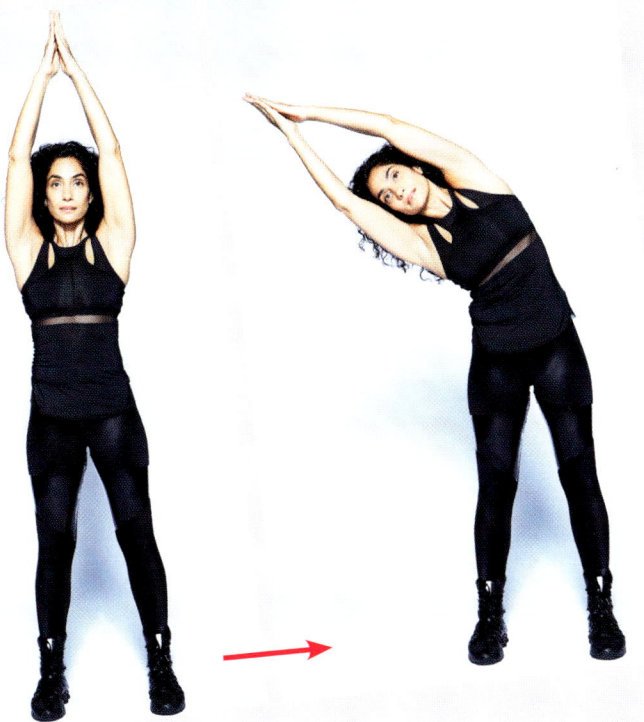

2. Atmen Sie langsam aus und neigen Sie den Körper nach links, so weit es geht, ohne dass es unbequem wird. Diese Dehnung sollten Sie in den schrägen Bauchmuskeln spüren. Halten Sie 5 Sekunden durch.
3. Holen Sie tief Luft und kehren Sie in die Ausgangsstellung zurück. Konzentrieren Sie sich darauf, der Decke so nahe wie möglich zu kommen.
4. Atmen Sie nun langsam aus und neigen Sie den Körper nach rechts, so weit es geht, ohne dass es unbequem wird. Halten Sie 10 Sekunden durch.

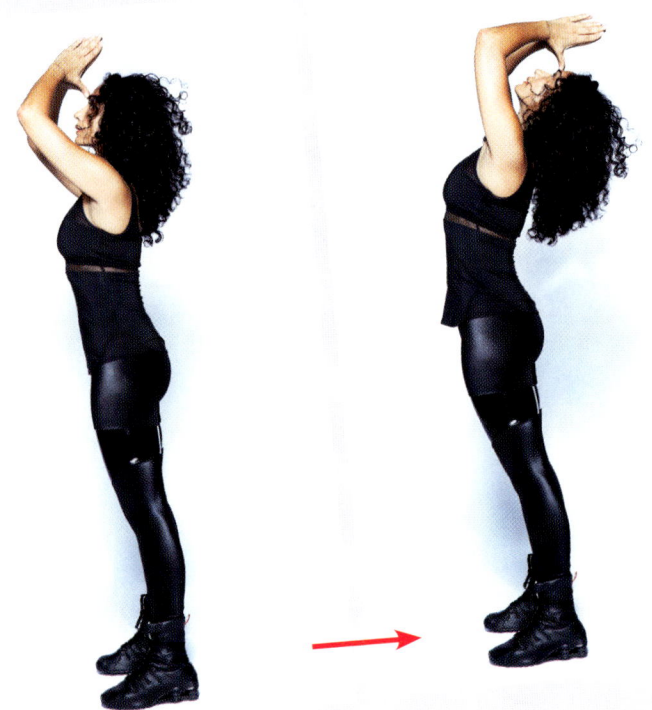

RUMPFBEUGE NACH HINTEN/NACH VORNE

Sie stehen aufrecht, die Füße sind etwas mehr als eine Schulterbreite auseinander. Die Daumen zeigen nach unten und berühren die Stirn, die Ellbogen zeigen ein wenig nach vorne.

1. Neigen Sie den Kopf langsam nach hinten und krümmen Sie auch die Wirbelsäule nach hinten, so weit es geht. Die Daumen bleiben an der Stirn. (Verlieren Sie nicht das Gleichgewicht – beugen Sie sich nur so weit nach hinten, dass Sie die Position halten können.) Machen Sie dann 10 Sekunden Pause.

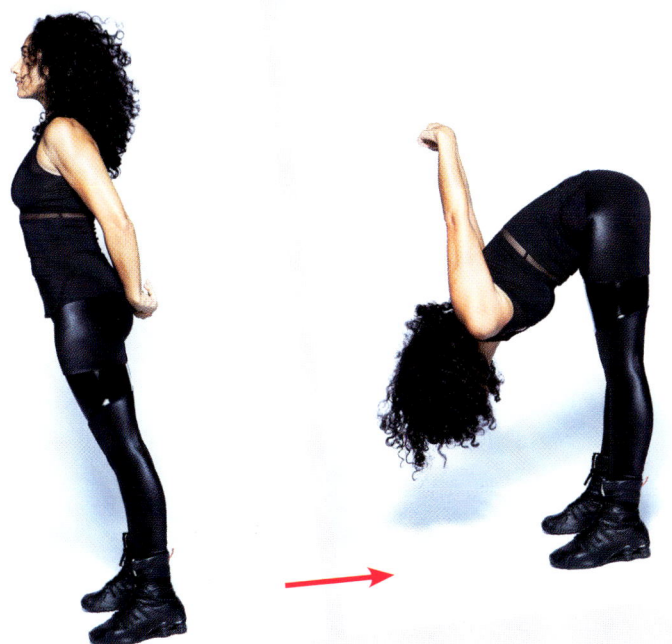

2. Kehren Sie langsam – wirklich *langsam* – in die aufrechte Stellung zurück. Dabei führen Sie die Arme nach hinten und verschränken die Daumen. Nun strecken Sie die Arme nach oben und beugen sich aus der Taille so tief wie möglich nach vorne. Zum Schluss sollten die Hände zur Decke zeigen. Machen Sie dann 5 Sekunden Pause.

3. Fahren Sie damit fort, sich abwechselnd nach hinten (Daumen an der Stirn) und nach vorne (Daumen hinter dem Rücken verschränkt) zu beugen.

ANMERKUNG: Beginnen Sie diese Übung langsam. Nach dem Workout könnte Ihnen leicht schwindlig werden.

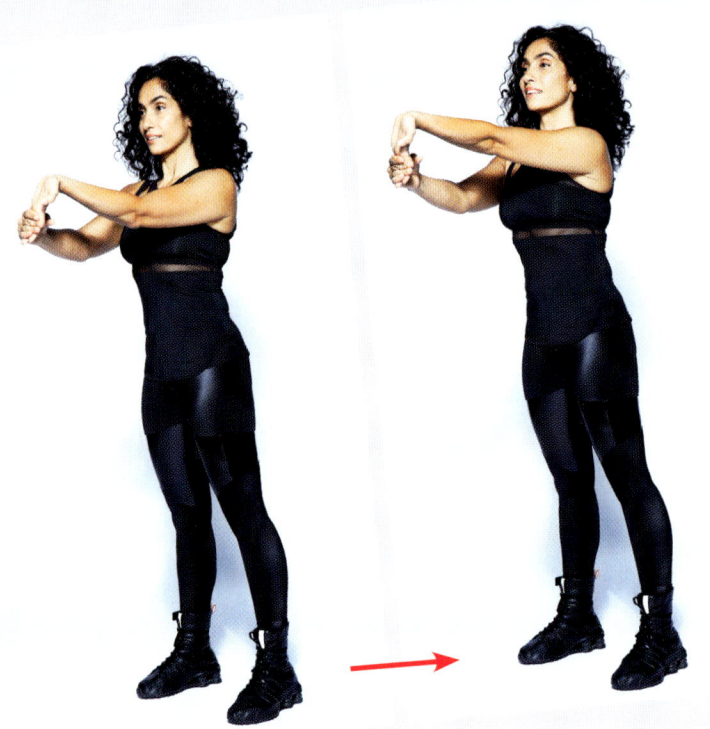

BIZEPS-UNTERARM-STRETCH

Sie stehen aufrecht und strecken den linken Arm gerade nach vorne; die Handfläche zeigt nach oben. Packen Sie die Finger der linken Hand von unten her mit der rechten Hand. Biegen Sie die Finger der linken Hand behutsam nach unten, bis Sie die Dehnung in den Fingern und Unterarmen spüren. Halten Sie die Dehnung durch, bis Sie bis 5 gezählt haben, und wiederholen Sie die Übung dann mit dem anderen Arm.

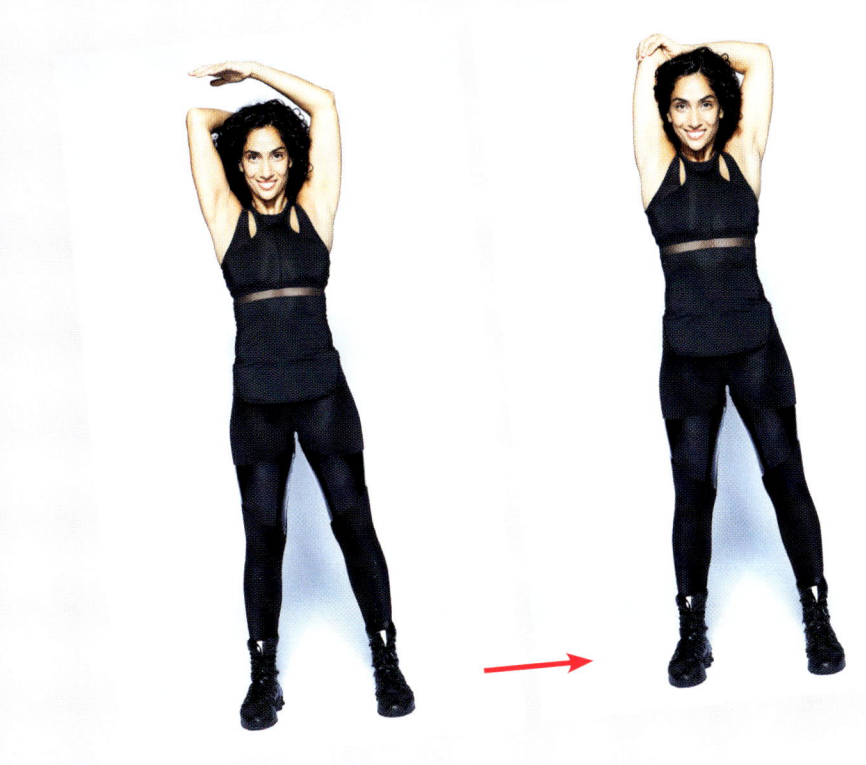

SCHULTER-TRIZEPS-STRETCH

Heben Sie den rechten Arm über den Kopf und beugen Sie dann den Ellbogen so, dass die rechte Hand hinter dem Kopf ist. Legen Sie die linke Hand oben auf den rechten Ellbogen und ziehen Sie den rechten Arm sanft zum Kopf hin. Halten Sie etwa 4 bis 5 Sekunden durch und wiederholen Sie die Übung dann mit dem anderen Arm.

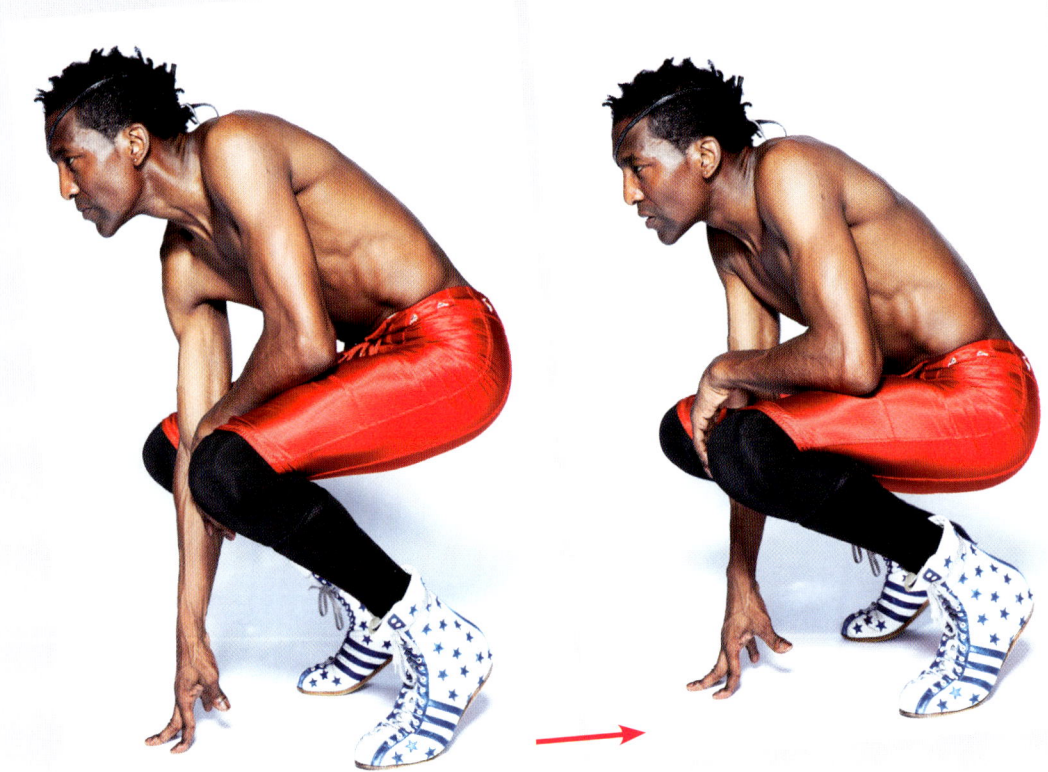

STRETCH IN DER HOCKE

Sie stehen aufrecht und legen die Arme an die Seiten. Heben Sie nun die Fersen hoch und gehen Sie langsam in Hockstellung. Legen Sie dann einen Arm auf die Knie; den anderen Arm schieben Sie zwischen den Knien nach unten und stützen sich auf dem Boden ab. Halten Sie 5 bis 6 Sekunden durch.

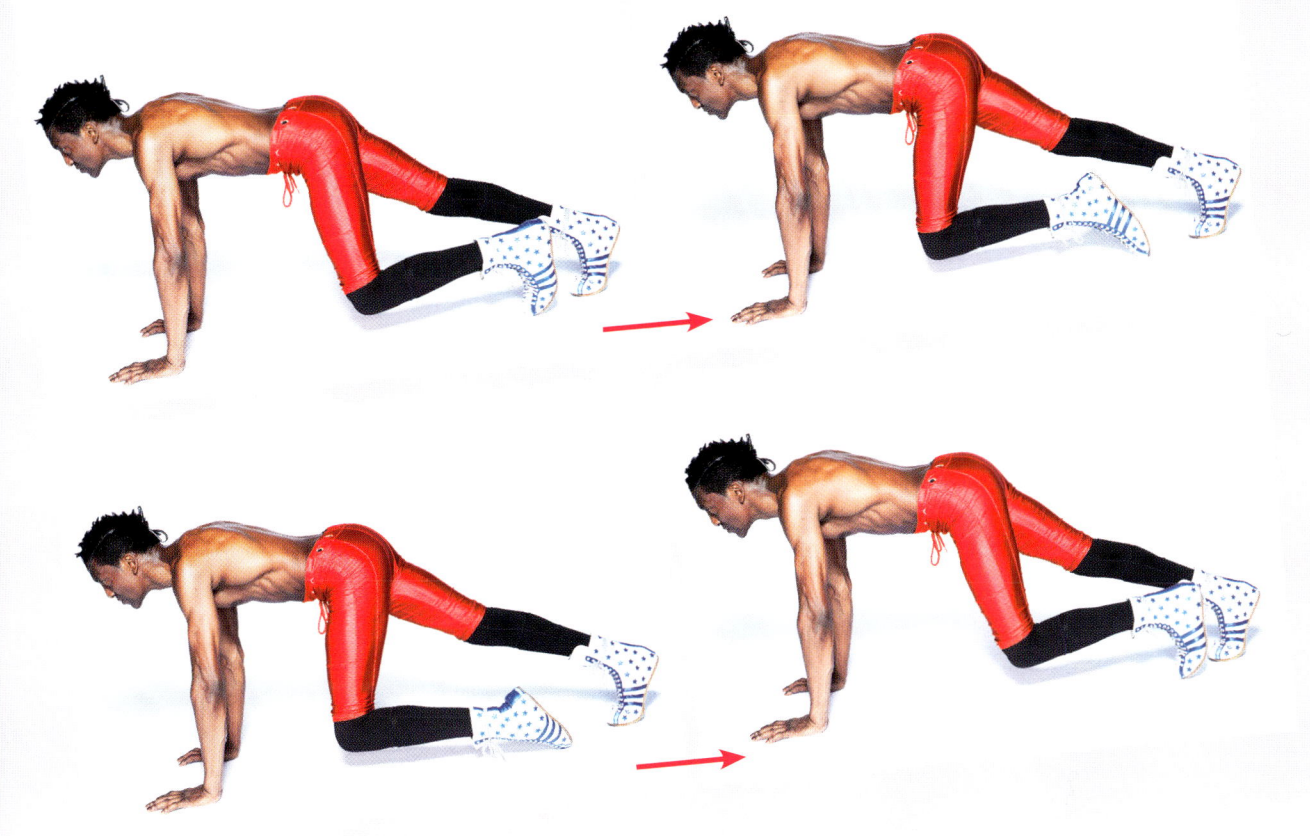

KNÖCHELKREISEN

Beginnen Sie in Startstellung wie ein Sprinter: Legen Sie die Hände etwa eine Schulterbreite auseinander auf den Boden. Strecken Sie das rechte Bein gerade nach hinten und stellen Sie den rechten Fuß mit angehobener Ferse auf den Boden – nur der Ballen und die Zehen des rechten Fußes sollten den Boden berühren. Das linke Bein sollte gebeugt, das linke Knie näher an der Brust sein – wieder ist die Ferse angehoben, sodass nur der Ballen und die Zehen des linken Fußes den Boden berühren.

Bleiben Sie in dieser Stellung, drücken Sie die Zehen des linken Fußes sanft auf den Boden und lassen Sie das linke Bein kreisen – dabei bleiben die Zehen auf dem Boden –, um den linken Knöchel zu lockern. Lassen Sie das Bein 10 Sekunden rotieren; wechseln Sie dann die Positionen und wiederholen Sie die Übung mit dem rechten Knöchel.

WADENHEBEN IM STEHEN

Sie stehen aufrecht; die Füße sind eine Hüftbreite auseinander, die Arme liegen an den Seiten oder die Fäuste befinden sich am Kinn. Gehen Sie nun in den Zehenstand, sodass die Fersen sich so weit wie möglich vom Boden lösen. Nehmen Sie dann wieder die Ausgangsstellung ein und wiederholen Sie die Übung.

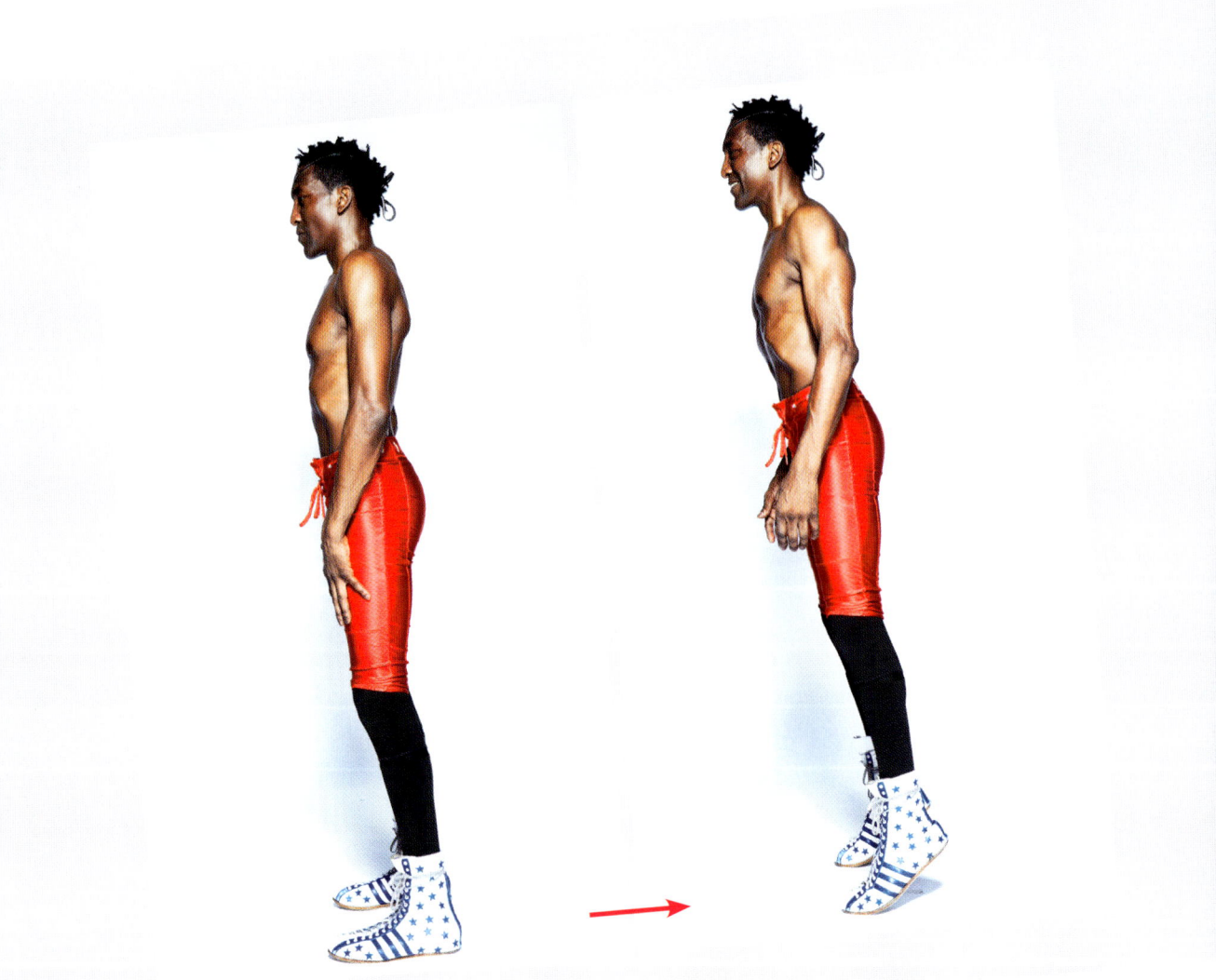

JOGGEN (ODER HÜPFEN) AUF DER STELLE

Joggen oder hüpfen Sie in langsamem Tempo auf der Stelle. Strengen Sie sich nicht zu sehr an – beim Aufwärmen geht es darum, die Muskeln mit Blut zu versorgen, nicht darum, sie zu ermüden, ehe sie für den Workout bereit sind.

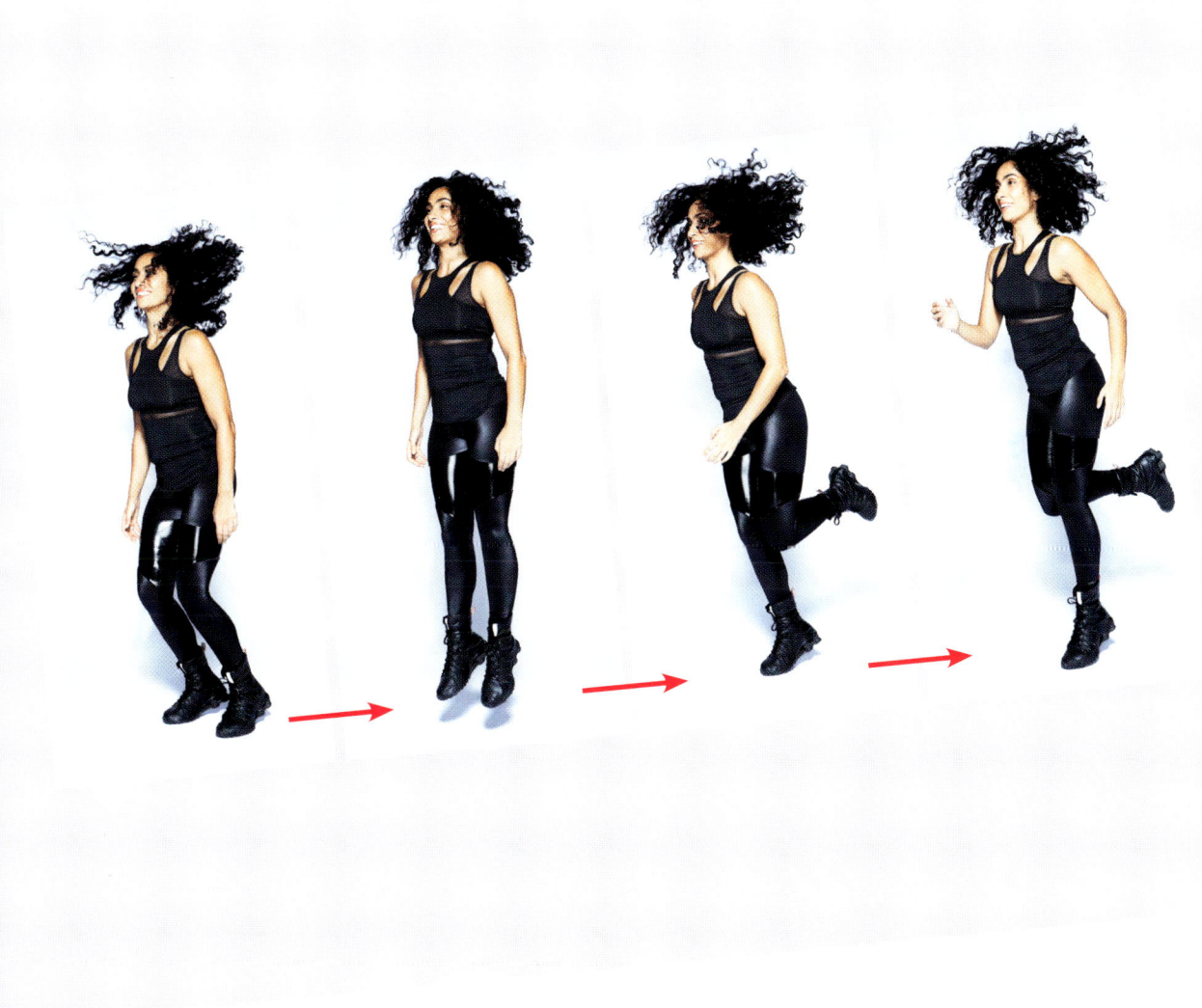

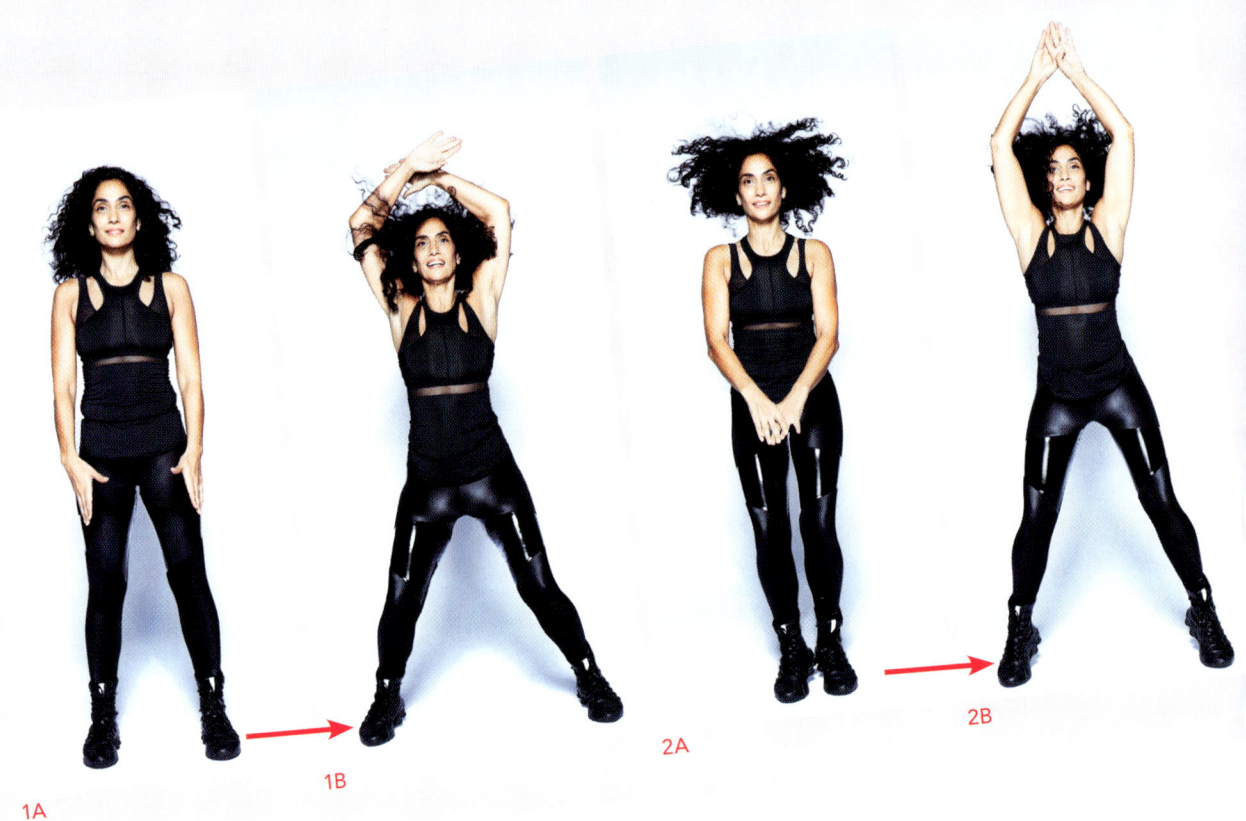

1A 1B 2A 2B

DREIFACHER HAMPELMANN

Diese Aufwärmübung besteht aus drei Versionen des Hampelmanns, die Sie jeweils 10 Sekunden lang ausführen. Die erste ist die Einfachste.

1. Sie stehen aufrecht, legen die Arme an die Seiten und halten die Beine gerade, ohne die Knie durchzudrücken. Schwingen Sie die Arme nun rasch von den Seiten nach oben über den Kopf und springen Sie gleichzeitig so hoch, dass die Füße weiter als eine Schulterbreite auseinander sind. Hüpfen Sie dann flink in die Ausgangsstellung zurück; diesmal führen Sie die Knie und Füße zusammen. Wiederholen Sie die Übung.

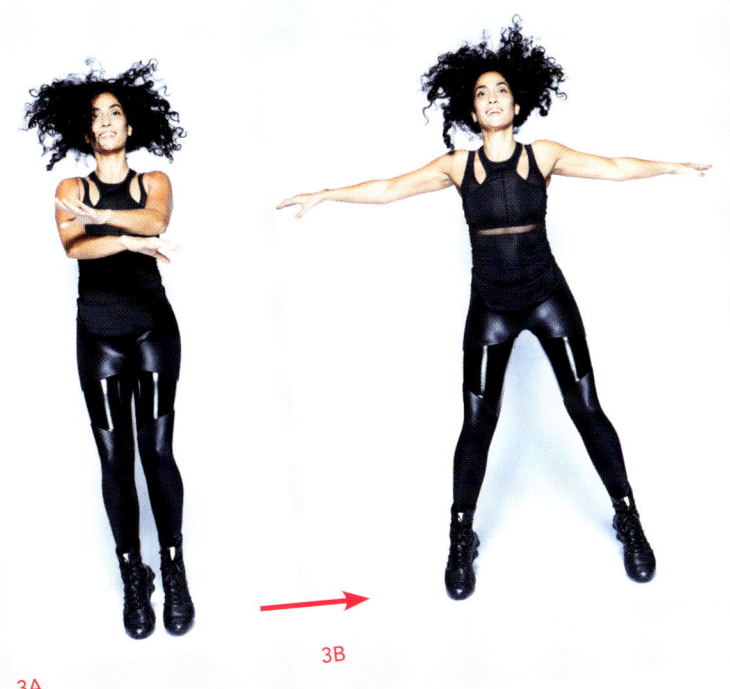

3A

3B

2. Beine und Füße sind zusammen. Strecken Sie die Arme vor dem Körper nach unten und verhaken Sie die Daumen. Schwingen Sie die Arme dann in Schulterhöhe rasch nach oben über den Kopf und springen Sie gleichzeitig hoch, wobei Sie die Füße auseinander bewegen. Hüpfen Sie dann flink in die Ausgangsstellung zurück und wiederholen Sie die Übung.

3. Beine und Füße sind zusammen. Kreuzen Sie die Arme vor der Brust und schwingen Sie die Arme dann rasch seitwärts – immer noch in Schulterhöhe –, während Sie gleichzeitig springen und die Füße auseinander bewegen. Hüpfen Sie dann flink in die Ausgangsstellung zurück und wiederholen Sie die Übung.

DAS ABWÄRMEN

SEITLICHE RUMPFBEUGE

Sie stehen aufrecht, die Füße sind eine Schulterbreite auseinander. Pressen Sie die Handflächen vor der Brust aneinander, als wollten Sie beten.

1. Holen Sie tief Luft und strecken Sie die Hände so hoch wie möglich senkrecht nach oben; dabei bleiben die Arme gestreckt. Sie sollten die Dehnung unter den Armen und an den Körperseiten spüren.

2. Atmen Sie langsam aus und neigen Sie den Körper nach links, so weit es geht, ohne dass es unbequem wird. Diese Dehnung sollten Sie in den schrägen Bauchmuskeln spüren.

3. Holen Sie tief Luft und kehren Sie in die Ausgangsstellung zurück. Konzentrieren Sie sich darauf, der Decke so nahe wie möglich zu kommen.

4. Atmen Sie nun langsam aus und neigen Sie den Körper nach rechts, so weit es geht, ohne dass es unbequem wird.

RUMPFBEUGE NACH HINTEN/NACH VORNE

Sie stehen aufrecht, die Füße sind etwas mehr als eine Schulterbreite auseinander. Die Daumen zeigen nach unten und berühren die Stirn, die Ellbogen zeigen ein wenig nach vorne.

1. Neigen Sie den Kopf langsam nach hinten und krümmen Sie auch die Wirbelsäule nach hinten, so weit es geht, ohne dass es unbequem wird. Die Daumen bleiben an der Stirn. (Verlieren Sie nicht das Gleichgewicht – beugen Sie sich nur so weit nach hinten, dass Sie die Position halten können.) Machen Sie dann 10 Sekunden Pause.

2. Kehren Sie langsam – wirklich *langsam* – in die aufrechte Stellung zurück. Dabei führen Sie die Arme nach hinten und verschränken die Daumen. Nun strecken Sie die Arme nach oben und beugen sich aus der Taille so tief wie möglich nach vorne. Zum Schluss sollten die Hände zur Decke zeigen. Machen Sie dann 10 Sekunden Pause.

3. Fahren Sie damit fort, sich abwechselnd nach hinten (Daumen an der Stirn) und nach vorne (Daumen hinter dem Rücken verschränkt) zu beugen.

ANMERKUNG: Beginnen Sie diese Übung langsam. Nach dem Workout könnte Ihnen leicht schwindlig werden.

BIZEPS-UNTERARM-STRETCH

Sie stehen aufrecht und strecken den linken Arm gerade nach vorne; die Handfläche zeigt nach oben. Packen Sie die Finger der linken Hand von unten her mit der rechten Hand. Biegen Sie die Finger der linken Hand behutsam nach unten, bis Sie die Dehnung in den Fingern und Unterarmen spüren. Halten Sie die Dehnung durch, bis Sie bis 5 gezählt haben, und wiederholen Sie die Übung dann mit dem anderen Arm.

SCHULTER-TRIZEPS-STRETCH

Heben Sie den rechten Arm über den Kopf und beugen Sie dann den Ellbogen so, dass die rechte Hand hinter dem Kopf ist. Legen Sie die linke Hand oben auf den rechten Ellbogen und ziehen Sie den rechten Arm sanft zum Kopf hin. Halten Sie etwa 4 bis 5 Sekunden durch und wiederholen Sie die Übung dann mit dem anderen Arm.

WADEN-STRETCH FÜR SPRINTER

Beginnen Sie in Startstellung wie ein Sprinter: Legen Sie die Hände etwa eine Schulterbreite auseinander auf den Boden. Strecken Sie das rechte Bein gerade nach hinten und stellen Sie den rechten Fuß mit angehobener Ferse auf den Boden – nur der Ballen und die Zehen des rechten Fußes sollten den Boden berühren. Verhaken Sie den linken Fuß hinten an der rechten Wade – das linke Bein sollte gebeugt, das linke Knie näher an der Brust sein.
Bleiben Sie in dieser Position und schieben Sie die rechte Ferse behutsam nach hinten, bis Sie die Dehnung in den Waden spüren. Halten Sie ein paar Sekunden durch. Wechseln Sie dann ohne Hast die Stellung, indem Sie das linke Bein nach hinten schieben und den rechten Fuß hinten an der linken Wade verhaken. Wiederholen Sie nun die Dehnübung.

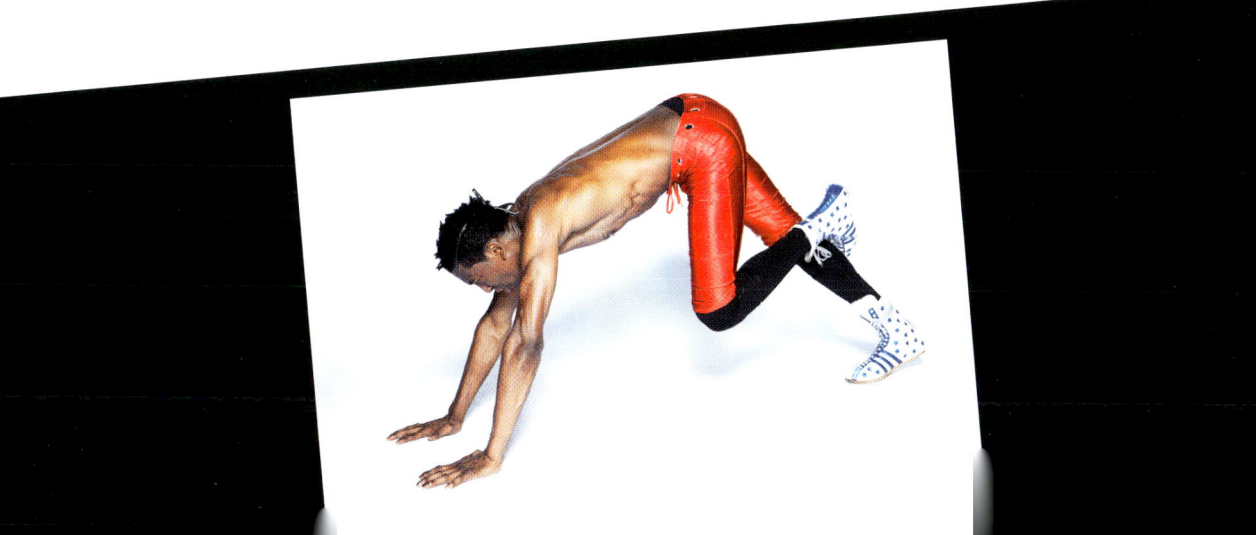

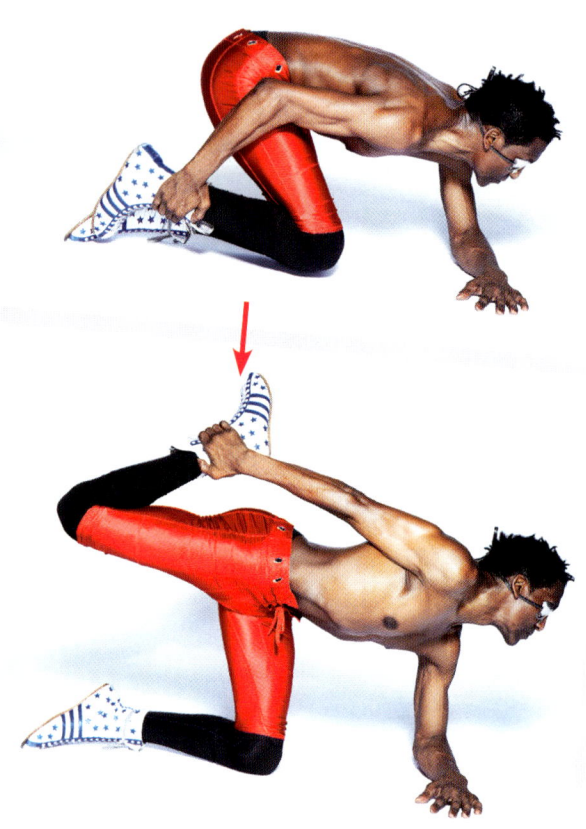

QUADRIZEPS-STRETCH IM KNIEN

Lassen Sie sich auf alle Viere nieder. Hände und Knie berühren den Boden. Senken Sie den linken Unterarm sanft auf den Boden und stützen Sie sich ab. Strecken Sie nun die rechte Hand nach hinten und packen Sie das rechte Sprunggelenk. Ziehen Sie den Fuß behutsam nach oben über den Po, bis Sie die Dehnung entlang der Vorderseite des rechten Oberschenkels spüren. Der Körper sollte sich ganz natürlich nach links neigen – darum ist es wichtig, dass der linke Unterarm flach auf dem Boden bleibt, damit Sie nicht das Gleichgewicht verlieren. Halten Sie 8 Sekunden durch, wechseln Sie dann die Position und dehnen Sie das linke Bein.

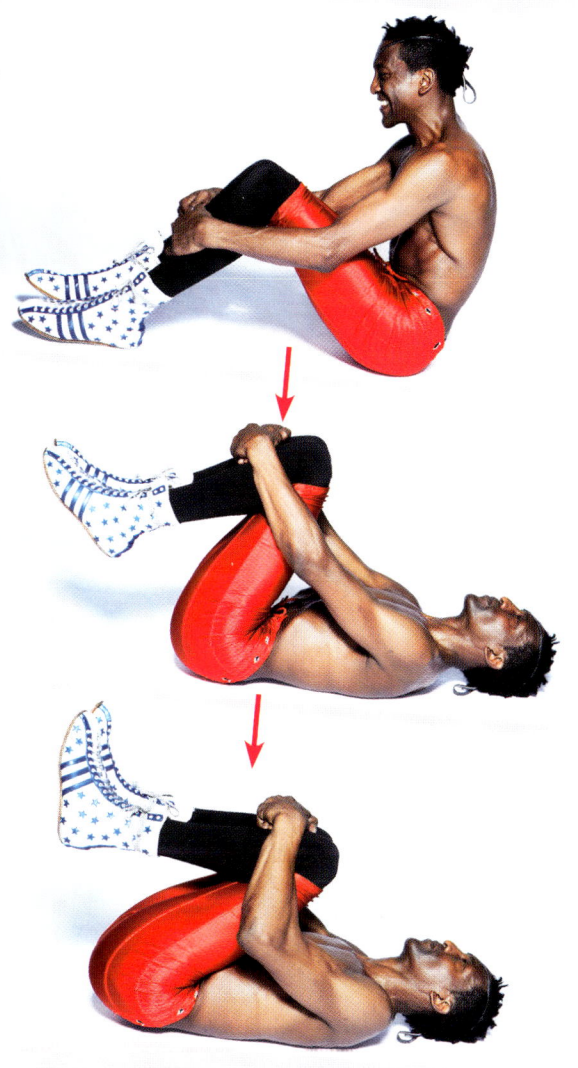

KNIE UMARMEN

Beginnen Sie im Sitzen. Die Knie sind gebeugt, die Füße stehen flach auf dem Boden. Halten Sie mit den Händen die Beine knapp unterhalb der Knie fest und lassen Sie sich langsam auf den Rücken rollen. Ziehen Sie die Knie behutsam näher an die Brust heran, bis das Steißbein sich vom Boden hebt. Halten Sie 10 Sekunden durch.

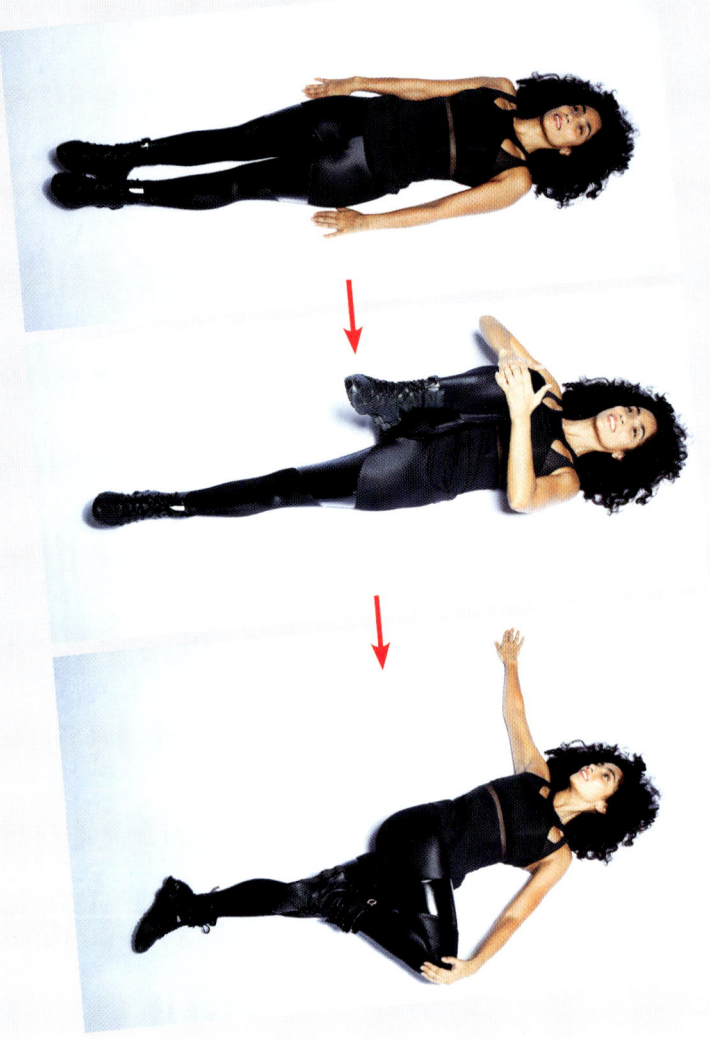

HÜFTE-PO-STRETCH IM LIEGEN

Sie liegen mit gestreckten Beinen auf dem Rücken. Beugen Sie das rechte Bein und führen Sie das rechte Knie nach oben zur Brust. Das linke Bein bleibt flach auf dem Boden. Schlingen Sie die Arme behutsam um das rechte Knie und umarmen Sie es 2 bis 3 Sekunden, bis Sie die Dehnung entlang der Rückseite der Oberschenkel und in den Gesäßmuskeln spüren. Packen Sie nun das rechte Knie außen mit der linken Hand und ziehen Sie es behutsam quer über den Körper nach links, so nahe wie möglich an den Boden, ohne das andere Schulterblatt zu heben. Halten Sie 10 Sekunden durch und wiederholen Sie dann die Übung mit dem anderen Bein.

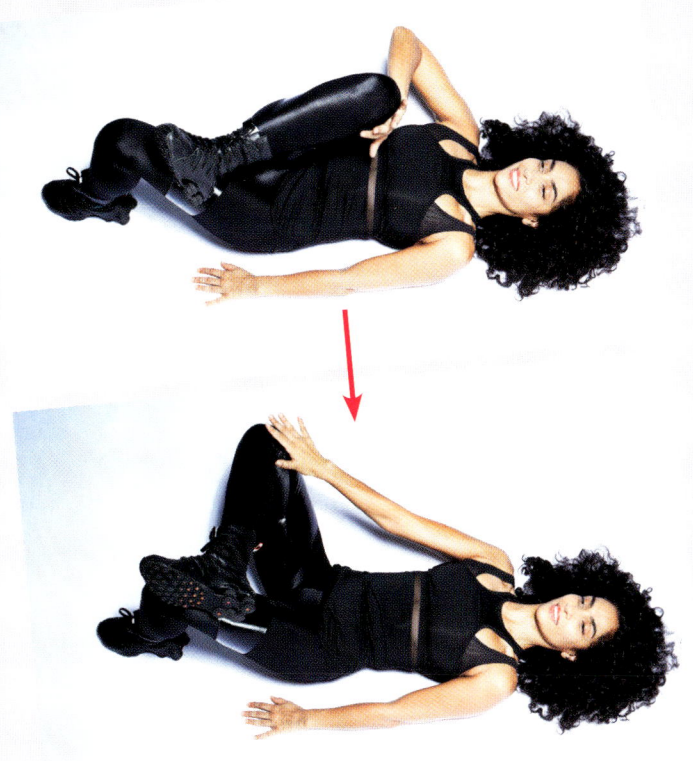

HÜFTBEUGER-STRETCH

Sie liegen mit gebeugtem linken Knie auf dem Rücken; der linke Fuß steht flach auf dem Boden. Beugen Sie nun das rechte Knie und legen Sie den rechten Knöchel auf den unteren Teil des linken Oberschenkels. Legen Sie den rechten Handteller flach auf die Innenseite des rechten Knies und drücken Sie das Knie nach vorne, bis Sie im rechten Hüftbeuger eine leichte Dehnung spüren. Halten Sie 8 Sekunden durch. Wechseln Sie dann die Position und dehnen Sie das andere Bein.

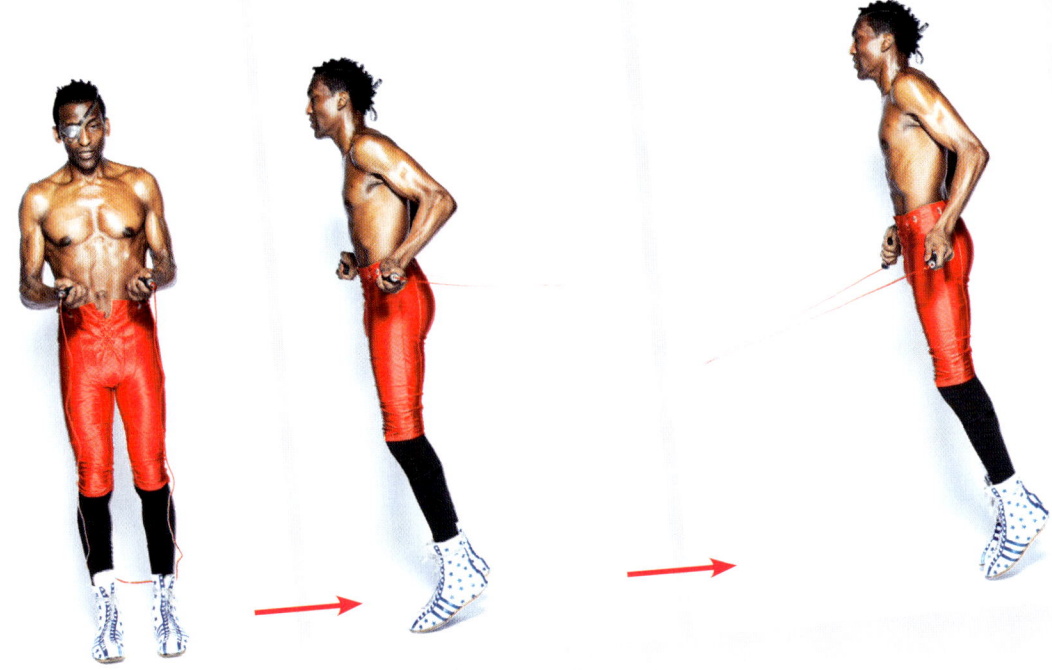

NEUE AEROJUMPS

BASISSPRUNG

Diese Übung für Anfänger schult das Timing und die Koordination. Das hilft Ihnen, auch die anderen Übungen mit dem Seil zu meistern.

AUSGANGSSTELLUNG: Halten Sie das Seil an beiden Enden. Die Arme befinden sich in Höhe der Gürtellinie, die Handflächen zeigen nach oben. Machen Sie einen kleinen Schritt nach vorne, sodass die Mitte des Seils sich genau hinter den Fersen befindet.

DIE ÜBUNG: Beginnen Sie, das Seil allein aus den Handgelenken nach vorne zu schwingen. Die Hände bleiben nah am Körper. Sobald das Seil sich von oben den Füßen nähert, machen Sie einen winzigen Hüpfer – nicht mehr als etwa drei Zentimeter –, damit es unter Ihnen durch-

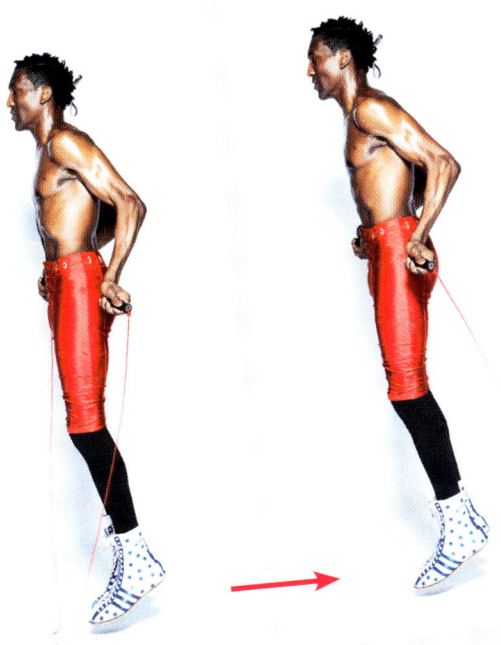

schwingen kann. Landen Sie auf den Fußballen – nicht auf den flachen Füßen oder auf den Fersen (die Fersen sollten den Boden nie berühren) – und machen Sie dann mit rund 138 Schwüngen pro Minute weiter.

TEMPOSPRINGEN

Diese Variante verbrennt noch mehr Kalorien, weil die Hände und Füße sich schneller bewegen. Außerdem schult die Übung die Reflexe.

AUSGANGSSTELLUNG: Halten Sie das Seil an beiden Enden. Die Arme befinden sich an den Seiten, die Handflächen zeigen nach vorne. Machen Sie einen kleinen Schritt nach vorne, sodass die Mitte des Seils sich genau hinter den Fersen befindet.

DIE ÜBUNG: Beginnen Sie, das Seil allein aus den Handgelenken nach vorne zu schwingen. Die Hände bleiben nah am Körper. Sobald das Seil sich von oben den Füßen nähert, machen Sie einen winzigen Hüpfer – nicht mehr als etwa drei Zentimeter –, damit es unter Ihnen durchschwingen kann. Landen Sie auf den Fußballen – nicht auf den flachen Füßen oder auf den Fersen – und machen Sie dann mit rund 150 bis 156 Schwüngen pro Minute weiter.

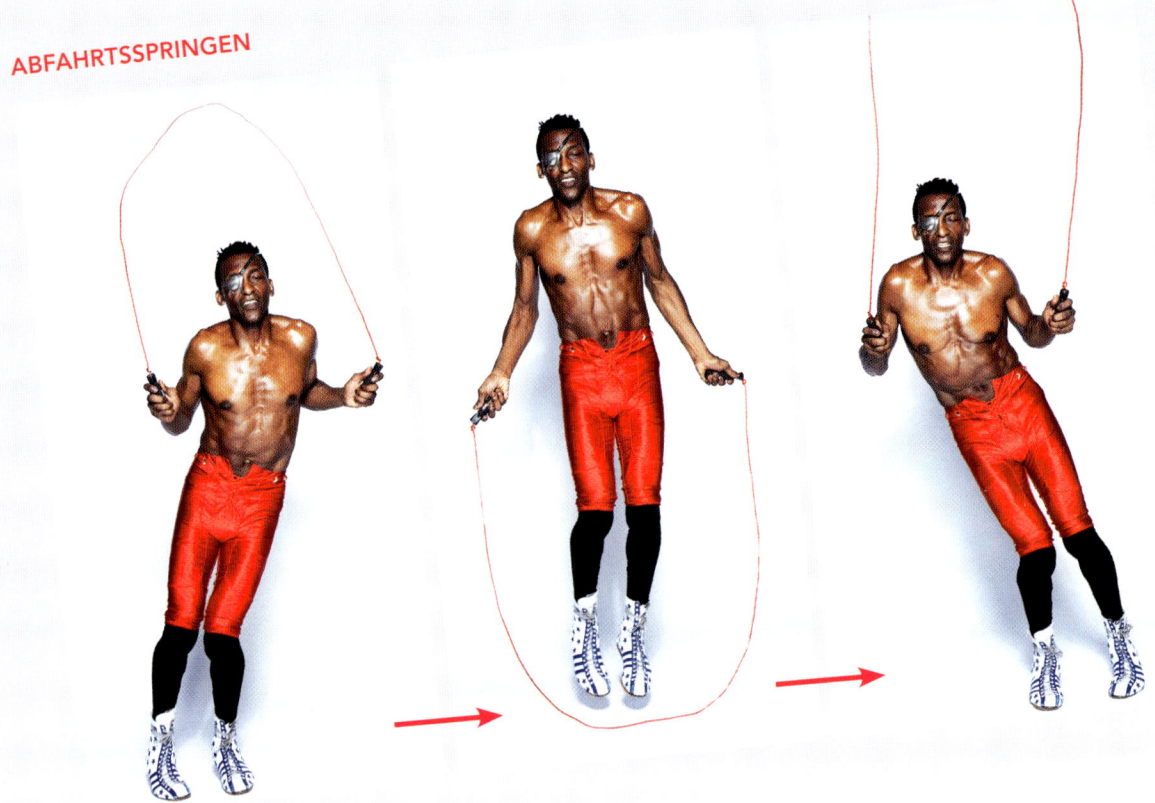

AERO-TIPPS

- Obwohl die Technik die gleiche ist wie beim Basissprung, beansprucht das höhere Tempo den Körper stärker, weil Sie das Seil schneller schwingen. Sie werden das Gefühl haben, als versteife sich jeder einzelne Muskel (Arme, Schultern, Rumpf, Beine), damit Sie das Tempo durchhalten.

- Seien Sie nicht überrascht, wenn Ihre Sprünge etwas flacher sind. Das ist normal, weil Sie niedriger springen müssen, um schneller zu springen; sonst wären Sie zu lange in der Luft.

- Beim Basissprung spüren Sie die Bewegung von den Ellbogen bis zu den Fäusten. Beim Tempospringen bleiben die Ellbogen nah am Körper, sodass die Hände und Unterarme sich viel weniger bewegen.

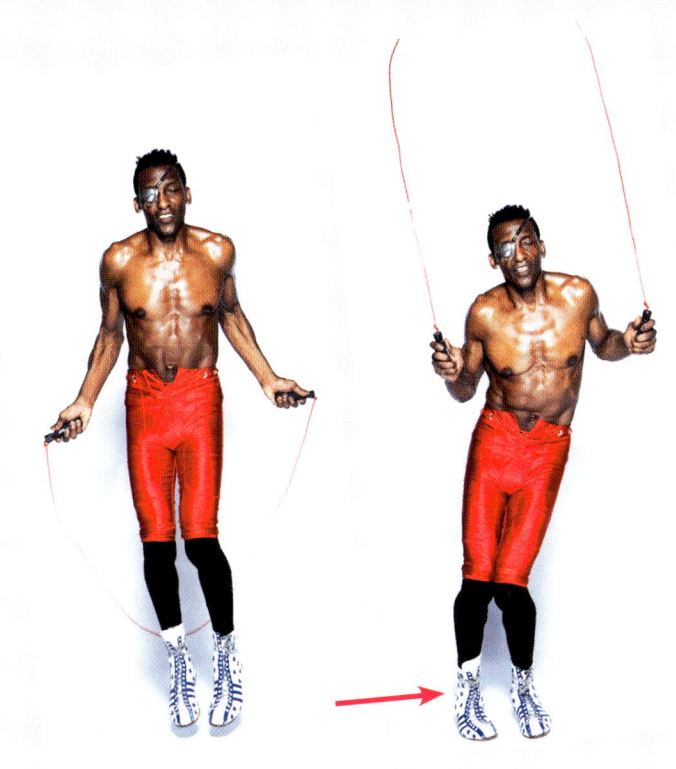

ABFAHRTSSPRINGEN

Bei dieser Übung hüpfen Sie ein wenig seitwärts. Sie fördert die Koordination und die allgemeine Beweglichkeit.

AUSGANGSSTELLUNG: Halten Sie das Seil an beiden Enden. Die Arme befinden sich an den Seiten, die Handflächen zeigen nach vorne. Machen Sie einen kleinen Schritt nach vorne, sodass die Mitte des Seils sich genau hinter den Fersen befindet.

DIE ÜBUNG: Beginnen Sie, das Seil allein aus den Handgelenken nach vorne zu schwingen. Die Hände bleiben nah am Körper. Sobald das Seil sich von oben den Füßen nähert, machen Sie einen winzigen Hüpfer nach links (etwa drei bis fünf Zentimeter), damit es unter Ihnen durchschwingen kann. Landen Sie auf den Fußballen. Wiederholen Sie dann die Übung. Dieses Mal hüpfen Sie jedoch ein wenig nach rechts, wenn das Seil unter Ihnen durchschwingt. Springen Sie weiter von links nach rechts und lassen Sie das Seil dabei etwa 138 Mal pro Minute schwingen.

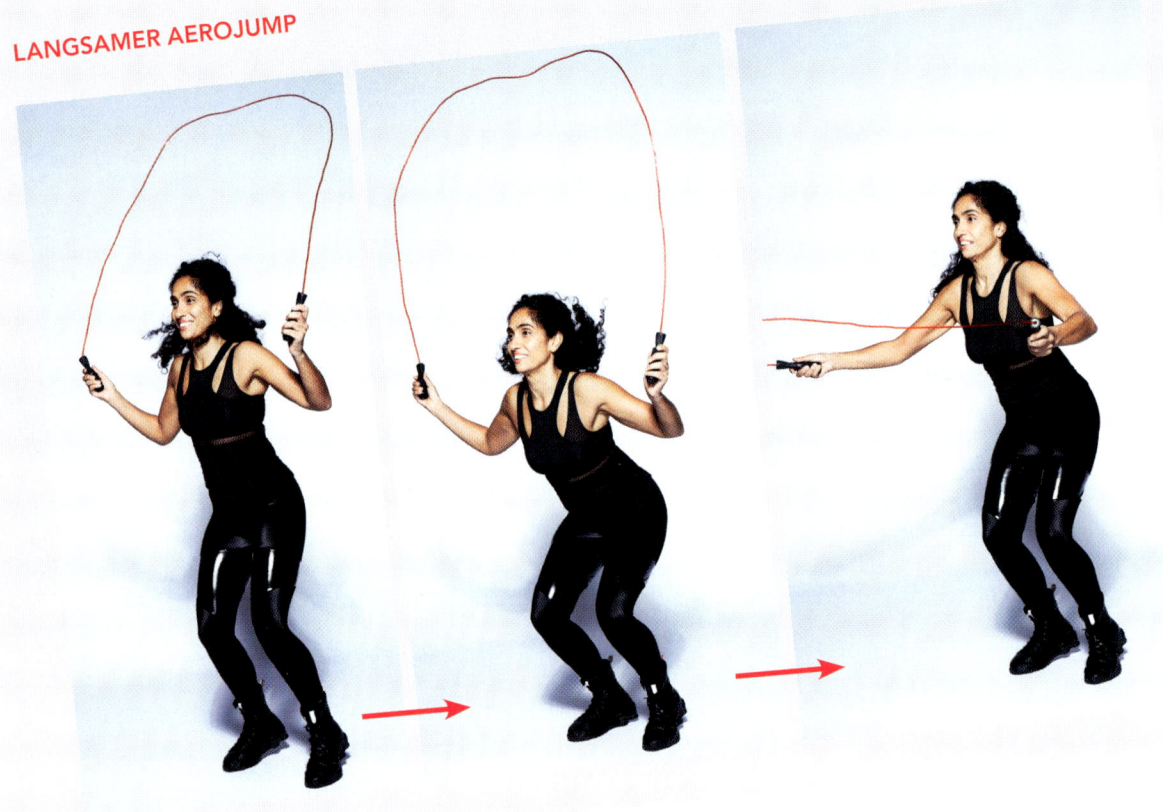

AERO-TIPPS

- Beine und Füße bleiben bei jedem Sprung möglichst nah beieinander. Wenn Sie zu weit nach links oder rechts springen, können Sie das Seil pro Minute weniger oft schwingen lassen. Außerdem steigt das Risiko, das es sich in den Füßen verfängt. Sobald Sie die Übung gut beherrschen, können Sie etwas weiter hüpfen als 3 bis 5 Zentimeter.
- Der Kopf sollte sich nicht mit dem Körper bewegen. Beim Springen neigt sich der Körper ein wenig nach links und rechts.

LANGSAMER AEROJUMP

Bei dieser Übung bewegen Sie sich halb so schnell wie beim Basissprung. Obwohl es sich kontraproduktiv anhört, langsamer zu üben als gewöhnlich, bleiben Quadrizeps, Gesäßmuskeln

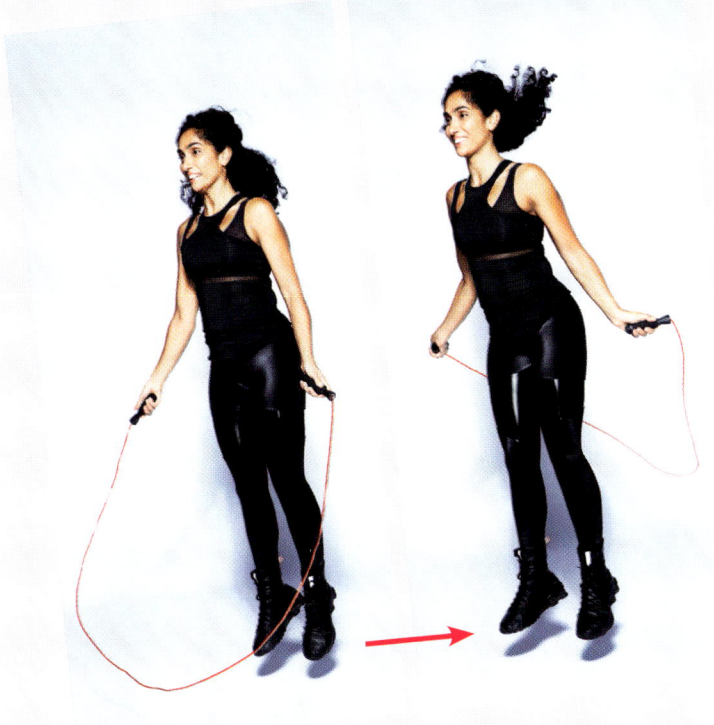

und Waden hier länger angespannt, was nicht nur die Muskelausdauer fördert, sondern auch die Beine von oben bis unten kräftigt, formt und strafft.

AUSGANGSSTELLUNG: Halten Sie das Seil an beiden Enden. Die Arme befinden sich an den Seiten, die Handflächen zeigen nach vorne. Machen Sie einen kleinen Schritt nach vorne, so-dass die Mitte des Seils sich genau hinter den Fersen befindet.

DIE ÜBUNG: Beginnen Sie, das Seil allein aus den Handgelenken nach vorne zu schwingen. Die Hände bleiben nah am Körper. Sobald das Seil sich von oben den Füßen nähert, machen Sie einen winzigen Hüpfer – nicht mehr als etwa drei Zentimeter –, damit es unter Ihnen durchschwingen kann. Landen Sie auf den Fußballen – nicht auf den flachen Füßen oder auf den Fersen – und gehen Sie in die Hocke, bis die Oberschenkel fast parallel zum Fußboden sind. Drücken Sie sich dann wieder hoch und wiederholen Sie die Übung mit etwa 60 Schwüngen pro Minute.

- Obwohl Sie doppelt so lange auf dem Boden bleiben wie beim Basissprung, sollten die Beine sich ständig bewegen. Machen Sie während der gesamten Übung keine Pause.
- Vielleicht springen Sie etwa drei Zentimeter höher als beim Basissprung. Das ist in Ordnung, dies ist aber die maximale Höhe.

NEUE AEROSCULPT-ÜBUNGEN

EINFACHE KNIEBEUGE

AUSGANGSSTELLUNG: Sie stehen aufrecht, die Füße sind eine Schulterbreite auseinander. Beugen Sie die Arme und legen Sie die Fäuste vor dem Kinn an die Wangen. Die Ellbogen zeigen nach unten.

DIE ÜBUNG: Lassen Sie die Fäuste an den Wangen und gehen Sie rasch in die Hocke, bis der Po sich auf Höhe der Knie befindet. Strecken Sie dann sofort die Beine, bis Sie wieder aufrecht stehen. Wiederholen Sie die Übung. Es sollte 2 Sekunden dauern, in die Hocke zu gehen, und 2 Sekunden, sich aufzurichten.

AERO-TIPP

- Alle Beinmuskeln (vor allem Quadrizeps, Gesäßmuskeln und Waden) und die Rumpfmuskeln müssen während der ganzen Übung arbeiten oder angespannt sein. Eine kürzere Version dieses Tipps finden Sie aus zwei wichtigen Gründen bei jeder einzelnen Aerosculpt-Übung in diesem Buch: Erstens schützt diese Praxis die Gelenke und zweitens sorgt sie dafür, dass Sie Ihre Muskeln jedes Mal intensiv trainieren und Ihre Ziele noch früher erreichen.

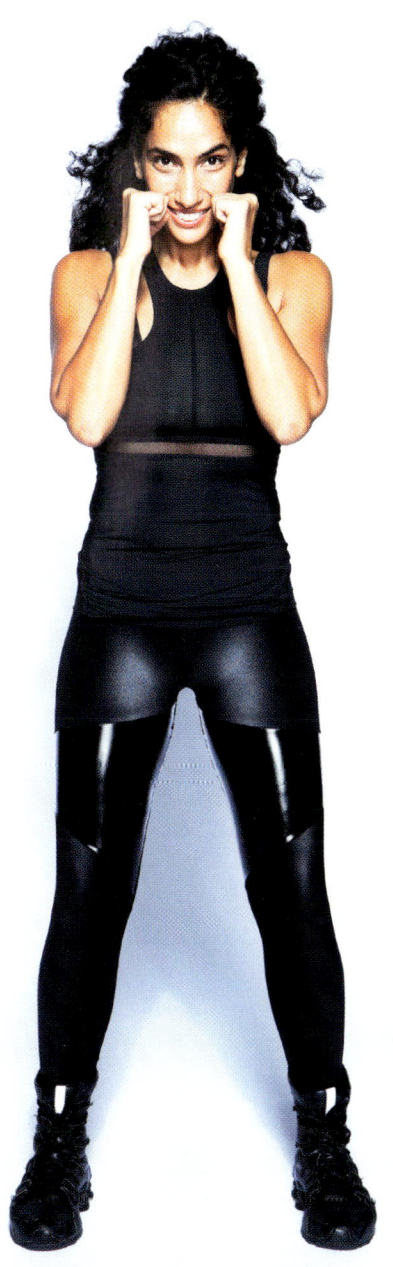

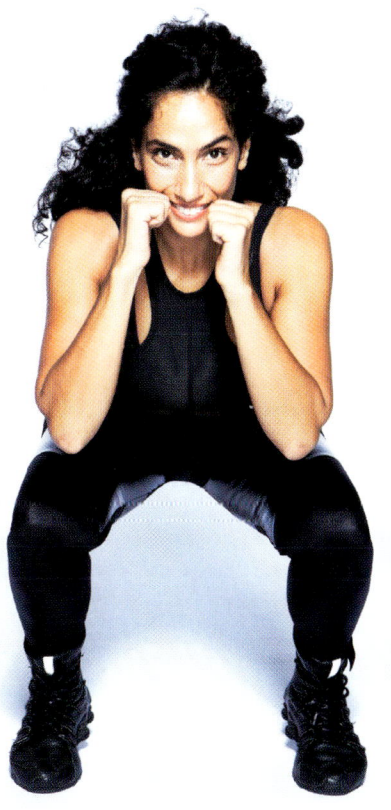

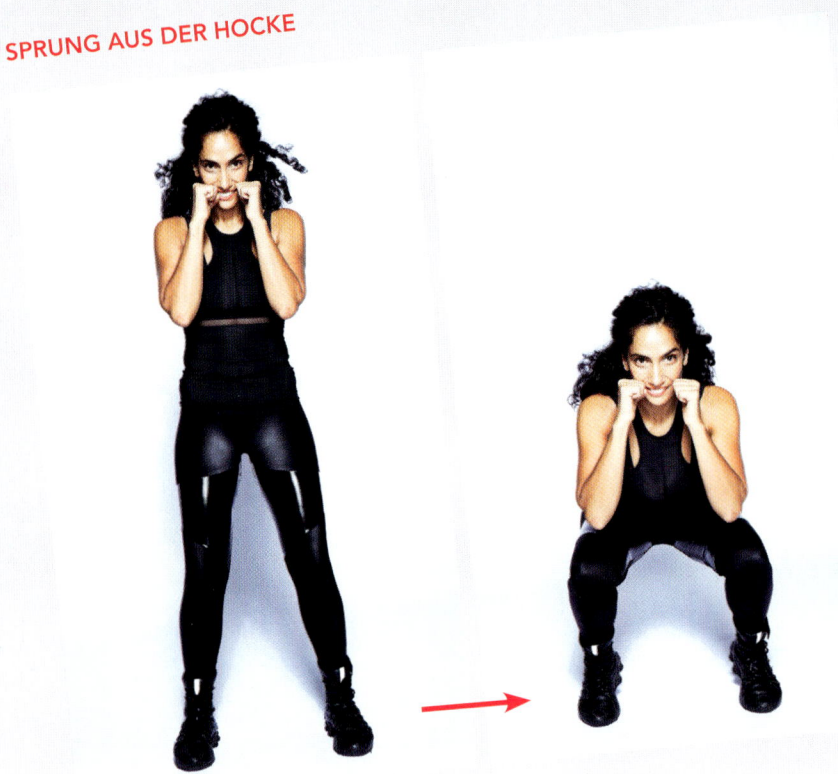

SPRUNG AUS DER HOCKE

AUSGANGSSTELLUNG: Beginnen Sie in der gleichen Position wie bei der einfachen Kniebeuge: Die Füße sind eine Schulterbreite auseinander, die Fäuste liegen neben dem Kinn.

DIE ÜBUNG: Gehen Sie in die Hocke, bis der Po sich auf Höhe der Knie befindet. Springen Sie dann rasch in den Stand, etwa 5 bis 10 Zentimeter hoch. Landen Sie auf den Fußballen und wiederholen Sie die Übung sofort. Versuchen Sie, die Übung in jeweils 2 Sekunden zu schaffen – es sollte etwa 1 Sekunde dauern, in die Hocke zu gehen, und 1 Sekunde, zu springen und zu landen.

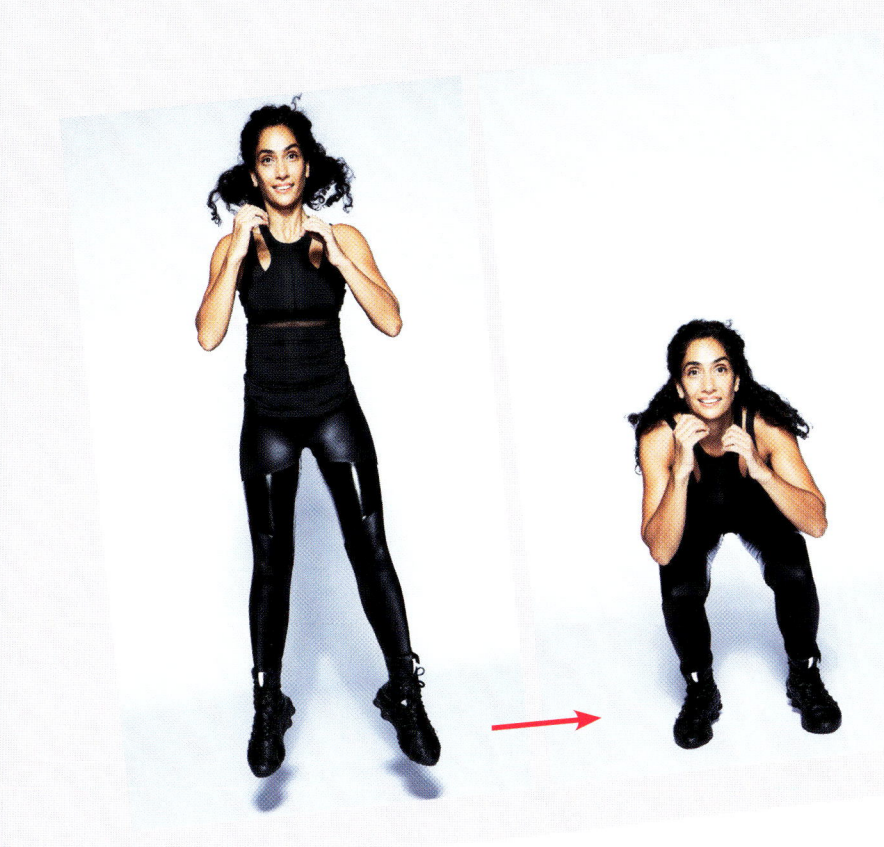

AERO-TIPPS

- Versuchen Sie nicht, so hoch wie möglich zu springen – dies ist kein Wettkampf. Es geht vielmehr darum, dass der Körper ständig in Bewegung bleibt. Sobald die Füße den Boden berühren, gehen Sie sofort in die Knie – das Ganze sollte eine einzige Folge von Bewegungen vom Anfang bis zum Schluss sein.
- Quadrizeps, Gesäßmuskeln, Waden und Rumpfmuskeln bleiben ständig angespannt.

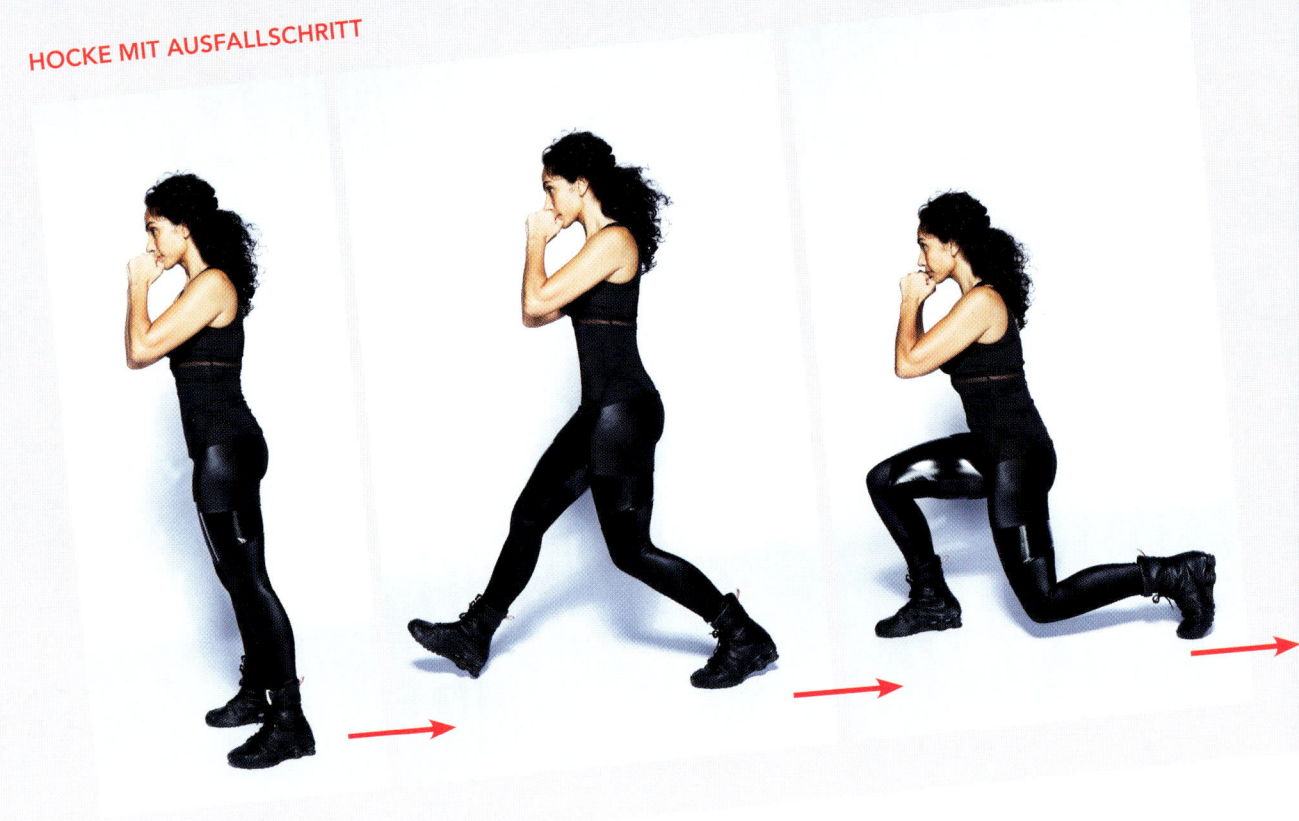

HOCKE MIT AUSFALLSCHRITT

AUSGANGSTELLUNG: Beginnen Sie in der gleichen Position wie bei der einfachen Kniebeuge: Die Füße sind eine Schulterbreite auseinander, die Fäuste liegen neben dem Kinn. Machen Sie mit dem rechten Fuß einen Schritt nach vorne, bis die Füße etwa 60 bis 90 Zentimeter auseinander sind. Der rechte Fuß bleibt flach auf dem Boden, aber die Ferse des linken Fußes hebt sich, sodass Ihr Gewicht auf dem Fußballen ruht.

DIE ÜBUNG: Gehen Sie in die Hocke, bis der rechte Oberschenkel fast parallel zum Boden ist. Das linke Bein bleibt nach hinten gestreckt; nur der Fußballen berührt den Boden. Stemmen Sie sich dann nach oben in die Ausgangsstellung und wiederholen Sie die Übung, diesmal mit

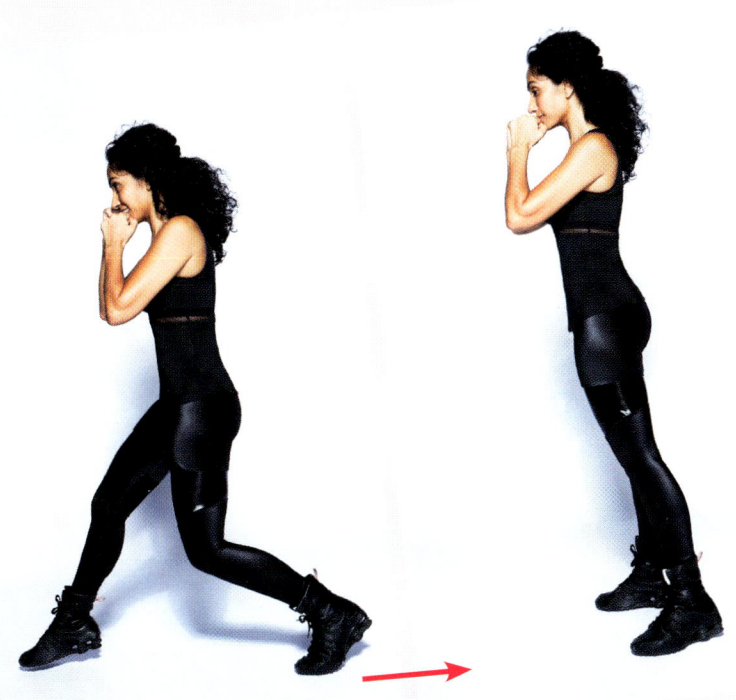

dem linken Fuß vorne. Sie machen also während der ganzen Übung abwechselnd mit dem rechten und linken Fuß einen Ausfallschritt.

AERO-TIPP

- Quadrizeps, Gesäßmuskeln, Waden und Rumpfmuskeln bleiben ständig angespannt.

TAGE 4, 5 UND 6

Aero-Übungen, die vorausgesetzt werden

AUFWÄRMEN
- Seitliche Rumpfbeuge
- Rumpfbeuge nach hinten/Rumpfbeuge nach vorne
- Bizeps-Unterarm-Stretch
- Schulter-Trizeps-Stretch
- Stretch in der Hocke
- Knöchelkreisen
- Wadenheben im Stehen
- Joggen (oder Hüpfen) auf der Stelle
- Dreifacher Hampelmann

AEROBOX
- Jab
- Power Punch

AEROJUMP
- Basissprung
- Abfahrtsspringen

AEROSCULPT
- (Entfällt)

ABWÄRMEN
- Seitliche Rumpfbeuge
- Rumpfbeuge nach hinten/Rumpfbeuge nach vorne
- Bizeps-Unterarm-Stretch
- Schulter-Trizeps-Stretch
- Waden-Stretch für Sprinter
- Quadrizeps-Stretch in der Hocke
- Knie umarmen

Neue Aero-Übungen, die Sie kennen müssen

AEROBOX
- Doppeljab
- Uppercut

AEROJUMP
- Hüpfen auf einem Bein
- Aerolauf
- Kombinationen

AEROSCULPT
- Abfahrtshocke
- Sprungwechsel
- Langsamer Aero-Knöchel-Touch

DAS PROGRAMM (TAGE 4, 5 UND 6)

DAS PUNCH!-3-MINUTEN-AUFWÄRMEN	
Oberkörper	
Übung/Stretch	**Zeitdauer/Wiederholungen**
Seitliche Rumpfbeuge	4 Mal nach jeder Seite wiederholen (jede Position 5 Sekunden halten)
Rumpfbeuge nach hinten/Rumpfbeuge nach vorne	4 Mal nach jeder Seite wiederholen (jede Position 5 Sekunden halten)
Bizeps-Unterarm-Stretch	1 Mal mit jedem Arm (jeden Stretch 5 Sekunden halten)
Schulter-Trizeps-Stretch	1 Mal mit jedem Arm (jeden Stretch 4-5 Sekunden halten)
Unterkörper	
Stretch in der Hocke	1 Mal 10 Sekunden
Knöchelkreisen	Mit jedem Bein 10 Sekunden
Wadenheben im Stehen	30 Sekunden
Joggen (oder Hüpfen) auf der Stelle	30 Sekunden
Dreifacher Hampelmann	30 Sekunden für die 3-teilige Übung (jede Variante 10 Sekunden)

RUNDE EINS

AEROBOX			
Fauststoß	Position	Tempo	Zahl der Fauststöße (oder Zeitdauer)
Doppeljab (links)	Pyramide	ÜT	32
Doppeljab (links)	Pyramide	KT	64
Doppeljab (rechts)	Pyramide	ÜT	32
Doppeljab (rechts)	Pyramide	KT	64
Doppeljab (links)	Linksausleger	ÜT	32
Doppeljab (links)	Linksausleger	KT	64
Doppeljab (rechts)	Rechtsausleger	ÜT	32
Doppeljab (rechts)	Rechtsausleger	KT	64
(7-fache Kombination) Jab rechts, Power links, Jab links, Power rechts, Power links, Power rechts, Jab rechts	Pyramide	ÜT	8 Mal wiederholen
(Wie oben)	Pyramide	KT	16 Mal wiederholen
(7-fache Kombination) Jab links, Power rechts, Jab rechts, Power links, Power rechts, Power links, Jab links	Pyramide	ÜT	8 Mal wiederholen
(Wie oben)	Pyramide	KT	16 Mal wiederholen
(7-fache Kombination) Power rechts, Power links, Jab links, Power rechts, Power links, Power rechts, Power rechts	Linksausleger	ÜT	8 Mal wiederholen
(Wie oben)	Linksausleger	KT	16 Mal wiederholen
(7-fache Kombination) Jab links, Power rechts, Power rechts, Power links, Power rechts, Power links, Jab links	Linksausleger	ÜT	8 Mal wiederholen
(Wie oben)	Rechtsausleger	KT	16 Mal wiederholen
(7-fache Kombination) Jab rechts, Power links, Power links, Power rechts, Power links, Power rechts, Jab links	Rechtsausleger	ÜT	8 Mal wiederholen
(Wie oben)	Rechtsausleger	KT	16 Mal wiederholen
(7-fache Kombination) Power links, Power rechts, Jab rechts, Power links, Power rechts, Power links, Power links	Rechtsausleger	ÜT	8 Mal wiederholen
(Wie oben)	Rechtsausleger	KT	32 Mal wiederholen

AEROJUMP			
Übung	**Zeitdauer**		
Basissprung	60 Sekunden		
Abfahrtssprung	120 Sekunden		

AEROSCULPT			
Übung	**Zeitdauer**		
Abfahrtshocke	30 Sekunden		

AEROJUMP			
Übung	**Zeitdauer**		
Basissprung	60 Sekunden		
Abfahrtssprung	120 Sekunden		

AEROSCULPT			
Übung	**Zeitdauer**		
Abfahrtshocke	30 Sekunden		

AEROJUMP			
Übung	**Zeitdauer**		
Springen auf einem Bein	180 Sekunden		

AEROSCULPT			
Übung	**Zeitdauer**		
Abfahrtshocke	30 Sekunden		

RUNDE ZWEI

AEROBOX			
Fauststoß	**Position**	**Tempo**	**Zahl der Fauststöße (oder Zeitdauer)**
Uppercut links	Pyramide	DT	32
Uppercut links	Pyramide	ÜT	64
Uppercut links	Pyramide	KT	128
Uppercut rechts	Pyramide	DT	32
Uppercut rechts	Pyramide	ÜT	64
Uppercut rechts	Pyramide	KT	128
Uppercut links	Linksausleger	DT	32
Uppercut links	Linksausleger	ÜT	64
Uppercut links	Linksausleger	KT	128
Uppercut rechts	Linksausleger	DT	32
Uppercut rechts	Linksausleger	ÜT	64
Uppercut rechts	Linksausleger	KT	128
Uppercut links	Rechtsausleger	DT	32
Uppercut links	Rechtsausleger	ÜT	64
Uppercut links	Rechtsausleger	KT	128
Uppercut rechts	Rechtsausleger	DT	32
Uppercut rechts	Rechtsausleger	ÜT	64
Uppercut rechts	Rechtsausleger	KT	128
Jab links/Power rechts	Pyramide	DT	30 Sekunden
Jab links/Power rechts	Pyramide	ÜT	30 Sekunden
Jab links/Power rechts	Pyramide	KT	60 Sekunden
Jab rechts/Power links	Pyramide	DT	30 Sekunden
Jab rechts/Power links	Pyramide	ÜT	30 Sekunden
Jab rechts/Power links	Pyramide	KT	60 Sekunden
Jab links/Uppercut links	Pyramide	DT	30 Sekunden
Jab links/Uppercut links	Pyramide	ÜT	60 Sekunden
Jab links/Uppercut links	Pyramide	KT	60 Sekunden
Jab rechts/Uppercut rechts	Pyramide	DT	30 Sekunden
Jab rechts/Uppercut rechts	Pyramide	ÜT	60 Sekunden
Jab rechts/Uppercut rechts	Pyramide	KT	60 Sekunden

AEROJUMP			
Übung	**Zeitdauer**		
Aerorun	60 Sekunden (15 Sekunden ausruhen)		
Aerorun	60 Sekunden (15 Sekunden ausruhen)		
Aerorun	60 Sekunden (15 Sekunden ausruhen)		

AEROSCULPT			
Übung	**Zeitdauer**		
Sprungwechsel	30 Sekunden		

AEROJUMP			
Übung	**Zeitdauer**		
Aerorun	60 Sekunden		

AEROSCULPT			
Übung	**Zeitdauer**		
Sprungwechsel	30 Sekunden		

AEROJUMP			
Übung	**Zeitdauer**		
Aerorun	60 Sekunden		

AEROSCULPT			
Übung	**Zeitdauer**		
Sprungwechsel	30 Sekunden		

RUNDE DREI

AEROBOX			
Fauststoß	**Position**	**Tempo**	**Zahl der Wiederholungen**
(8-fache Kombination) Jab links, Power rechts, Uppercut links, Power rechts, Power links, Uppercut rechts, Power links, Power rechts	Pyramide	ÜT	Den Zyklus 8 Mal wiederholen
(Wie oben)	Pyramide	KT	Den Zyklus 16 Mal wiederholen
(8-fache Kombination) Jab rechts, Power links, Uppercut rechts, Power links, Power rechts, Uppercut links, Power rechts, Power links	Pyramide	ÜT	Den Zyklus 8 Mal wiederholen

(Wie oben)	Pyramide	KT	Den Zyklus 16 Mal wiederholen
(8-fache Kombination) Jab links, Power rechts, Uppercut links, Power rechts, Power links, Uppercut rechts, Power links, Power rechts	Linksausleger	ÜT	Den Zyklus 8 Mal wiederholen
(Wie oben)	Linksausleger	KT	Den Zyklus 16 Mal wiederholen
(8-fache Kombination) Jab rechts, Power links, Uppercut rechts, Power links, Power rechts, Uppercut links, Power rechts, Power links	Rechtsausleger	ÜT	Den Zyklus 8 Mal wiederholen
(Wie oben)	Rechtsausleger	KT	Den Zyklus 16 Mal wiederholen

AEROJUMP			
Übung	**Zeitdauer**		
Aerorun	60 Sekunden (15 Sekunden ausruhen		
Aerorun	60 Sekunden (15 Sekunden ausruhen)		
Aerorun	60 Sekunden (15 Sekunden ausruhen)		

AEROSCULPT			
Übung	**Zeitdauer**		
Langsamer Aero-Knöchel-Touch	30 Sekunden		

AEROJUMP			
Übung	**Zeitdauer**		
Aerorun	60 Sekunden		

AEROSCULPT			
Übung	**Zeitdauer**		
Langsamer Aero-Knöchel-Touch	30 Sekunden		

AEROJUMP			
Übung	**Zeitdauer**		
Aerorun	60 Sekunden		

AEROSCULPT			
Übung	**Zeitdauer**		
Langsamer Aero-Knöchel-Touch	30 Sekunden		

DAS PUNCH!-5-MINUTEN-ABWÄRMEN	
Gehen Sie 1 Minute (oder bis der Puls sich beruhigt hat) auf der Stelle oder seitwärts, um Atem zu holen	
Stretch	**Zeitdauer/Wiederholungen**
Seitliche Rumpfbeuge	2 Mal nach jeder Seite wiederholen (jede Position 10 Sekunden halten)
Rumpfbeuge nach hinten/Rumpfbeuge nach vorne	Je 4 Mal wiederholen (jede Position 10 Sekunden halten)
Bizeps-Unterarm-Stretch	1 Mal mit jedem Arm (jeden Stretch 10 Sekunden halten)
Schulter-Trizeps-Stretch	1 Mal mit jedem Arm (jeden Stretch 10 Sekunden halten)
Waden-Stretch für Sprinter	4 Mal mit jedem Bein, je 10 Sekunden
Quadrizeps-Stretch in der Hocke	2 Mal mit jedem Bein, je 10 Sekunden
Knie umarmen	1 Mal 10 Sekunden
Hüfte-Po-Stretch im Liegen	2 Mal mit jedem Bein, je 10 Sekunden
Hüftbeuger-Stretch	1 Mal 10 Sekunden mit jedem Bein

NEUE AEROBOX-ÜBUNGEN

KOMBINATIONEN

Zwei oder mehr Faustschläge nacheinander gelten als Kombination. Stellen Sie sich dabei einen Punkt vor, der etwa in Höhe Ihrer Nase vor ihnen liegt – das ist Ihr Ziel.

Jede Kombination besteht aus einer Reihe von Faustschlägen, die hintereinander und ohne Zögern ausgeführt werden. Denken Sie daran, die Hände so schnell wie möglich zurückzuziehen. Das ist so ähnlich, als würden Sie mit den Armen sprinten und sich gleichzeitig im Kopf mit Algebra beschäftigen. Sie müssen schnell denken und reagieren, aber der Lohn ist groß.

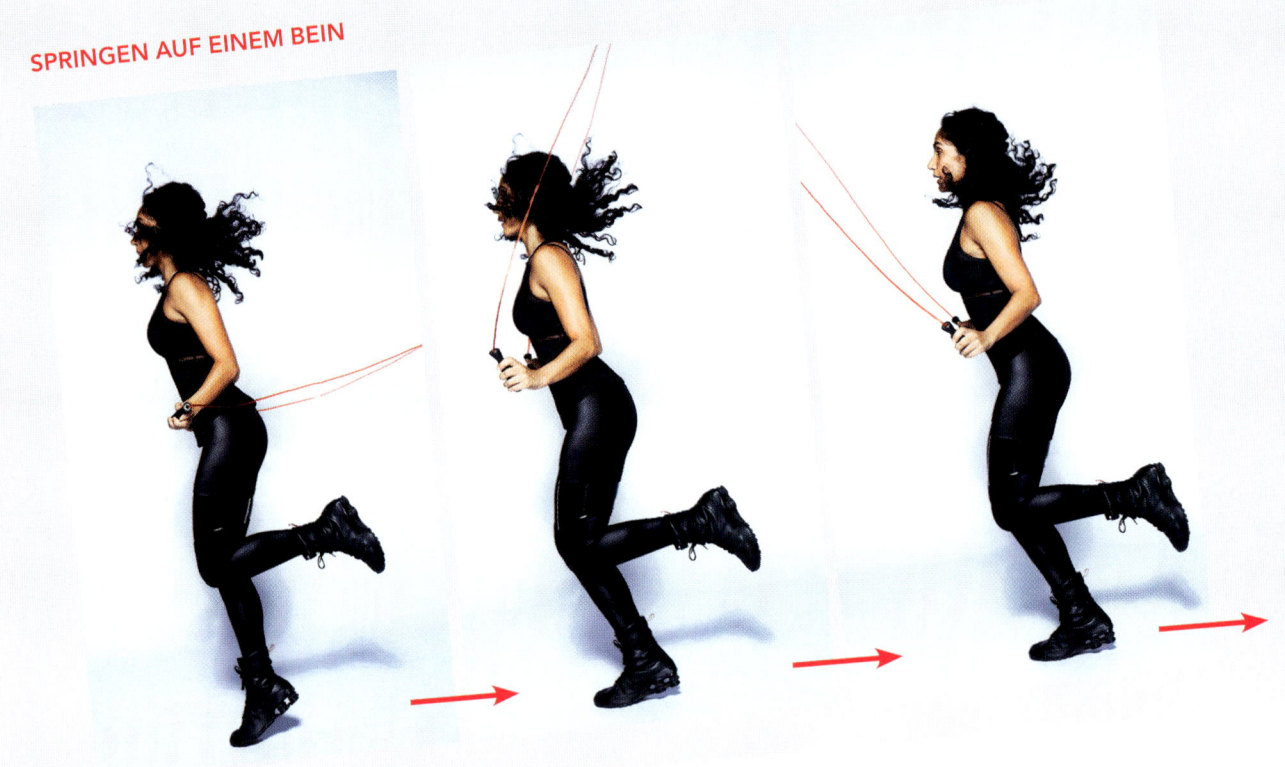

SPRINGEN AUF EINEM BEIN

NEUE AEROJUMP-ÜBUNGEN

Wie der Name andeutet, hüpfen Sie nur mit einem Bein über das Seil. Diese Übung verbessert Ihre Balance erheblich; Sie werden explosiver und bekommen kräftigere Beinmuskeln.

AUSGANGSSTELLUNG: Halten Sie das Seil an beiden Enden. Die Arme befinden sich an den Seiten, die Handflächen zeigen nach vorne. Machen Sie einen kleinen Schritt nach vorne, sodass die Mitte des Seils sich genau hinter den Fersen befindet.

DIE ÜBUNG:

1. Beginnen Sie, das Seil allein aus den Handgelenken nach vorne zu schwingen. Die Hände bleiben nah am Körper. Sobald das Seil sich von oben den Füßen nähert, machen Sie einen

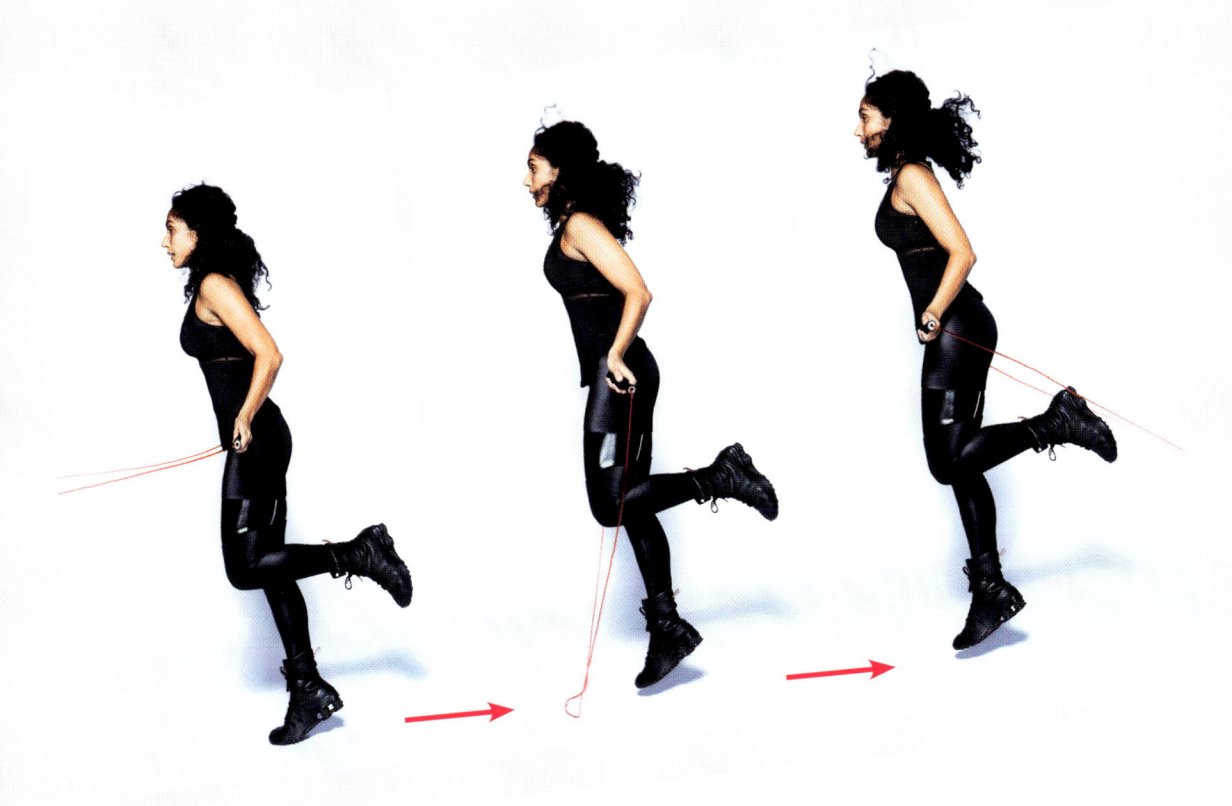

winzigen Hüpfer, *zunächst mit beiden Füßen*, damit es unter Ihnen durchschwingen kann. Landen Sie auf den Fußballen und machen Sie weitere 7 Sprünge.

2. Sobald Sie das Seil übersprungen haben und die Füße sich noch in der Luft befinden, heben Sie den rechten Fuß nach hinten an, sodass Sie allein auf dem linken Fuß landen. Der rechte Fuß bleibt oben, das Bein um etwa 90 Grad gebeugt. Machen Sie weitere 7 Sprünge.

3. Während sich die Füße noch in der Luft befinden, ziehen Sie den rechten Fuß nach vorne, landen auf beiden Füßen und springen 8 Mal mit beiden Beinen.

4. Sobald Sie das Seil übersprungen haben und die Füße sich noch in der Luft befinden, heben Sie den linken Fuß nach hinten an, sodass Sie allein auf dem rechten Fuß landen. Wiederholen Sie die Übung, indem Sie nur mit dem rechten Fuß über das Seil springen. Der linke Fuß bleibt oben, das Bein um etwa 90 Grad gebeugt. Machen Sie weitere 7 Sprünge.

AERO-TIPP

- Diese Übung muss ebenso dynamisch sein wie der Basissprung – mit etwa 138 Schwüngen pro Minute.

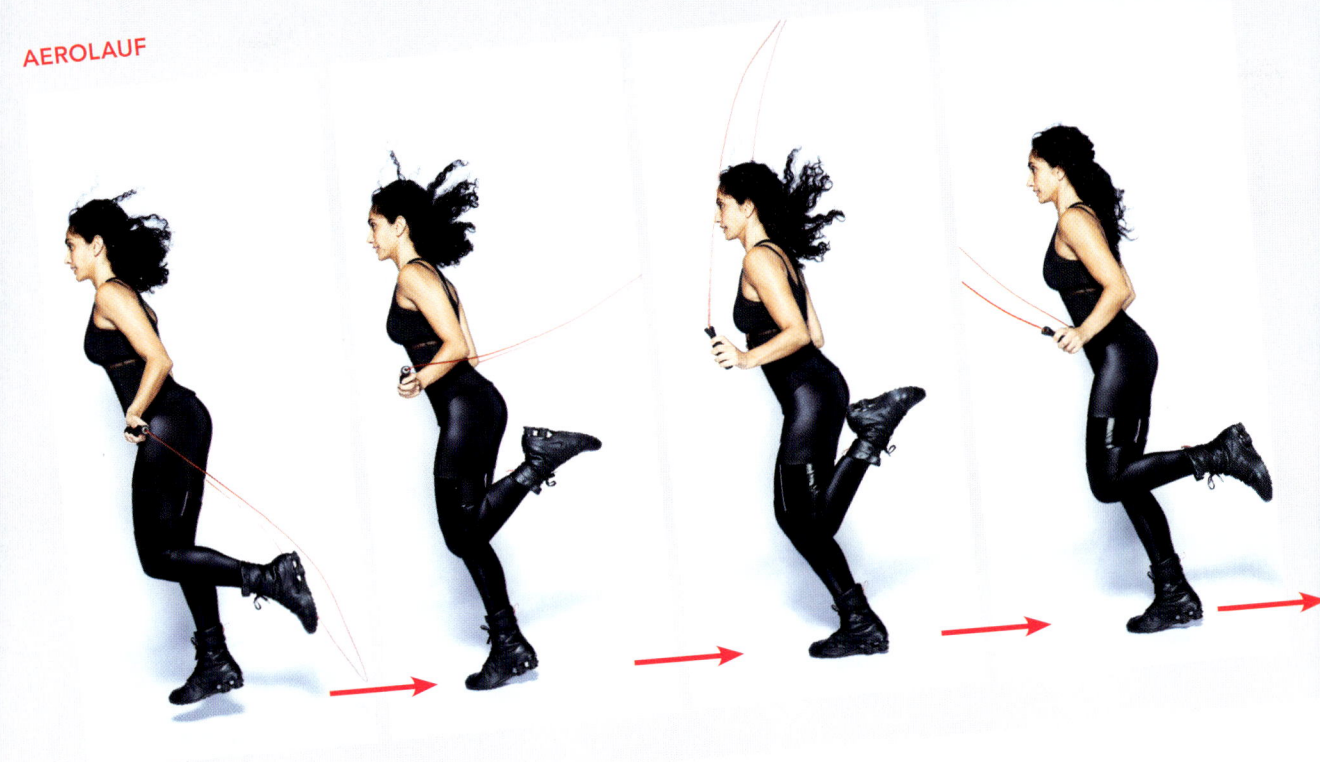

AEROLAUF

Diese Übung ist im Grunde eine Weiterentwicklung des Springens auf einem Bein. Sie hat in etwa die gleiche Wirkung, jedoch mit dem Bonus, dass Koordination und Ausdauer intensiver geschult werden.

Zunächst springen Sie abwechselnd 8 Mal mit dem linken und 8 Mal mit dem rechten Fuß. Sobald Sie das Timing beherrschen, verringern Sie die Zahl der Sprünge je Bein, bis Sie schließlich bei jedem Sprung von einem Bein zum anderen wechseln.

AUSGANGSSTELLUNG: Halten Sie das Seil an beiden Enden. Die Arme befinden sich an den Seiten, die Handflächen zeigen nach vorne. Machen Sie einen kleinen Schritt nach vorne, sodass die Mitte des Seils sich genau hinter den Fersen befindet. Beugen Sie das rechte Bein um 90 Grad, sodass der rechte Fuß sich am Po befindet und Sie allein auf dem linken Fuß balancieren.

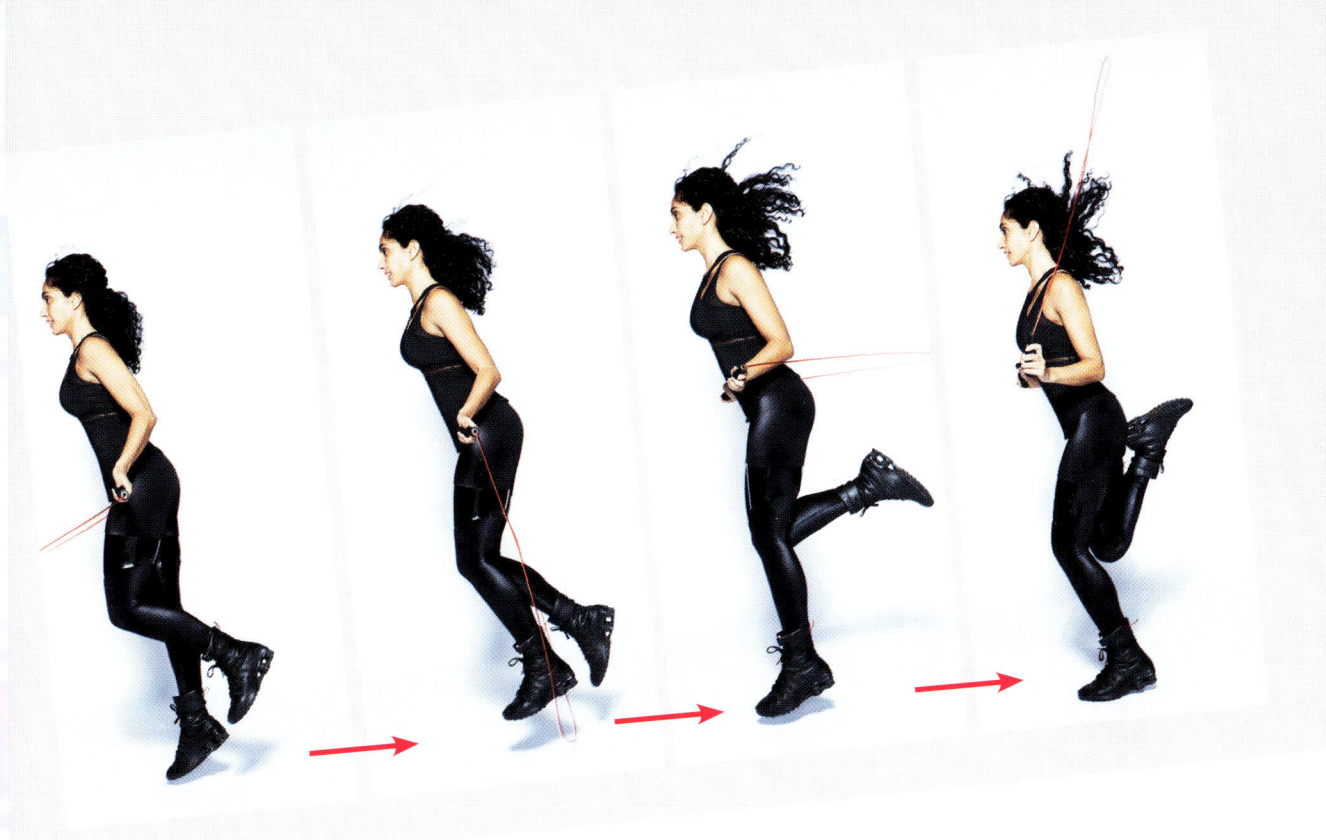

DIE ÜBUNG:

1. Beginnen Sie, das Seil allein aus den Handgelenken nach vorne zu schwingen. Die Hände bleiben nah am Körper. Sobald das Seil sich von oben dem linken Fuß nähert, machen Sie einen winzigen Hüpfer, damit es unter ihm durchschwingen kann. Landen Sie auf dem Fußballen und machen Sie weitere 7 Sprünge.

2. Sobald Sie das Seil übersprungen haben und die Füße sich noch in der Luft befinden, heben Sie den linken Fuß hoch, sodass Sie allein auf dem rechten Fuß landen. Wiederholen Sie die Übung 7 Mal allein mit dem rechten Fuß.

3. Wiederholen Sie die Schritte 1 und 2, diesmal jedoch mit 4 Sprüngen je Fuß.

4. Wiederholen Sie die Schritte 1 und 2, diesmal jedoch mit 2 Sprüngen je Fuß.

5. Wiederholen Sie die Schritte 1 und 2, diesmal jedoch mit 1 Sprung je Fuß.

6. Machen Sie bis zum Ende der Übung weiter und springen Sie abwechselnd mit dem linken Fuß (der rechte ist angehoben) und mit dem rechten Fuß (der linke ist angehoben).

AERO-TIPP

- Obwohl das Wort *Lauf* Sie vielleicht zu einem Sprint ermuntert, sollten Sie sich auf ein Tempo von rund 138 bis 140 Schwüngen pro Minute beschränken.

ABFAHRTSHOCKE

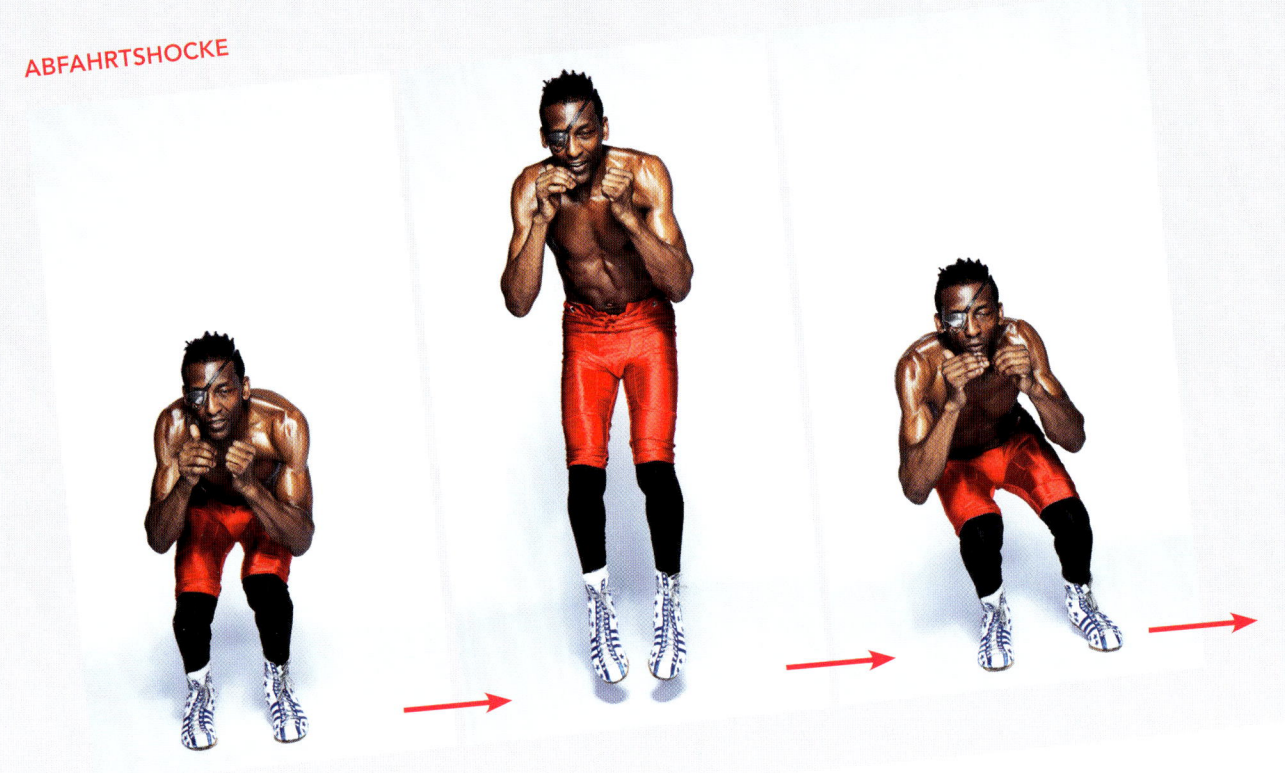

NEUE AEROSCULPT-ÜBUNGEN

ABFAHRTSHOCKE

AUSGANGSSTELLUNG: Sie stehen aufrecht mit den Beinen zusammen. Knie und Knöchel berühren einander. Die Fäuste liegen neben den Wangen wie bei der einfachen Kniebeuge.

DIE ÜBUNG: Die Beine bleiben zusammen. Gehen Sie in die Hocke, bis der Po sich auf gleicher Höhe wie die Knie befindet. Springen Sie dann schnell 5 bis 10 Zentimeter hoch und hüpfen Sie seitwärts nach links. Landen Sie auf den Fußballen und wiederholen Sie die Übung sofort. Diesmal hüpfen Sie nach rechts. Hüpfen Sie während der ganzen Übung abwechselnd nach rechts und nach links.

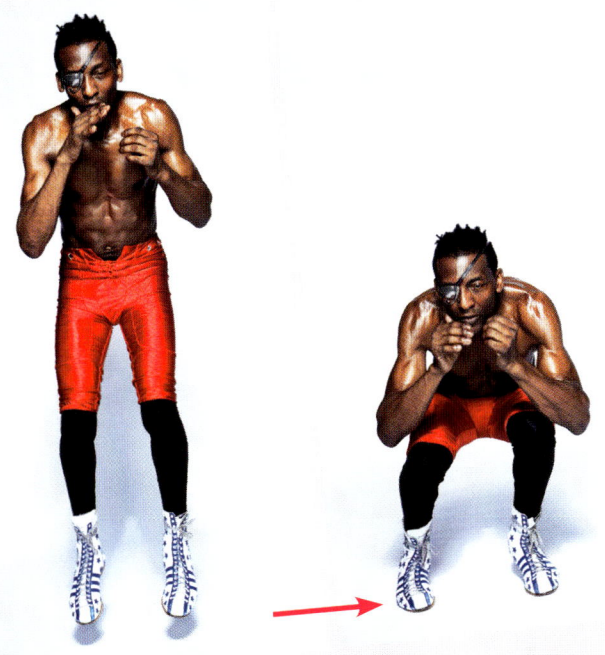

AERO-TIPPS

- Springen Sie nicht zu hoch. Je höher der Sprung ist, desto langsamer bewegen Sie sich. Sie sollen die Übung aber so schnell wie möglich ausführen.
- Quadrizeps, Gesäßmuskeln, Waden und Rumpfmuskeln müssen ununterbrochen arbeiten. Das steigert nicht nur die Wirkung der Sprünge, sondern schützt Knöchel, Knie, Hüften und Kreuz.

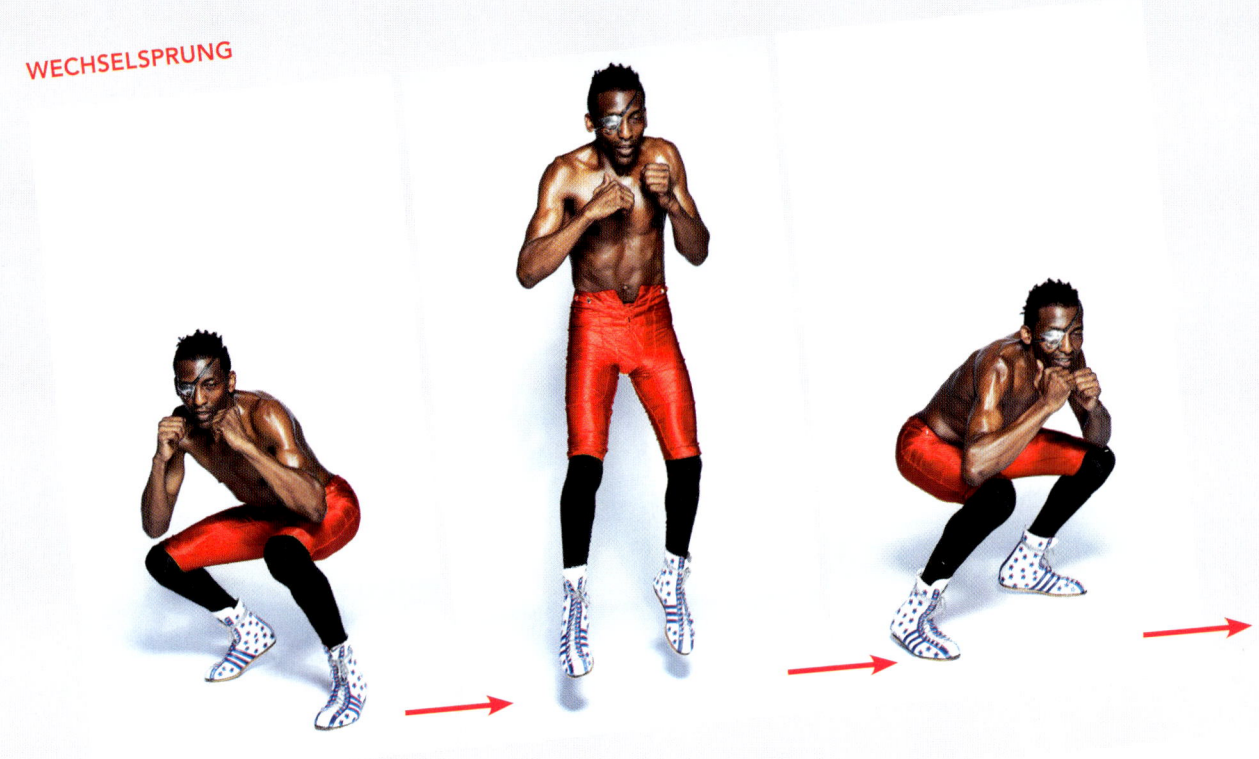

WECHSELSPRUNG

AUSGANGSSTELLUNG: Beginnen Sie in derselben Stellung wie bei der einfachen Kniebeuge: Füße eine Schulterbreite auseinander, Fäuste an den Wangen.

DIE ÜBUNG: Gehen Sie in die Hocke, bis der Po sich auf gleicher Höhe wie die Knie befindet. Springen Sie dann schnell 5–10 Zentimeter hoch. Sobald die Füße sich vom Boden gelöst haben, drehen Sie sich in der Luft um 90 Grad nach links. (Stellen Sie sich vor, Sie stehen im Zentrum einer Uhr. Die Füße zeigen zu Beginn der Übung auf die Zwölf, jetzt aber auf die Neun.)

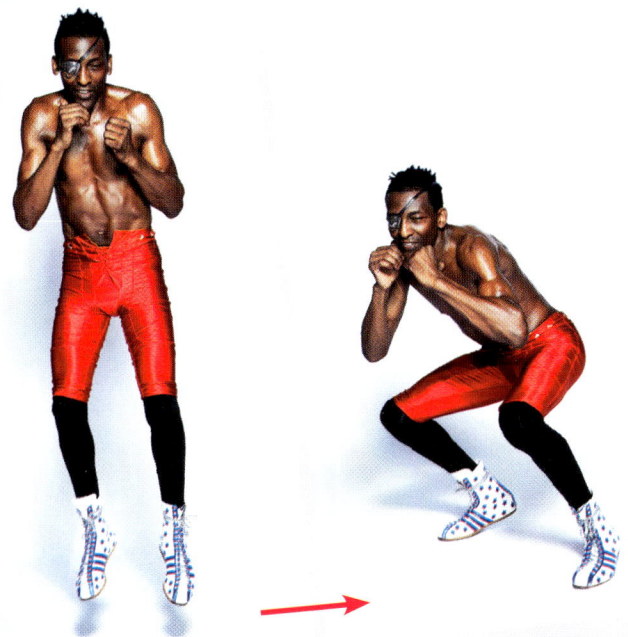

Landen Sie auf den Fußballen und wiederholen Sie die Übung sofort. Diesmal drehen Sie sich in der Luft um volle 180 Grad, sodass die Füße nun auf die Drei zeigen. So machen Sie weiter bis zum Ende der Übung: Hocke, Sprung, Drehung von links nach rechts.

AERO-TIPP

- Quadrizeps, Gesäßmuskeln, Waden und Rumpfmuskeln müssen ununterbrochen arbeiten.

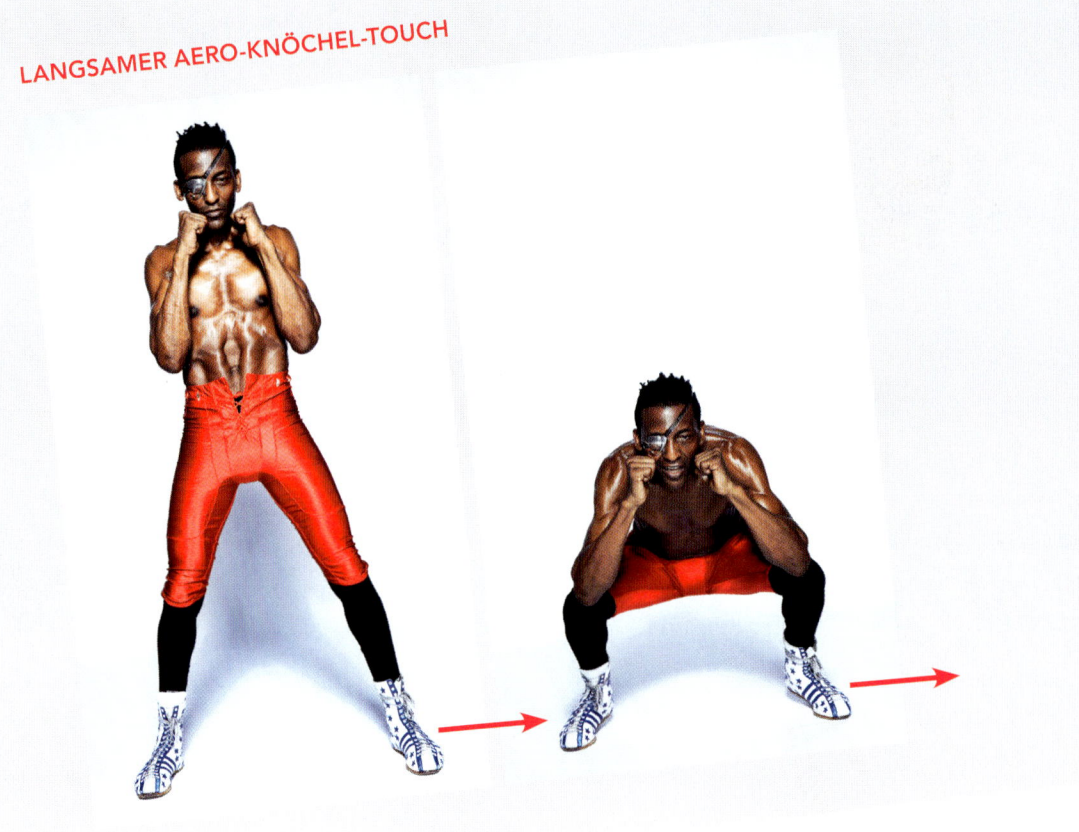

LANGSAMER AERO-KNÖCHEL-TOUCH

AUSGANGSSTELLUNG: Sie stehen aufrecht, die Füße sind etwas weiter als eine Schulterbreite auseinander, die Fäuste liegen neben den Wangen.

DIE ÜBUNG: Gehen Sie in die Hocke, bis der Po sich auf gleicher Höhe wie die Knie befindet. Springen Sie dann schnell 5-10 Zentimeter hoch. In der Luft führen Sie die Beine und Knöchel zusammen, sodass sie sich berühren. Dann spreizen Sie die Beine rasch und landen auf den Fußballen. Wieder sollten die Füße etwas weiter als eine Schulterbreite auseinander sein.

So machen Sie weiter bis zum Ende der Übung: Hocke, Sprung, Touch, vor der Landung Beine wieder spreizen. Die ganze Übung ist eine einzige fließende Bewegung.

142

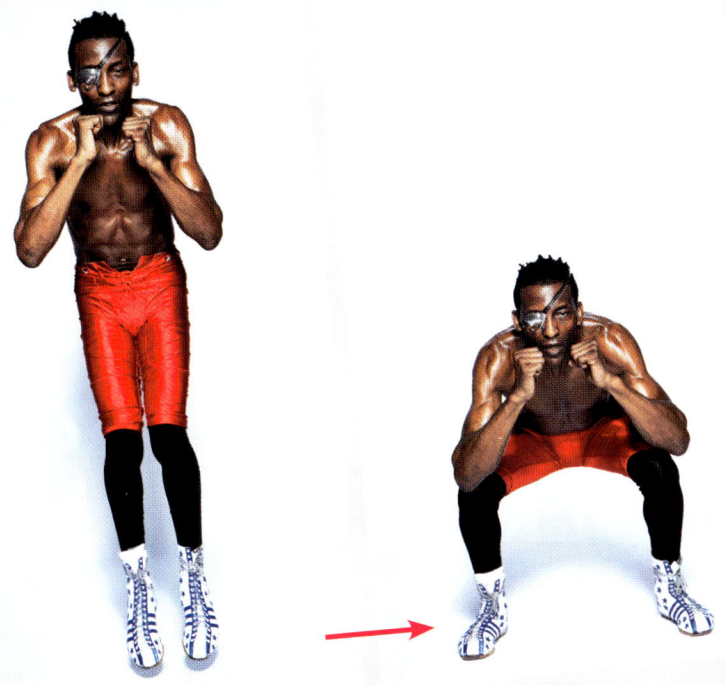

AERO-TIPPS

- Landen Sie immer auf den Fußballen. Der Quadrizeps und die Fußballen sind Ihre Stoßdämpfer. Damit diese ihre Aufgabe erfüllen können, müssen Sie jedoch bei jeder Landung
  in die Knie gehen.
- Quadrizeps, Gesäßmuskeln, Waden und Rumpfmuskeln müssen ununterbrochen arbeiten.

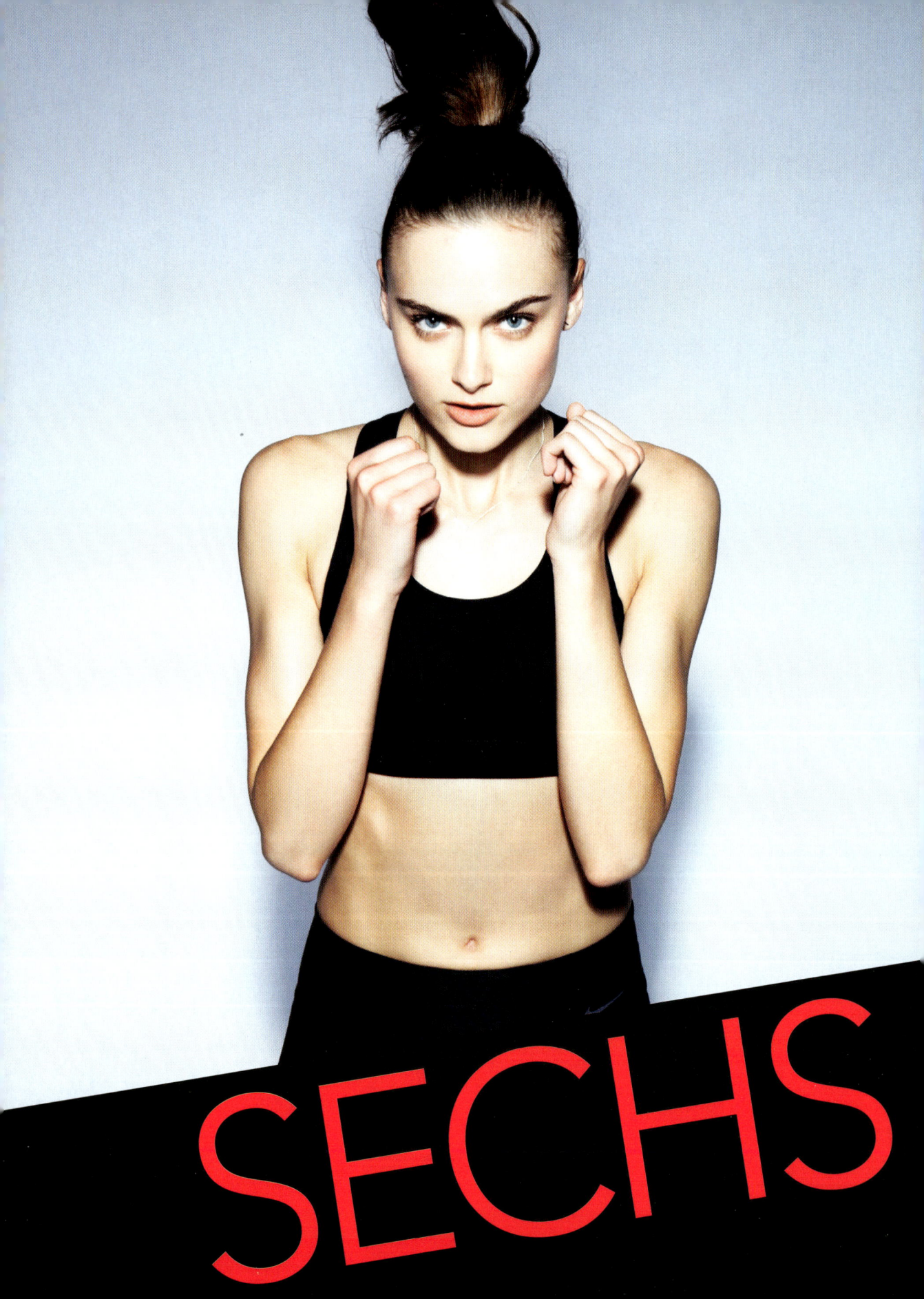

SECHS

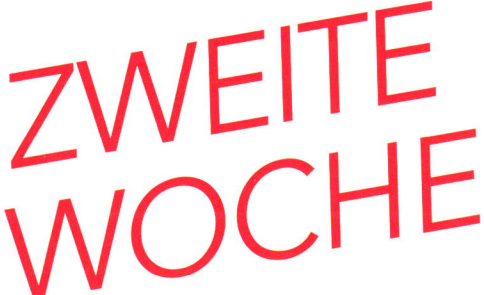

ZWEITE WOCHE

DIE ZWEITE PUNCH!-WOCHE IN KÜRZE

Die zweite Woche umfasst zwei verschiedene Workouts, genau wie die erste. Wieder müssen Sie jeden Workout drei Tage lang hintereinander bewältigen, ehe Sie zum nächsten übergehen. Wenn der sechstägige Zyklus beendet ist, ruhen Sie sich am siebten Tag aus, ehe Sie mit Woche 3 beginnen. Oder Sie fügen einen siebten Workout hinzu, indem Sie den letzten Trainingstag wiederholen oder den ersten Tag der dritten Woche vorziehen.

Wenn Sie innerhalb jeder Runde von einer Übung zur anderen übergehen, ruhen Sie sich nur so lange aus, wie es erforderlich ist, um die Ausgangsstellung einzunehmen. Zwischen den Runden haben Sie die Wahl: Entweder Sie machen vor der nächsten Runde 60 Sekunden Pause oder Sie gehen sofort zur nächsten Runde über, ohne sich auszuruhen.

TAGE 8, 9 UND 10

Bisherige Aero-Übungen, die vorausgesetzt werden

AEROBOX
- Jab
- Power Punch
- Doppeljab

AEROJUMP
- (Entfällt)

AEROSCULPT
- Langsamer Aerojack

Neue Aero-Übungen, die Sie kennen müssen

AEROBOX
- Haken

AEROJUMP
- Side-Under
- Side-Under (SCHNELL)

AEROSCULPT
- Langsamer Aeroshuffle

DAS PROGRAMM (TAGE 8, 9 UND 10)

DAS PUNCH!-3-MINUTEN-AUFWÄRMEN	
Oberkörper	
Übung/Stretch	Zeitdauer/Wiederholungen
Seitliche Rumpfbeuge	4 Mal nach jeder Seite wiederholen (je 5 Sekunden halten)
Rumpfbeuge nach vorne/Rumpfbeuge nach hinten	4 Mal nach jeder Seite wiederholen (je 5 Sekunden halten)
Bizeps-Unterarm-Stretch	1 Mal mit jedem Arm (je 5 Sekunden halten)
Schulter-Trizeps-Stretch	1 Mal mit jedem Arm (je 4–5 Sekunden halten)
Unterkörper	
Stretch in der Hocke	1 Mal 10 Sekunden
Knöchelkreisen	1 Mal mit jedem Bein, jeweils 10 Sekunden
Wadenheben im Stehen	30 Sekunden
Joggen (oder Hüpfen) auf der Stelle	30 Sekunden
Dreifacher Hampelmann	30 Sekunden für die 3-teilige Übung (jede Variante 10 Sekunden)

RUNDE EINS

AEROBOX			
Fauststoß	Position	Tempo	Zahl der Fauststöße (oder Zeit)
Jab/Doppeljab links	Pyramide	ÜT	30 Sekunden
Jab/Doppeljab links	Pyramide	KT	60 Sekunden
Jab/Doppeljab rechts	Pyramide	ÜT	30 Sekunden
Jab/Doppeljab rechts	Pyramide	KT	60 Sekunden
Jab/Doppeljab links	Linksausleger	ÜT	30 Sekunden
Jab/Doppeljab links	Linksausleger	KT	60 Sekunden
Jab/Doppeljab rechts	Rechtsausleger	ÜT	30 Sekunden
Jab/Doppeljab rechts	Rechtsausleger	KT	60 Sekunden
Linker Haken	Pyramide	DT	16
Linker Haken	Pyramide	ÜT	32
Linker Haken	Pyramide	KT	64
Rechter Haken	Pyramide	DT	16
Rechter Haken	Pyramide	ÜT	32
Rechter Haken	Pyramide	KT	64

AEROJUMP			
Übung	**Zeitdauer**		
Side-Under	180 Sekunden		

AEROSCULPT			
Übung	**Zeitdauer**		
Langsamer Aerojack	30 Sekunden		

AEROJUMP			
Übung	**Zeitdauer**		
Side-Under	180 Sekunden		

AEROSCULPT			
Übung	**Zeitdauer**		
Langsamer Aerojack	30 Sekunden		

AEROJUMP			
Übung	**Zeitdauer**		
Side-Under	180 Sekunden		

AEROSCULPT			
Übung	**Zeitdauer**		
Langsamer Aerojack	30 Sekunden		

RUNDE ZWEI

AEROBOX			
Fauststoß	**Position**	**Tempo**	**Zahl der Faustschläge (oder Zeit)**
(4-fache Kombination) ALLE LINKS: Jab, Uppercut, Haken, Jab	Pyramide	DT	Den Zyklus 4 Mal wiederholen
(Wie oben)	Pyramide	ÜT	Den Zyklus 8 Mal wiederholen
(Wie oben)	Pyramide	KT	Den Zyklus 32 Mal wiederholen
(Wie oben)	Linksausleger	DT	Den Zyklus 4 Mal wiederholen
(Wie oben)	Linksausleger	ÜT	Den Zyklus 8 Mal wiederholen
(Wie oben)	Linksausleger	KT	Den Zyklus 32 Mal wiederholen
(4-fache Kombination) ALLE RECHTS: Jab, Uppercut, Haken, Jab	Pyramide	DT	Den Zyklus 4 Mal wiederholen

(Wie oben)	Pyramide	ÜT	Den Zyklus 8 Mal wiederholen
(Wie oben)	Pyramide	KT	Den Zyklus 32 Mal wiederholen
(Wie oben)	Rechtsausleger	DT	Den Zyklus 4 Mal wiederholen
(Wie oben)	Rechtsausleger	ÜT	Den Zyklus 8 Mal wiederholen
(Wie oben)	Rechtsausleger	KT	Den Zyklus 32 Mal wiederholen

AEROJUMP			
Übung	**Zeitdauer**		
Side-Under	180 Sekunden		

AEROSCULPT			
Übung	**Zeitdauer**		
Langsamer Aeroshuffle	30 Sekunden		

AEROJUMP			
Übung	**Zeitdauer**		
Side-Under	180 Sekunden		

AEROSCULPT			
Übung	**Zeitdauer**		
Langsamer Aeroshuffle	30 Sekunden		

AEROJUMP			
Übung	**Zeitdauer**		
Side-Under (SCHNELL)	180 Sekunden		

AEROSCULPT			
Übung	**Zeitdauer**		
Langsamer Aeroshuffle	30 Sekunden		

RUNDE DREI

AEROBOX			
Fauststoß	Position	Tempo	Zahl der Fauststöße (oder Zeit)
(8-fache Kombination) Power links, Power rechts, Uppercut links, Uppercut rechts, linker Haken, rechter Haken, Power links, Power rechts	Pyramide	ÜT	Den Zyklus 8 Mal wiederholen
(Wie oben)	Pyramide	KT	Den Zyklus 32 Mal wiederholen
(Wie oben)	Linksausleger	ÜT	Den Zyklus 8 Mal wiederholen
(Wie oben)	Linksausleger	KT	Den Zyklus 32 Mal wiederholen
(8-fache Kombination) Power rechts, Power links, Uppercut rechts, Uppercut links, rechter Haken, linker Haken, Power rechts, Power links	Pyramide	ÜT	Den Zyklus 8 Mal wiederholen
(Wie oben)	Pyramide	ÜT	Den Zyklus 8 Mal wiederholen
(Wie oben)	Rechtsausleger	ÜT	Den Zyklus 8 Mal wiederholen
(Wie oben)	Rechtsausleger	KT	Den Zyklus 32 Mal wiederholen
AEROJUMP			
Übung	Zeitdauer		
Side-Under (SCHNELL)	60 Sekunden (dann 30 Sekunden ausruhen)		
Side-Under (SCHNELL)	60 Sekunden (dann 30 Sekunden ausruhen)		
Side-Under (SCHNELL)	60 Sekunden		
AEROSCULPT			
Übung	Zeitdauer		
Langsamer Aeroshuffle	30 Sekunden (dann 30 Sekunden ausruhen)		
Langsamer Aeroshuffle	30 Sekunden (dann 30 Sekunden ausruhen)		
Langsamer Aeroshuffle	30 Sekunden		

DAS PUNCH!-5-MINUTEN-ABWÄRMEN	
Gehen Sie 1 Minute (oder bis der Puls sich beruhigt hat) auf der Stelle oder seitwärts, um Atem zu holen	
Stretch	**Zeitdauer/Wiederholungen**
Seitliche Rumpfbeuge	2 Mal nach jeder Seite wiederholen (je 10 Sekunden halten)
Rumpfbeuge nach hinten/Rumpfbeuge nach vorne	Je 4 Mal (jede Position 10 Sekunden halten)
Bizeps-Unterarm-Stretch	Mit jedem Arm 1 Mal (jeden Stretch 10 Sekunden halten)
Schulter-Trizeps-Stretch	Mit jedem Arm 1 Mal (jeden Stretch 10 Sekunden halten)
Waden-Stretch für Sprinter	Mit jedem Bein 4 Mal 10 Sekunden
Quadrizeps-Stretch im Knien	Mit jedem Bein 2 Mal 10 Sekunden
Knie umarmen	1 Mal 10 Sekunden
Hüfte-Po-Stretch im Liegen	Mit jedem Bein 2 Mal 10 Sekunden
Hüftbeuger-Stretch	Mit jedem Bein 1 Mal 10 Sekunden

NEUE AEROJUMP-ÜBUNGEN

SIDE-UNDER

Bei dieser Übung wechseln Sie zwischen dem Basissprung und einer neuen Übung ab. Neu ist, dass Sie das Seil an den Körperseiten wie einen Propeller kreisen lassen, also nicht darüber springen. Das hört sich vielleicht nicht sehr anstrengend an. Dennoch verbessert diese Übung die Koordination zwischen dem Oberkörper und dem Unterkörper sowie den Muskeltonus im Rumpf.

AUSGANGSSTELLUNG: Halten Sie das Seil an beiden Enden. Die Arme befinden sich an den Seiten, die Handflächen zeigen nach vorne. Machen Sie einen kleinen Schritt nach vorne, sodass die Mitte des Seils sich genau hinter den Fersen befindet.

DIE ÜBUNG:
1. Beginnen Sie, das Seil allein aus den Handgelenken nach vorne zu schwingen. Die Hände bleiben nah am Körper. Sobald das Seil sich von oben den Füßen nähert, springen Sie darüber und landen auf den Fußballen.
2. Während Sie das Seil schwingen, gehen Sie ein wenig in die Knie und führen gleichzeitig die linke Hand zur rechten – nun schwingt das Seil an der rechten Körperseite.

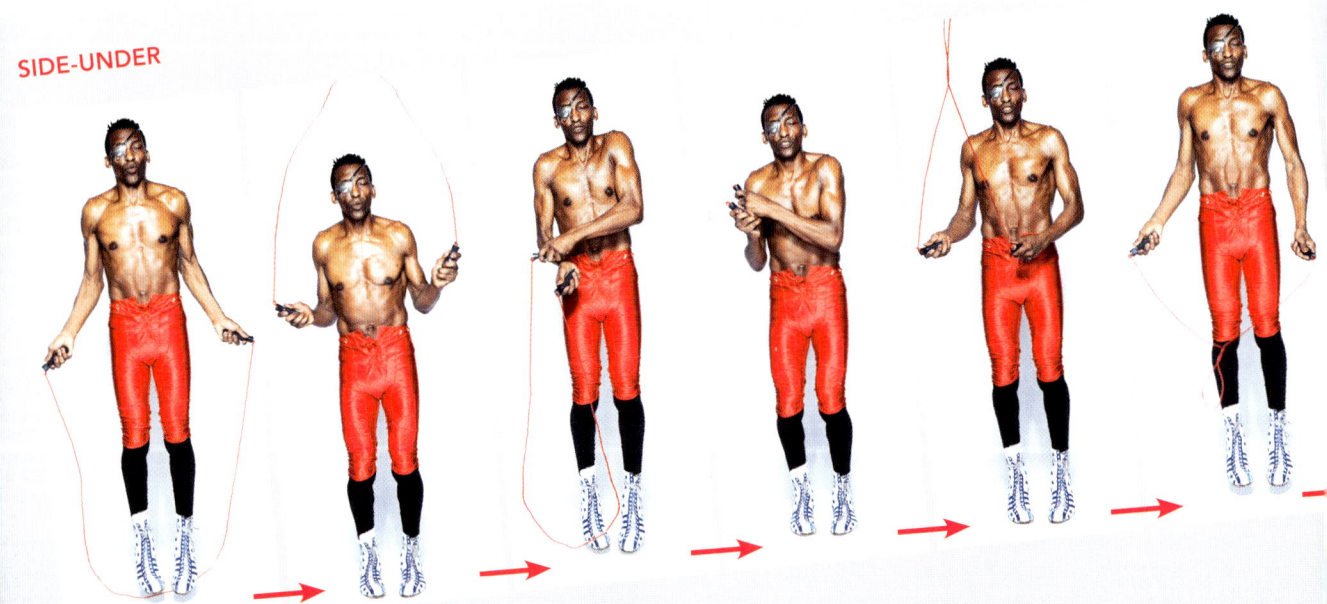

SIDE-UNDER

3. Während das Seil hinter Ihnen nach oben schwingt, führen Sie die linke Hand zurück in die Ausgangsstellung. Die Hand bleibt auf Taillenhöhe, während sie sich quer über den Körper bewegt. Wenn das Seil sich den Füßen nähert, springen Sie hoch, damit es unter Ihnen durchschwingen kann.

4. Beim Schwingen des Seils gehen Sie ein wenig in die Hocke und führen gleichzeitig die rechte Hand zur linken – nun schwingt das Seil an der linken Körperseite.

5. Während das Seil hinter Ihnen nach oben schwingt, führen Sie die rechte Hand zurück in die Ausgangsstellung. Die Hand bleibt auf Taillenhöhe, während sie sich quer über den Körper bewegt. Wenn das Seil sich den Füßen nähert, springen Sie hoch, damit es unter Ihnen durchschwingen kann.

6. Wechseln Sie während der ganzen Übung die Seiten.

AERO-TIPP

- Obwohl Sie zwei Drittel der Zeit ohne Sprünge über das Seil verbringen, sollten Sie sich im gleichen Tempo wie beim Basissprung bewegen: 138 Sprünge pro Minute.

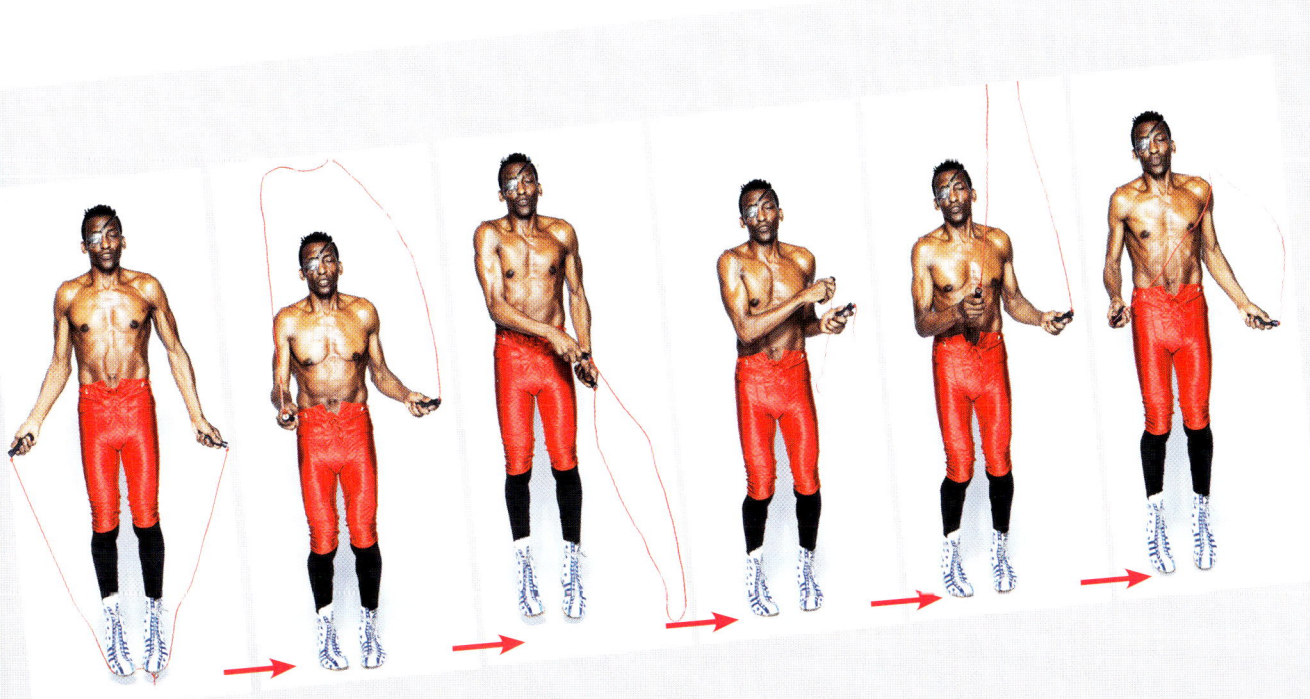

SIDE-UNDER (SCHNELL)

Diese anspruchsvollere Variante ist genau die gleiche wie die oben beschriebene, jedoch viel schneller. Sie steigern das Tempo auf mindestens 152 Sprünge in der Minute (anstelle der üblichen 138), um die Koordination und die aerobe Leistung drastisch zu verbessern.

AUSGANGSSTELLUNG: Halten Sie das Seil an beiden Enden. Die Arme befinden sich an den Seiten, die Handflächen zeigen nach vorne. Machen Sie einen kleinen Schritt nach vorne, sodass die Mitte des Seils sich genau hinter den Fersen befindet.

DIE ÜBUNG:
1. Beginnen Sie, das Seil allein aus den Handgelenken nach vorne zu schwingen. Die Hände bleiben nah am Körper. Sobald das Seil sich von oben den Füßen nähert, springen Sie darüber und landen auf den Fußballen.
2. Während Sie das Seil schwingen, führen Sie die linke Hand zur rechten – nun schwingt das Seil an der rechten Körperseite.
3. Während das Seil hinter Ihnen nach oben schwingt, führen Sie die linke Hand zurück in die Ausgangsstellung. Die Hand bleibt auf Taillenhöhe, während sie sich quer über den Körper bewegt. Wenn das Seil sich den Füßen nähert, springen Sie hoch, damit es unter Ihnen durchschwingen kann.
4. Beim Schwingen des Seils führen Sie die rechte Hand zur linken – nun schwingt das Seil an der linken Körperseite.
5. Während das Seil hinter Ihnen nach oben schwingt, führen Sie die rechte Hand in Taillenhöhe zurück in die Ausgangsstellung. Wenn das Seil sich den Füßen nähert, springen Sie hoch, damit es unter Ihnen durchschwingen kann.
6. Wechseln Sie während der ganzen Übung die Seiten.

AERO-TIPP

- Wenn Ihnen die normale Version dieser Übung wie Laufen vorkommt, sollte sich diese Variante wie ein Sprint anfühlen. Mit anderen Worten: Wenn Sie sich nicht total verausgaben, trainieren Sie nicht hart genug.

LANGSAMER AEROSHUFFLE

AUSGANGSSTELLUNG: Sie stehen aufrecht, die Füße sind eine Schulterbreite auseinander, der rechte Fuß ist vorne, der linke hinten, die Fäuste liegen an den Wangen.

DIE ÜBUNG: Gehen Sie in die Hocke, bis der Po sich auf gleicher Höhe wie die Knie befindet. Springen Sie dann schnell 5–10 Zentimeter hoch. Während Sie in der Luft sind, wechseln Sie die Positionen der Füße, sodass nun der linke Fuß vorne und der rechte hinten ist. Landen Sie auf den Fußballen, gehen Sie sofort wieder in die Hocke und springen Sie erneut hoch. Diesmal führen Sie den rechten Fuß nach vorne und den linken nach hinten. Wechseln Sie die Positionen der Füße während der ganzen Übung.

AERO-TIPP

- Quadrizeps, Gesäßmuskeln, Waden und Rumpfmuskeln müssen ununterbrochen arbeiten.

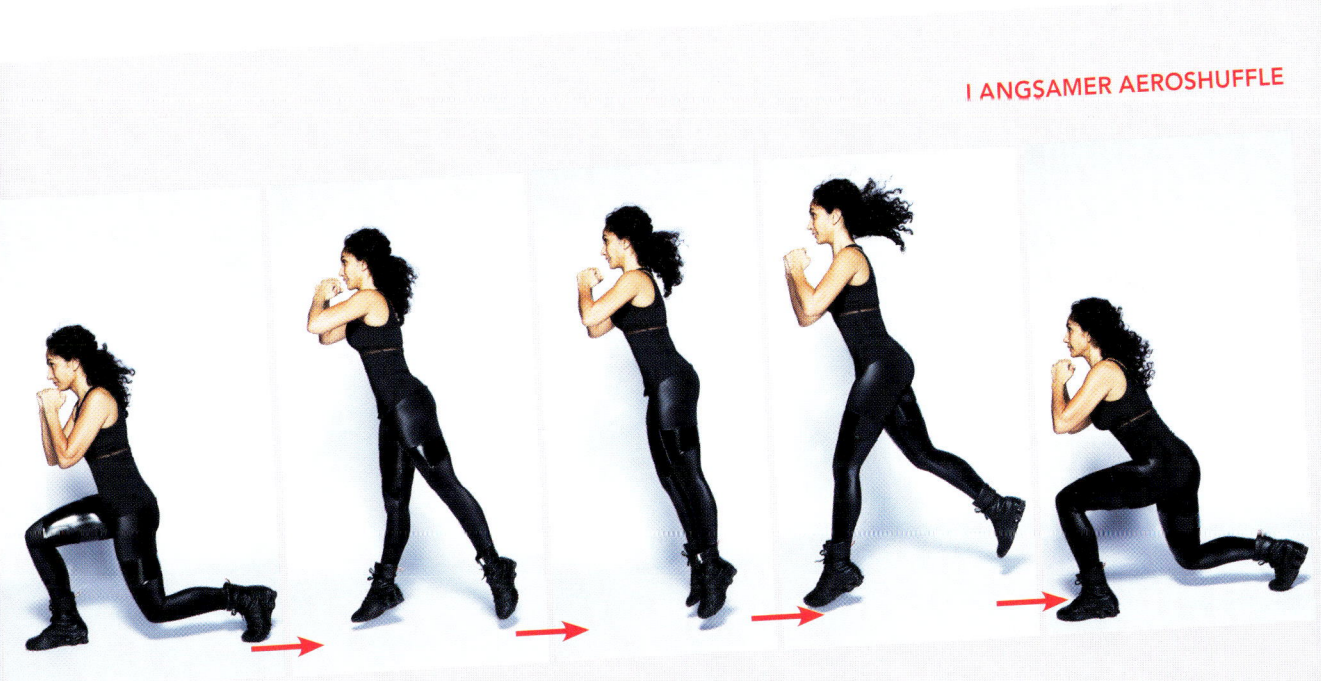

LANGSAMER AEROSHUFFLE

TAGE 11, 12 UND 13

Bisherige Aero-Übungen, die vorausgesetzt werden

AEROBOX
- Jab
- Power Punch
- Uppercut
- Haken

AEROJUMP
- (Entfällt)

AEROSCULPT
- (Entfällt)

Neue Aero-Übungen, die Sie kennen müssen

AEROBOX
- (Entfällt)

AEROJUMP
- Doppeldurchschlag (bis 8 zählen)
- Doppeldurchschlag (bis 4 zählen)

AEROSCULPT
- Hocksprung mit Knie-Touch
- Kriegerhocke

DAS PROGRAMM (TAGE 11, 12 UND 13)

DAS PUNCH!-3-MINUTEN-AUFWÄRMEN	
Oberkörper	
Übung/Stretch	**Zeitdauer/Wiederholungen**
Seitliche Rumpfbeuge	Nach jeder Seite 4 Mal wiederholen (je 5 Sekunden halten)
Rumpfbeuge nach hinten/Rumpfbeuge nach vorne	Nach jeder Seite 4 Mal wiederholen (je 5 Sekunden halten)
Bizeps-Unterarm-Stretch	1 Mal mit jedem Arm (je 5 Sekunden halten)
Schulter-Trizeps-Stretch	1 Mal mit jedem Arm (je 4-5 Sekunden halten)
Unterkörper	
Stretch in der Hocke	Einmal 10 Sekunden
Knöchelkreisen	Einmal 10 Sekunden mit jedem Bein
Wadenheben im Stehen	30 Sekunden
Joggen (oder Hüpfen) auf der Stelle	30 Sekunden
Dreifacher Hampelmann	Insgesamt 30 Sekunden (jede Variante 10 Sekunden)

RUNDE EINS

AEROBOX			
Fauststoß	**Position**	**Tempo**	**Dauer**
(Vier 3-fache Kombinationen) Jab links, Jab links, Power rechts; Power links, Power rechts, linker Haken; Power rechts, Power links, Power rechts; Linker Uppercut, Power rechts, linker Haken	Linksausleger	ÜT	Den Zyklus 8 Mal wiederholen
(Wie oben)	Linksausleger	KT	Den Zyklus 8 Mal wiederholen, zwischen jedem Zyklus 4 Sekunden ausruhen
(Wie oben)	Linksausleger	KT	Den Zyklus 32 Mal wiederholen, dazwischen nicht ausruhen
(Vier 3-fache Kombinationen) Jab rechts, Jab rechts, Power links; Power rechts, Power links, rechter Haken; Power links, Power rechts, Power links; Uppercut rechts, Power links, rechter Haken	Rechtsausleger	ÜT	Den Zyklus 8 Mal wiederholen
(Wie oben)	Rechtsausleger	KT	Den Zyklus 8 Mal wiederholen, zwischen jedem Zyklus 4 Sekunden ausruhen
(Wie oben)	Rechtsausleger	KT	Den Zyklus 32 Mal wiederholen, dazwischen nicht ausruhen

AEROJUMP			
Übung	**Zeitdauer**		
Doppeldurchschlag	180 Sekunden		

AEROSCULPT			
Übung	**Zeitdauer/ Wiederholungen**		
Hocksprung mit Knie-Touch	16 Kniebeugen, dann 30-45 Sekunden ausruhen		
Diese Übung 4 Mal wiederholen, insgesamt 64 Kniebeugen			

RUNDE ZWEI

AEROBOX			
Fauststöße	**Position**	**Tempo**	**Dauer**
(Vier 3-fache Kombinationen) Jab links, Jab links, Jab links; Uppercut rechts, linker Haken, Power Rechts; Power links, linker Haken, Power rechts; Uppercut links, linker Haken, Power rechts	Linksausleger	ÜT	Den Zyklus 8 Mal wiederholen
(Wie oben)	Linksausleger	KT	Den Zyklus 8 Mal wiederholen, zwischen jedem Zyklus 4 Sekunden ausruhen
(Wie oben)	Linksausleger	KT	Den Zyklus 32 Mal wiederholen, dazwischen nicht ausruhen
(Vier 3-fache Kombinationen) Jab rechts, Jab rechts, Jab rechts; Uppercut links, rechter Haken, Power links; Power rechts, rechter Haken, Power links; Uppercut rechts, rechter Haken, Power links	Rechtsausleger	ÜT	Den Zyklus 8 Mal wiederholen
(Wie oben)	Rechtsausleger	KT	Den Zyklus 8 Mal wiederholen, zwischen jedem Zyklus 4 Sekunden ausruhen
(Wie oben)	Rechtsausleger	KT	Den Zyklus 32 Mal wiederholen, dazwischen nicht ausruhen

AEROJUMP			
Übung	**Zeitdauer**		
Doppeldurchschlag	180 Sekunden		

AEROSCULPT			
Übung	**Zeitdauer/ Wiederholungen**		
Hocksprung mit Knie-Touch	16 Kniebeugen, dann 30-45 Sekunden ausruhen		
Wiederholen Sie diese Übung 4 Mal, insgesamt 64 Kniebeugen			

RUNDE DREI

AEROBOX			
Fauststöße	**Position**	**Tempo**	**Dauer**
(24-fache Kombination – Diese Serie mag Ihnen komplex vorkommen; es handelt sich aber nur um die 8-fachen Kombinationen für Linksausleger in Runde eins und zwei nacheinander.) Jab links, Jab links, Power rechts, Power links, Power rechts, linker Haken, Power rechts, Power links, Power rechts, Uppercut links, Power rechts, linker Haken, Jab links, Jab links, Jab links, Uppercut rechts, linker Haken, Power rechts, Power links, linker Haken, Power rechts, Uppercut links, linker Haken, Power rechts	Linksausleger	ÜT	Den Zyklus 8 Mal wiederholen
(Wie oben)	Linksausleger	KT	Den Zyklus 8 Mal wiederholen, zwischen jedem Zyklus 4 Sekunden ausruhen
(Wie oben)	Linksausleger	KT	Den Zyklus 32 Mal wiederholen, dazwischen nicht ausruhen

AEROBOX			
Fauststöße	**Position**	**Tempo**	**Dauer**
(24-fache Kombination – Diese Serie mag Ihnen komplex vorkommen; aber es handelt sich nur um die 8-fachen Kombinationen für Rechtsausleger in Runde eins und zwei nacheinander.) Jab rechts, Jab rechts, Power links, Power rechts, Power links, rechter Haken, Power links, Power rechts, Power links, Uppercut rechts, Power links, rechter Haken, Jab rechts, Jab rechts, Jab rechts, Uppercut links, rechter Haken, Power links, Power rechts, rechter Haken, Power links, Uppercut rechts, rechter Haken, Power links	Rechtsausleger	ÜT	Den Zyklus 8 Mal wiederholen
(Wie oben)	Rechtsausleger	KT	Den Zyklus 8 Mal wiederholen, zwischen jedem Zyklus 4 Sekunden ausruhen
(Wie oben)	Rechtsausleger	KT	Den Zyklus 32 Mal wiederholen, dazwischen nicht ausruhen

AEROJUMP			
Übung	**Zeitdauer**		
Doppeldurchschlag (bis 4 zählen)	180 Sekunden		

AEROSCULPT			
Übung	**Zeitdauer/ Wiederholungen**		
Kriegerhocke (im 1/3-Takt: 1 Sekunde, um die Füße zu berühren, 3 Sekunden, um die Füße auseinanderzubringen)	16 Kniebeugen (dann 30-45 Sekunden ausruhen)		
Kriegerhocke (im 1/2-Takt: 1 Sekunde, um die Füße zu berühren, 2 Sekunden, um die Füße auseinanderzubringen)	32 Kniebeugen (dann 30-45 Sekunden ausruhen), weitere 3 Mal wiederholen, insgesamt 4 Zyklen (128 Kniebeugen)		

DAS PUNCH!-5-MINUTEN-ABWÄRMEN	
Gehen Sie 1 Minute (oder bis der Puls sich beruhigt hat) auf der Stelle oder seitwärts, um Atem zu holen	
Stretch	**Zeitdauer/Wiederholungen**
Seitliche Rumpfbeuge	2 Mal nach jeder Seite wiederholen (je 10 Sekunden halten)
Rumpfbeuge nach hinten/Rumpfbeuge nach vorne	4 Mal nach hinten und vorne wiederholen (je 10 Sekunden halten)
Bizeps-Unterarm-Stretch	1 Mal mit jedem Arm (je 10 Sekunden halten)
Schulter-Trizeps-Stretch	1 Mal mit jedem Arm (je 10 Sekunden halten)
Waden-Stretch für Sprinter	4 Mal mit jedem Bein, je 10 Sekunden
Quadrizeps-Stretch im Knien	2 Mal mit jedem Bein, je 10 Sekunden
Knie umarmen	1 Mal 10 Sekunden
Hüfte-Po-Stretch im Liegen	2 Mal mit jedem Bein, je 10 Sekunden
Hüftbeuger-Stretch	1 Mal mit jedem Bein, je 10 Sekunden

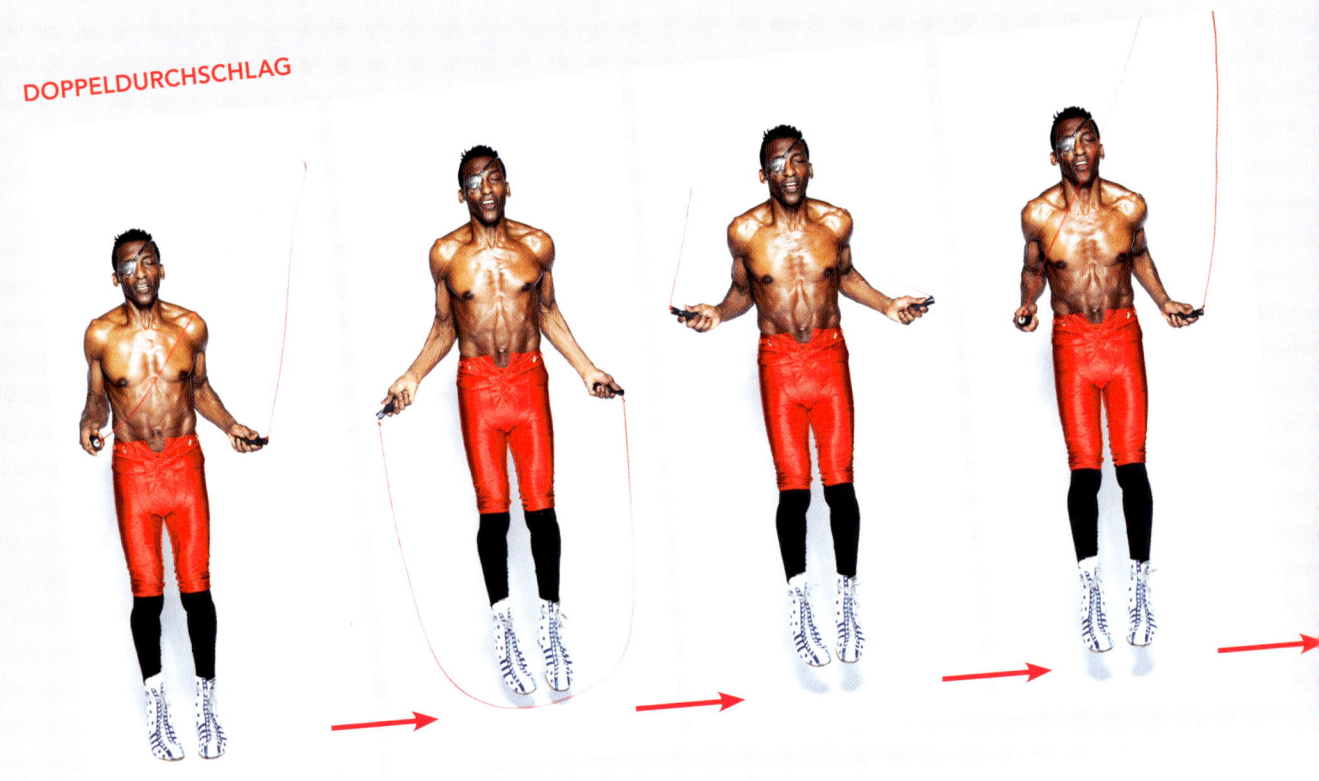

NEUE AEROJUMP-ÜBUNGEN

DOPPELDURCHSCHLAG (BIS 8 ZÄHLEN)

Diese Übung unterscheidet sich vom Basissprung nur darin, dass Sie während des Springens wiederholt von 1 bis 8 zählen und jedes Mal, wenn Sie zur 1 zurückkehren, ein wenig höher hüpfen und die Handgelenke so flink drehen, dass das Seil nicht nur einmal, sondern zweimal unter Ihnen durchschwingt, ehe Sie landen. Richtig ausgeführt bietet diese Übung alle Vorteile des Basissprungs und verbessert obendrein die aerobe Kapazität, die Koordination und die Geschwindigkeit.

AUSGANGSSTELLUNG: Halten Sie das Seil an beiden Enden. Die Arme befinden sich an den Seiten, die Handflächen zeigen nach vorne. Machen Sie einen kleinen Schritt nach vorne, sodass die Mitte des Seils sich genau hinter den Fersen befindet.

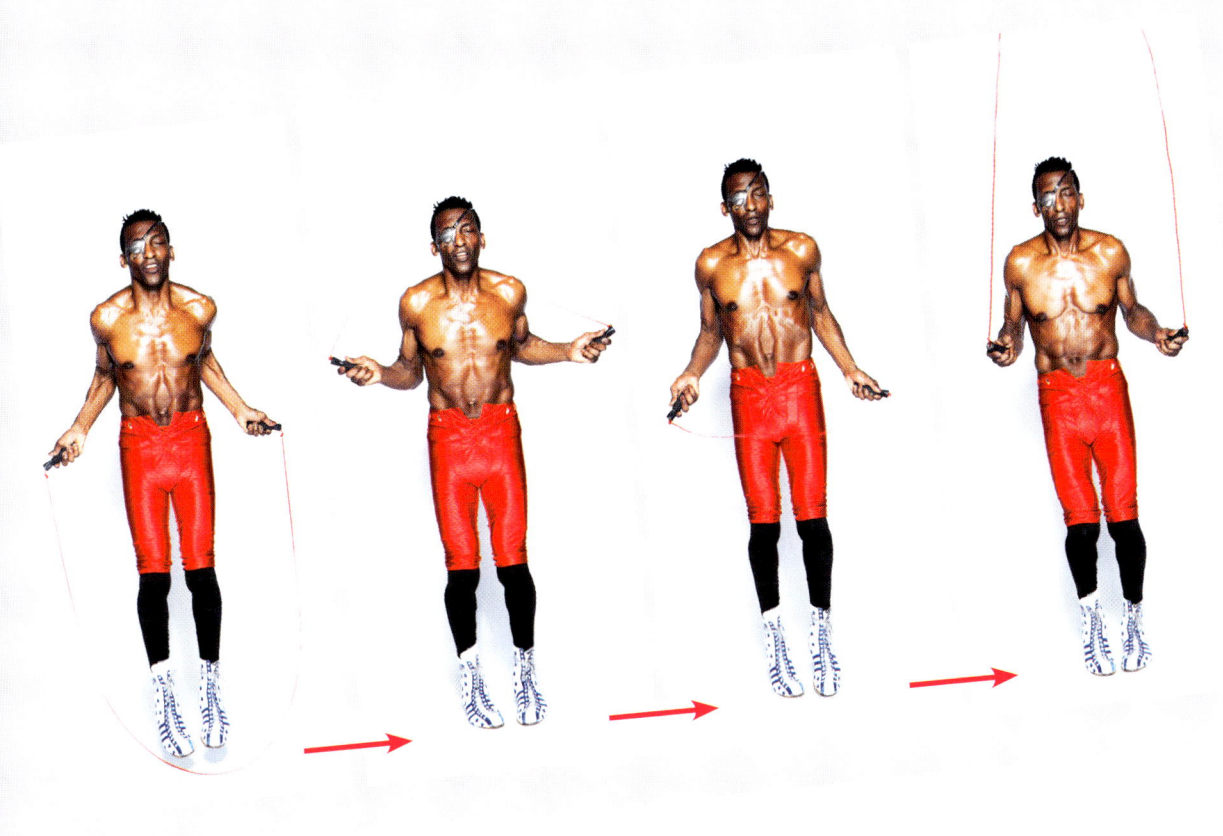

DIE ÜBUNG:

1. Beginnen Sie, das Seil allein aus den Handgelenken nach vorne zu schwingen. Die Hände bleiben nah am Körper. Sobald das Seil sich von oben den Füßen nähert, machen Sie einen winzigen Hüpfer, damit es unter Ihnen durchschwingen kann. Landen Sie auf den Fußballen und springen Sie dann weitere 7 Mal.

2. Nach dem achten Sprung hüpfen Sie doppelt so hoch (5-10 cm) und lassen das Seil rascher kreisen als sonst, sodass es zweimal – statt einmal – unter Ihnen durchschwingt, ehe Sie landen. Landen Sie auf den Fußballen und springen Sie dann weitere 7 Mal.

3. Machen Sie so weiter bis zum Ende der Übung: Auf einen Doppelsprung folgen 7 Basissprünge.

AERO-TIPP

- Versuchen Sie, die Fersen nicht zurückzuziehen, damit das Seil genug Platz hat, zweimal unter Ihnen durchzuschwingen. Hüpfen Sie einfach ein wenig höher, indem Sie sich stärker mit den Fußballen abstoßen, und setzen Sie die Handgelenke richtig ein.

DOPPELDURCHSCHLAG (BIS 4 ZÄHLEN)

Auch diese Variante ist ein Doppeldurchschlag. Diesmal schwingen Sie das Seil aber nach jeweils 4 Sprüngen zweimal. Die Wirkung ist die gleiche wie beim Doppeldurchschlag mit 8 Zwischensprüngen. Diese Übung trainiert jedoch den Oberkörper und das Herz-Kreislauf-System noch intensiver.

AUSGANGSSTELLUNG: Halten Sie das Seil an beiden Enden. Die Arme befinden sich an den Seiten, die Handflächen zeigen nach vorne. Machen Sie einen kleinen Schritt nach vorne, sodass die Mitte des Seils sich genau hinter den Fersen befindet.

DIE ÜBUNG:

1. Beginnen Sie, das Seil allein aus den Handgelenken nach vorne zu schwingen. Die Hände bleiben nah am Körper. Sobald das Seil sich von oben den Füßen nähert, machen Sie einen winzigen Hüpfer, damit es unter Ihnen durchschwingen kann. Landen Sie auf den Fußballen und springen Sie dann weitere 3 Mal.
2. Nach dem vierten Sprung hüpfen Sie doppelt so hoch (5-10 cm) und lassen das Seil rascher kreisen als sonst, sodass es zweimal – statt einmal – unter Ihnen durchschwingt, ehe Sie landen. Landen Sie auf den Fußballen und springen Sie dann weitere 2 Mal.
3. Machen Sie so weiter bis zum Ende der Übung: Auf einen Doppelsprung folgen 3 Basissprünge.

AERO-TIPP

- Versuchen Sie, die Fersen nicht zurückzuziehen, damit das Seil genug Platz hat, zweimal unter Ihnen durchzuschwingen. Hüpfen Sie einfach ein wenig höher, indem Sie sich stärker mit den Fußballen abstoßen, und setzen Sie die Handgelenke richtig ein.

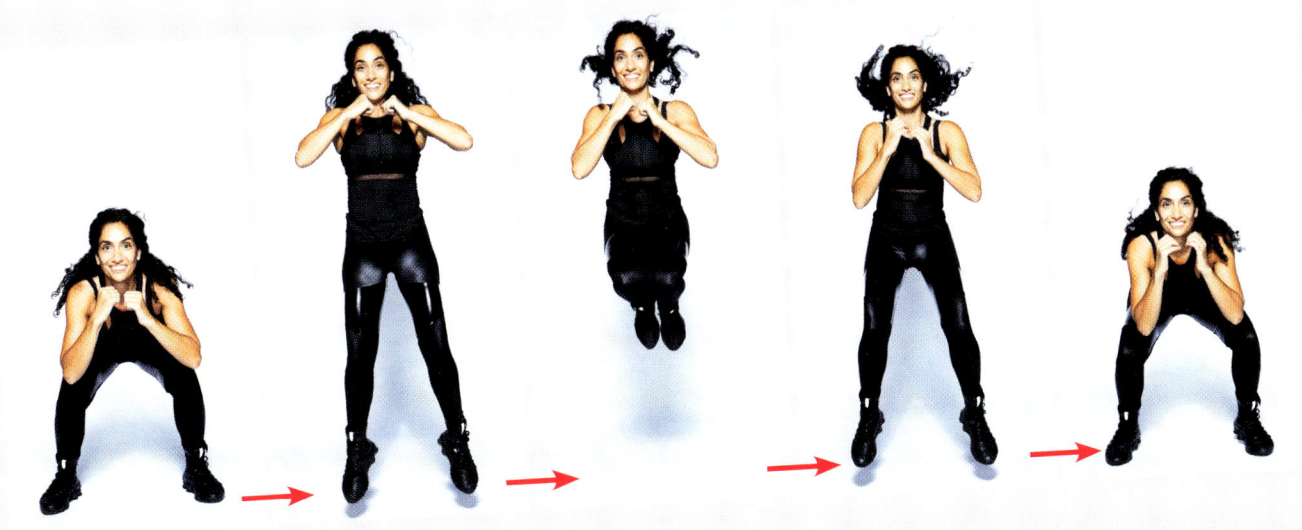

NEUE AEROSCULPT-ÜBUNGEN

HOCKSPRUNG MIT KNIE-TOUCH

AUSGANGSSTELLUNG: Sie stehen aufrecht, die Füße sind etwas mehr als eine Schulterbreite auseinander.

DIE ÜBUNG: Gehen Sie in die Hocke, bis der Po sich auf gleicher Höhe wie die Knie befindet. Springen Sie dann schnell 5–10 Zentimeter hoch. In der Luft führen Sie die Beine zusammen, sodass sie sich berühren, während Sie die Knie und Füße hochziehen. Dann spreizen Sie die Beine rasch und landen auf den Fußballen. Wieder sollten die Füße etwas weiter als eine Schulterbreite auseinander sein. Machen Sie diese Übung insgesamt 4 Mal: Hocke, Sprung, Touch, Beine spreizen. Die ganze Übung ist eine einzige fließende Bewegung.

AERO-TIPP

- Quadrizeps, Gesäßmuskeln, Waden und Rumpfmuskeln müssen ununterbrochen arbeiten.

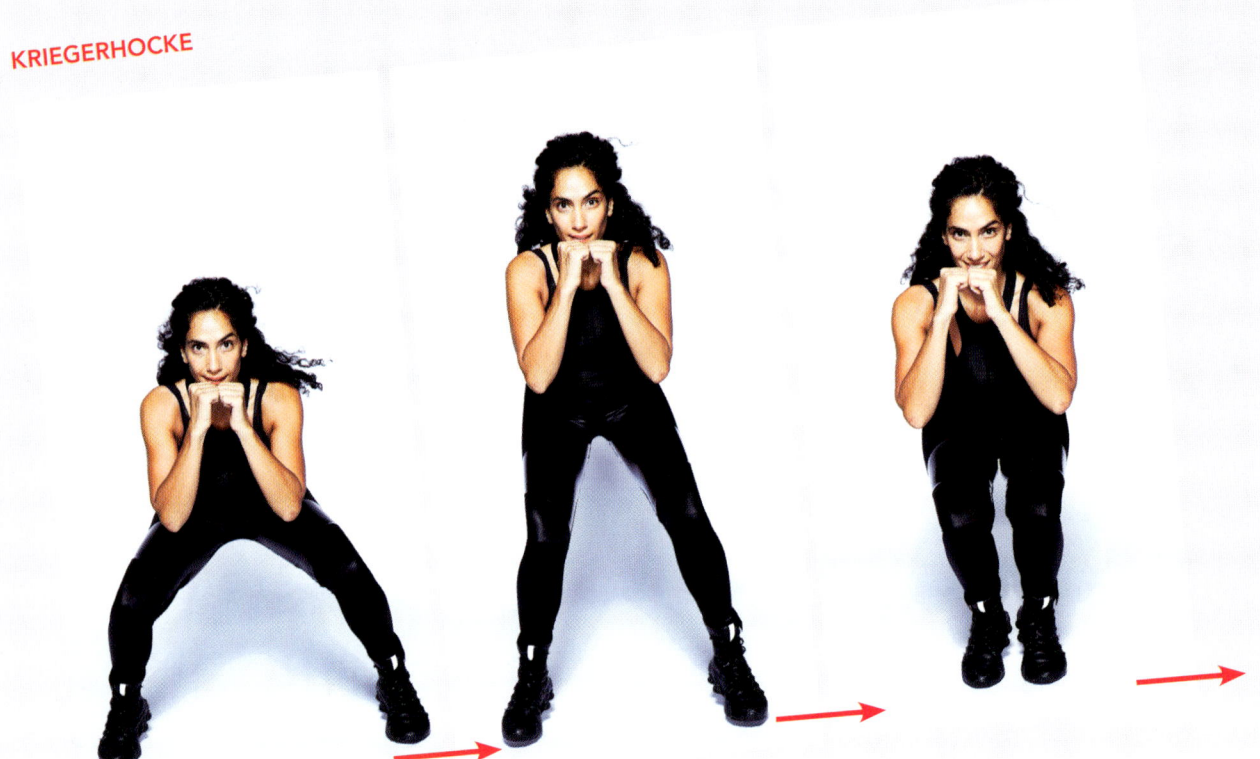

KRIEGERHOCKE

AUSGANGSSTELLUNG: Sie stehen aufrecht, die Füße sind weiter als eine Schulterbreite auseinander, die Fäuste liegen am Kinn.

DIE ÜBUNG: Gehen Sie in die Hocke, bis der Po sich auf gleicher Höhe wie die Knie befindet. Machen Sie dann sofort einen Sprung, aber nur so hoch, dass die Füße sich kaum vom Boden lösen. Während Sie erneut in die Hocke gehen, gleiten die Füße aufeinander zu, bis die Knie sich berühren. Dann folgt sofort der nächste Hüpfer, wobei die Füße sich nur ein klein wenig vom Boden lösen. Diesmal gleiten die Füße jedoch auseinander, während Sie wieder in die Hocke gehen, bis sie mehr als eine Schulterbreite auseinander sind. Wiederholen Sie diese Übung 8 Mal.

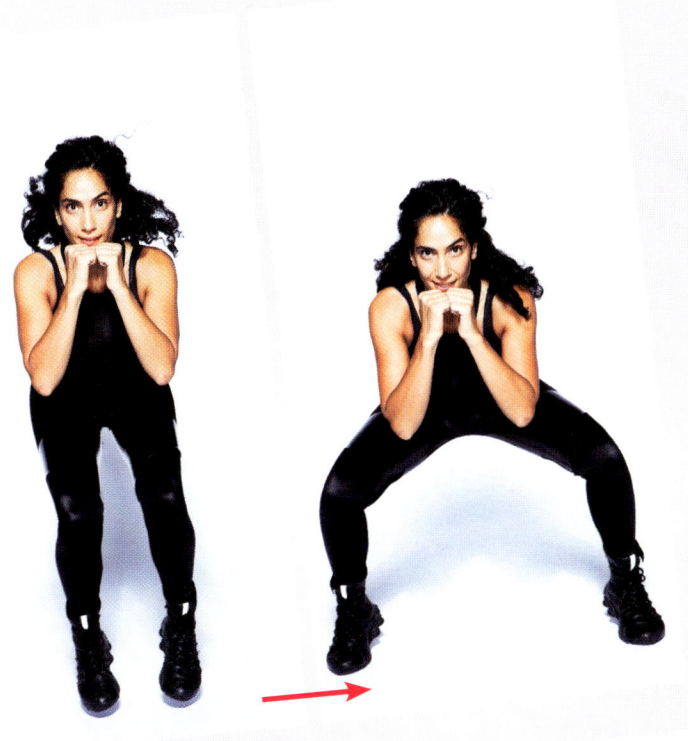

AERO-TIPPS

- Die Knie bleiben während der gesamten Bewegung gebeugt.
- Quadrizeps, Gesäßmuskeln, Waden und Rumpfmuskeln müssen ununterbrochen arbeiten.

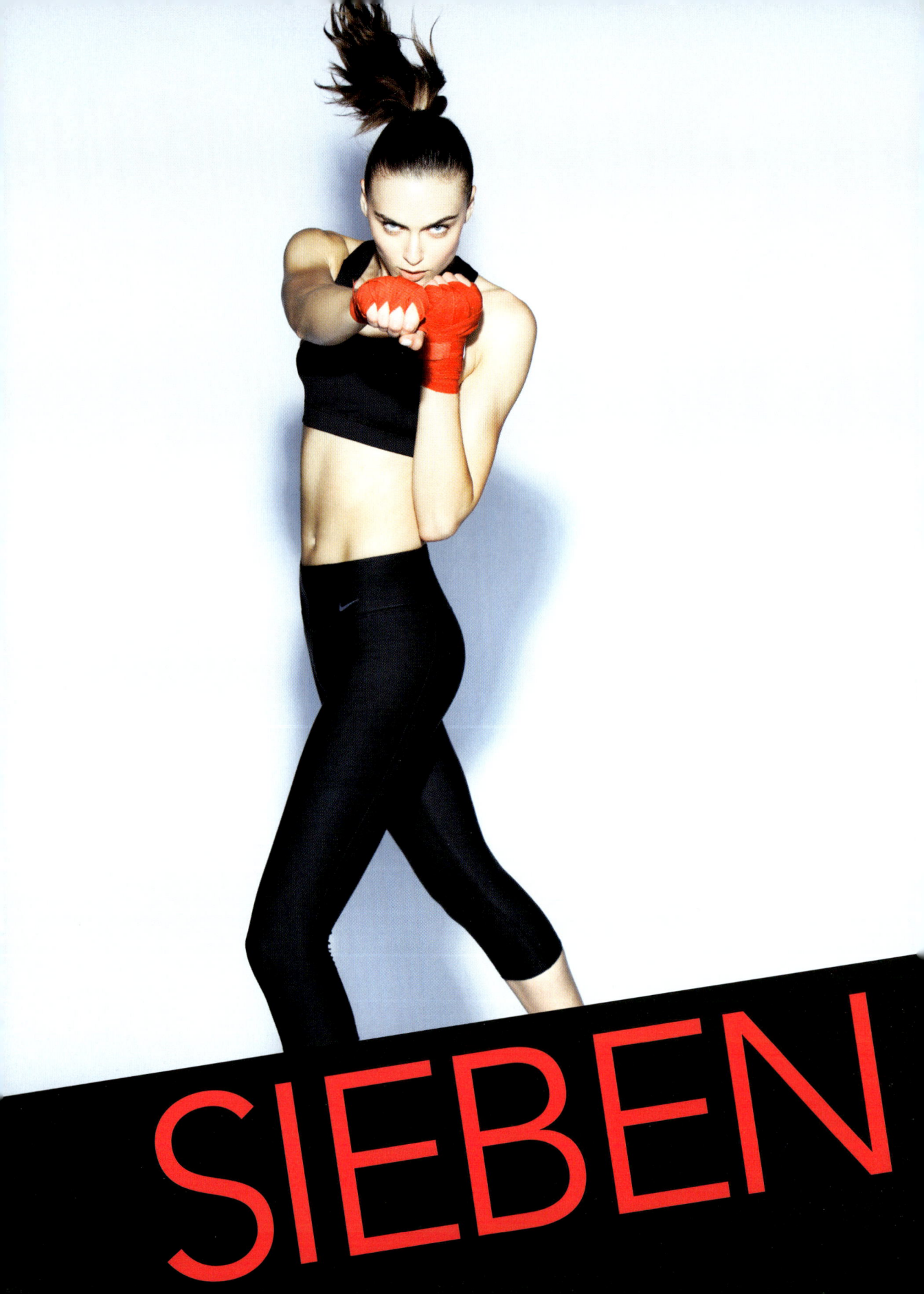

SIEBEN

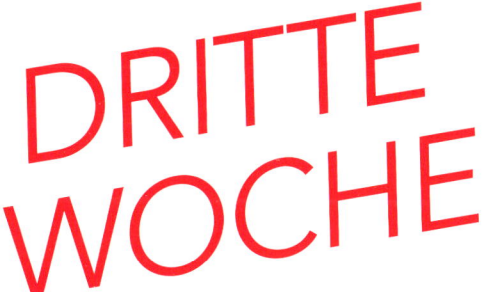

DRITTE WOCHE

DIE DRITTE PUNCH!-WOCHE IN KÜRZE

Auch in der dritten Woche müssen Sie jeden Workout drei Tage lang hintereinander bewältigen, ehe Sie zum nächsten übergehen.

Wenn der sechstägige Zyklus beendet ist, ruhen Sie sich am siebten Tag aus, ehe Sie mit Woche vier beginnen. Oder Sie fügen einen siebten Workout hinzu, indem Sie den letzten Trainingstag wiederholen oder den ersten Tag der vierten Woche vorziehen.

Wenn Sie innerhalb jeder Runde von einer Übung zur anderen übergehen, ruhen Sie sich nur so lange aus, wie es erforderlich ist, um die Ausgangsstellung einzunehmen. Zwischen den Runden haben Sie die Wahl: Entweder Sie machen vor der nächsten Runde 60 Sekunden Pause oder Sie gehen sofort zur nächsten Runde über, ohne sich auszuruhen.

TAGE 15, 16 UND 17

Bisherige Aero-Übungen, die vorausgesetzt werden

AEROBOX
- Jab
- Power Punch
- Uppercut
- Haken

AEROJUMP
- Doppeldurchschlag (bis 4 zählen)

AEROSCULPT
- (Entfällt)

Neue Aero-Übungen, die Sie kennen müssen

AEROBOX
- (Entfällt)

AEROJUMP
- Boxersprung
- Sprung mit Armkreuzen

AEROSCULPT
- Aerofly (1. Stufe)

DAS PROGRAMM (TAGE 15, 16 UND 17)

DAS PUNCH!-3-MINUTEN-AUFWÄRMEN	
Oberkörper	
Übung/Stretch	**Zeitdauer/Wiederholungen**
Seitliche Rumpfbeuge	4 Mal nach jeder Seite wiederholen (je 5 Sekunden halten)
Rumpfbeuge nach hinten/Rumpfbeuge nach vorne	4 Mal nach jeder Seite wiederholen (je 5 Sekunden halten)
Bizeps-Unterarm-Stretch	1 Mal mit jedem Arm (je 5 Sekunden halten)
Schulter-Trizeps-Stretch	1 Mal mit jedem Arm (je 4-5 Sekunden halten)
Unterkörper	
Stretch im Knien	1 Mal 10 Sekunden
Knöchelkreisen	1 Mal mit jedem Bein, je 10 Sekunden
Wadenheben im Stehen	30 Sekunden
Joggen (oder Hüpfen) auf der Stelle	30 Sekunden
Dreifacher Hampelmann	Insgesamt 30 Sekunden, jede Variante 10 Sekunden

RUNDE EINS

AEROBOX			
Fauststoß	**Position**	**Tempo**	**Dauer**
(8-fache Kombination) Jab links, Jab links, Power rechts, Jab rechts, Power links, Power rechts, linker Haken, rechter Haken	Pyramide	ÜT	Den Zyklus 4 Mal wiederholen, zwischen jedem Zyklus 4 Sekunden ausruhen
(Wie oben)	Pyramide	KT	Den Zyklus 4 Mal wiederholen, zwischen jedem Zyklus 4 Sekunden ausruhen
(Wie oben)	Pyramide	KT	Den Zyklus 32 Mal wiederholen, zwischen den Zyklen nicht ausruhen
8-fache Kombination) Jab rechts, Jab rechts, Power links, Jab links, Power rechts, Power links, rechter Haken, linker Haken	Pyramide	ÜT	Den Zyklus 4 Mal wiederholen, zwischen jedem Zyklus 4 Sekunden ausruhen
(Wie oben)	Pyramide	KT	Den Zyklus 4 Mal wiederholen, zwischen jedem Zyklus 4 Sekunden ausruhen
(Wie oben)	Pyramide	KT	Den Zyklus 32 Mal wiederholen, zwischen den Zyklen nicht ausruhen

AEROJUMP			
Übung	**Zeitdauer**		
Boxersprung	180 Sekunden		
Sprung mit Armkreuzen	60 Sekunden		
Doppeldurchschlag (bis 4 zählen)	180 Sekunden		
AEROSCULPT			
Übung	**Zeitdauer/ Wiederholungen**		
Aerofly (1. Stufe) auf dem linken Bein	64		
Aerofly (1. Stufe) auf dem rechten Bein	64		

RUNDE ZWEI

AEROBOX			
Fauststoß	**Position**	**Tempo**	**Dauer**
(8-fache Kombination) Jab links, Jab links, Power rechts, Power rechts, Power links, Power rechts, linker Haken, rechter Haken	Linksausleger	ÜT	Den Zyklus 16 Mal wiederholen
(Wie oben)	Linksausleger	KT	Den Zyklus 8 Mal wiederholen, zwischen jedem Zyklus 4 Sekunden ausruhen
(Wie oben)	Linksausleger	KT	2 Zyklen nacheinander (insgesamt 16 Fauststöße), 4 Sekunden ausruhen, dann den gesamten Zyklus (16 Fauststöße/4 Sekunden ausruhen) 8 Mal wiederholen
(Wie oben)	Linksausleger	KT	Den Zyklus 32 Mal wiederholen, zwischendurch nicht ausruhen
AEROJUMP			
Übung	**Zeitdauer**		
Boxersprung	180 Sekunden		
Sprung mit Armkreuzen	60 Sekunden		
Doppeldurchschlag (bis 4 zählen)	180 Sekunden		

AEROSCULPT			
Übung	Zeitdauer/ Wiederholungen		
Aerofly (1. Stufe) auf dem linken Bein	64		
Aerofly (1. Stufe) auf dem rechten Bein	64		

RUNDE DREI

AEROBOX			
Fauststoß	Position	Tempo	Dauer
(8-fache Kombination) Jab rechts, Jab rechts, Power links, Power links, Power rechts, Power links, rechter Haken, linker Haken	Rechtsausleger	ÜT	Den Zyklus 16 Mal wiederholen
(Wie oben)	Rechtsausleger	KT	Den Zyklus 8 Mal wiederholen, zwischen jedem Zyklus 4 Sekunden ausruhen
(Wie oben)	Rechtsausleger	KT	2 Zyklen nacheinander (insgesamt 16 Fauststöße). 4 Sekunden ausruhen, dann den ganzen Zyklus (16 Faust- stöße/4 Sekunden ausruhen) 8 Mal wiederholen
(Wie oben)	Rechtsausleger	KT	Den Zyklus 32 Mal wiederholen, zwischendurch nicht ausruhen

AEROJUMP			
Übung	Zeitdauer		
Boxersprung	180 Sekunden		
Sprung mit Armkreuzen	60 Sekunden		
Doppeldurchschlag (bis 4 zählen)	180 Sekunden		

AEROSCULPT			
Übung	Zeitdauer/ Wiederholungen		
Aerofly (1. Stufe) auf dem linken Bein	64		
Aerofly (1. Stufe) auf dem rechten Bein	64		

DAS PUNCH!-5-MINUTEN-ABWÄRMEN	
Gehen Sie 1 Minute (oder bis der Puls sich beruhigt hat) auf der Stelle oder seitwärts, um Atem zu holen	
Stretch	**Zeitdauer/Wiederholungen**
Seitliche Rumpfbeuge	2 Mal nach jeder Seite wiederholen (jede Position 10 Sekunden halten)
Rumpfbeuge nach hinten/Rumpfbeuge nach vorne	4 Mal nach hinten und vorne wiederholen (jede Position 10 Sekunden halten)
Bizeps-Unterarm-Stretch	1 Mal mit jedem Arm (jeden Stretch 10 Sekunden halten)
Schulter-Trizeps-Stretch	1 Mal mit jedem Arm (jeden Stretch 10 Sekunden halten)
Waden-Stretch für Sprinter	4 Mal mit jedem Bein, je 10 Sekunden
Quadrizeps-Stretch im Knien	2 Mal mit jedem Bein, je 10 Sekunden
Knie umarmen	1 Mal 10 Sekunden
Hüfte-Po-Stretch im Liegen	2 Mal mit jedem Bein, je 10 Sekunden
Hüftbeuger-Stretch	1 Mal mit jedem Bein, je 10 Sekunden

NEUE AEROJUMP-ÜBUNGEN

BOXERSPRUNG

Diese klassische Übung für Boxer – die Ihnen vielleicht wie ein Sprung auf einem Bein vorkommt – verlangt im Grunde nur, dass Sie Ihr Gewicht von einem Fuß auf den anderen verlagern. Es ist eine weniger intensive Übung, die Ihnen hilft, die Koordination bei anderen Sprüngen zu verbessern. Gleichzeitig können sich die Muskeln zwischen den härteren Teilen des Workouts etwas erholen.

AUSGANGSSTELLUNG: Halten Sie das Seil an beiden Enden. Die Arme befinden sich an den Seiten, die Handflächen zeigen nach vorne. Machen Sie einen kleinen Schritt nach vorne, sodass die Mitte des Seils sich genau hinter den Fersen befindet.

DIE ÜBUNG:
1. Beginnen Sie, das Seil allein aus den Handgelenken nach vorne zu schwingen. Die Hände bleiben nah am Körper. Sobald das Seil sich von oben den Füßen nähert, machen Sie einen winzigen Hüpfer, damit es unter Ihnen durchschwingen kann.

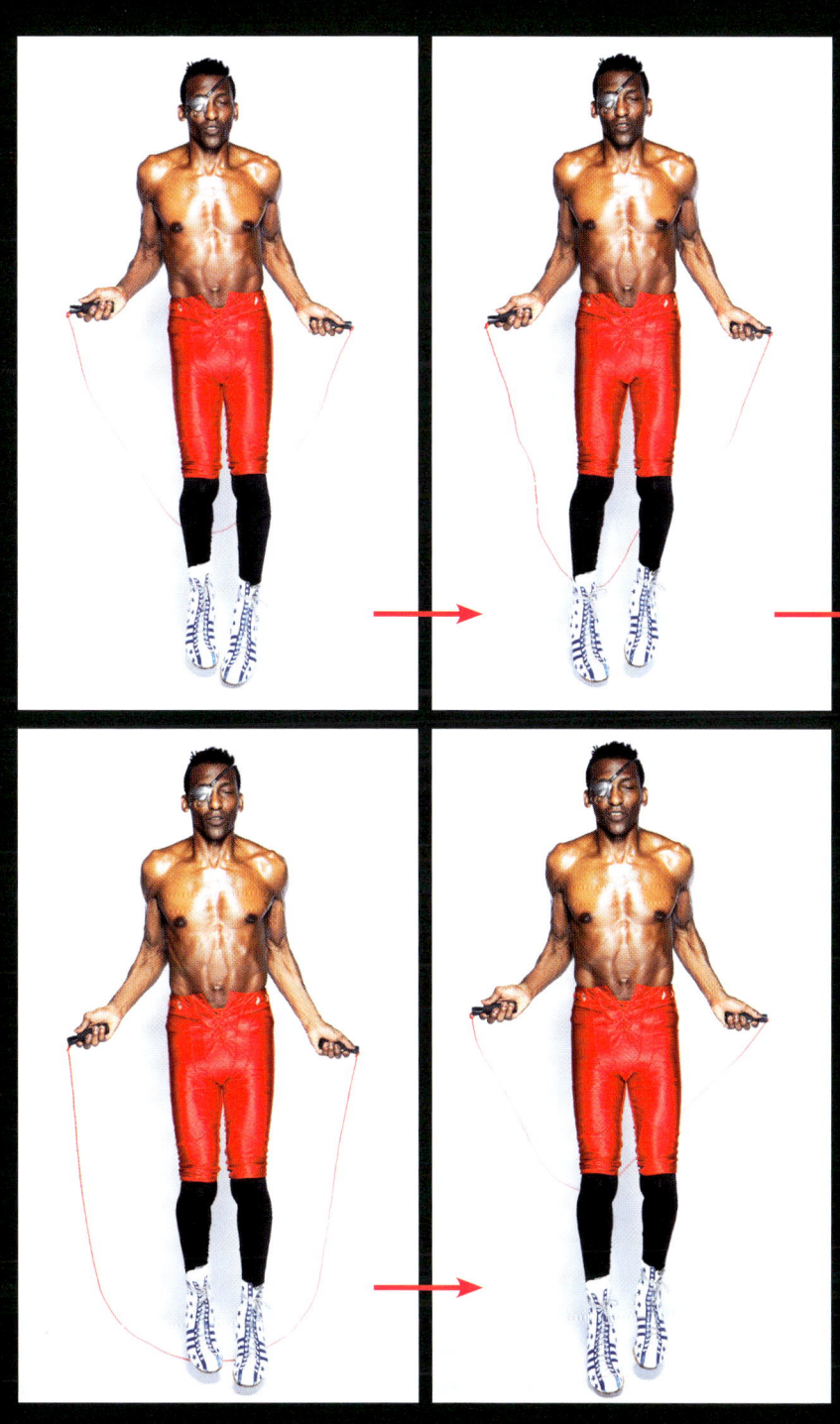

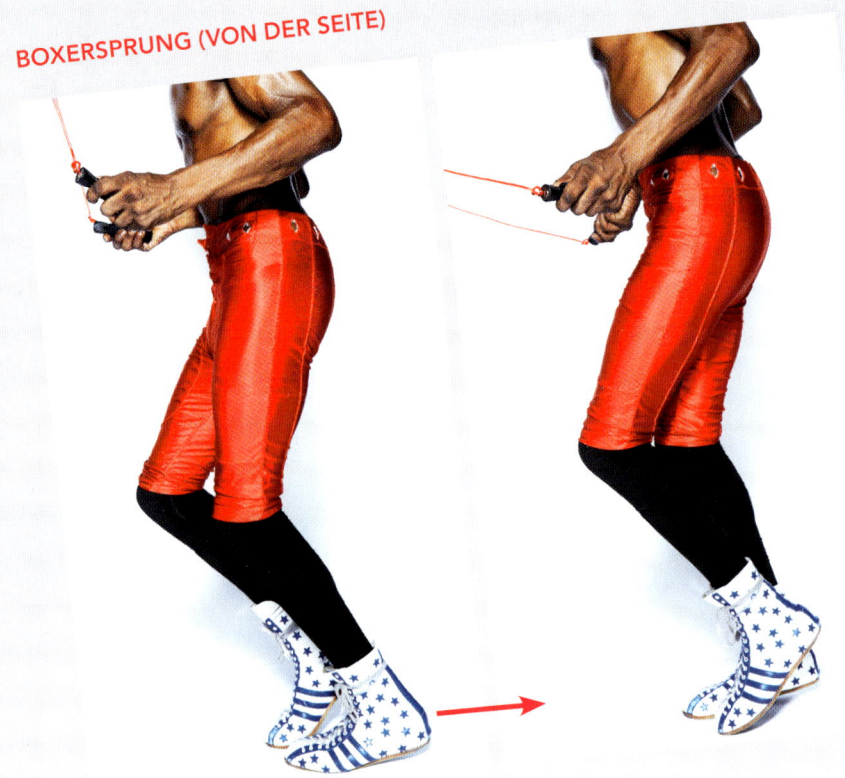

BOXERSPRUNG (VON DER SEITE)

2. Wenn Sie landen, heben Sie das rechte Knie ein wenig hoch, sodass Sie auf dem Ballen des linken Fußes landen. Die Zehen des rechten Fußes berühren den Boden nur leicht. Machen Sie insgesamt 4 Sprünge.

3. Springen Sie wieder hoch, sodass das Seil unter Ihnen durchschwingt. Diesmal heben Sie jedoch das linke Knie etwas hoch, sodass Sie auf dem rechten Fußballen landen. Die Zehen des linken Fußes berühren den Boden nur leicht. Machen Sie insgesamt 8 Sprünge.

4. Wiederholen Sie die Schritte 1 und 2. Diesmal machen Sie jedoch 4 Sprünge je Bein.

5. Wiederholen Sie die Schritte 2 und 3. Diesmal machen Sie jedoch 2 Sprünge je Bein.

6. Wiederholen Sie die Schritte 2 und 3. Diesmal machen Sie jedoch einen Sprung je Bein.

7. Machen Sie so weiter, bis die Übung beendet ist: Verlagern Sie Ihr Gewicht abwechselnd auf den linken Fuß (für einen Sprung) und auf den rechten Fuß (für einen Sprung).

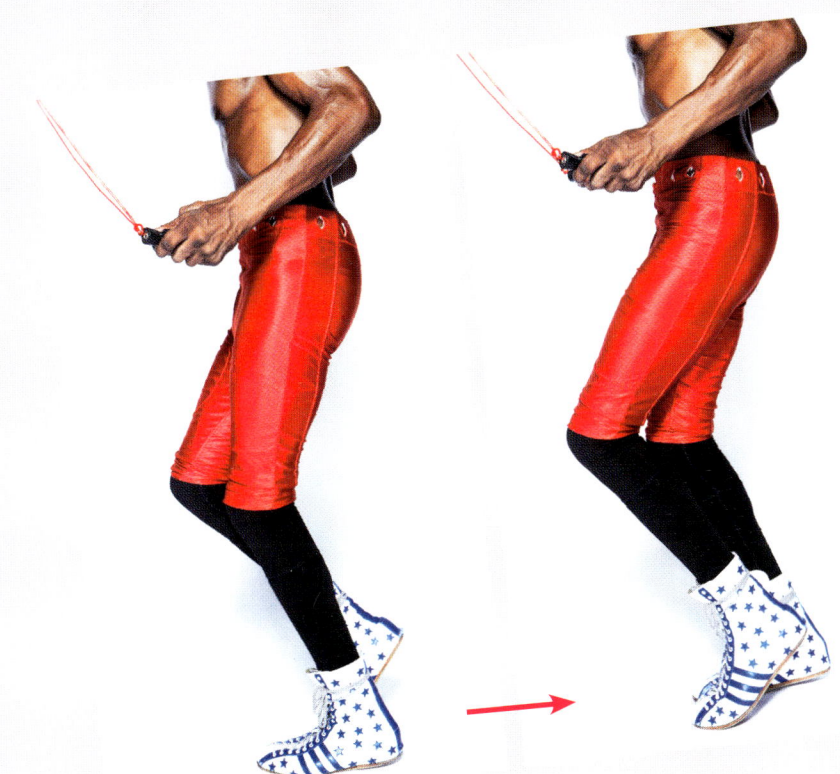

AERO-TIPPS

- Beim Boxersprung verlagern Sie Ihr Gewicht sehr behutsam von einem Fuß auf den anderen. Die Schulter neigt sich mal nach rechts, mal nach links. Wenn Sie Ihr Gewicht nach links verlagern, heben Sie das rechte Knie, wenn Sie es nach rechts verlagern, heben Sie das linke Knie.
- Wenn Sie Ihr Gewicht ein wenig nach rechts verlagern, senken Sie die rechte Ferse ein wenig (die linke Ferse sollte also höher sein). Wenn Sie Ihr Gewicht auf den linken Fuß verlagern, senken Sie die linke Ferse ein wenig.

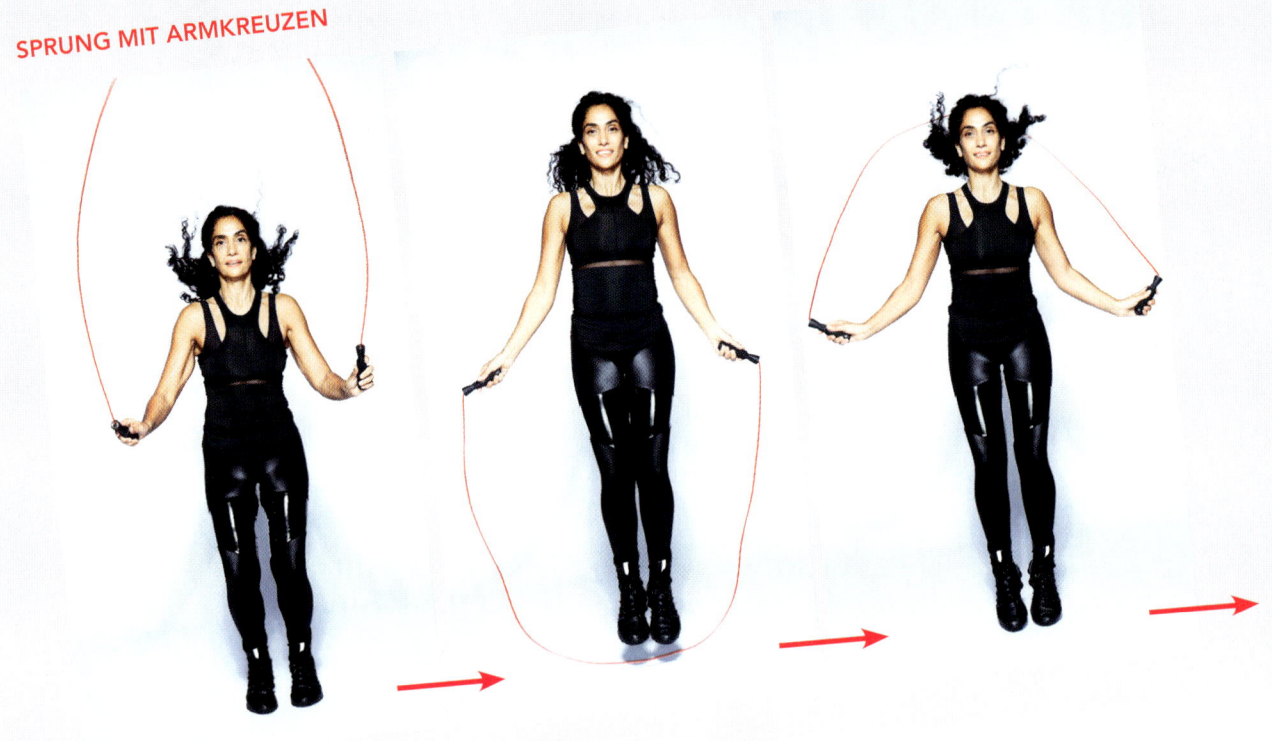

SPRUNG MIT ARMKREUZEN

SPRUNG MIT ARMKREUZEN

Diese Übung für Fortgeschrittene ist ein Basissprung, bei dem Sie immer wieder die Arme vor der Brust kreuzen. Dadurch werden Sie gewandter und trainieren gleichzeitig die Brust- und Schultermuskeln.

AUSGANGSSTELLUNG: Halten Sie das Seil an beiden Enden. Die Arme befinden sich an den Seiten, die Handflächen zeigen nach vorne. Machen Sie einen kleinen Schritt nach vorne, sodass die Mitte des Seils sich genau hinter den Fersen befindet.

DIE ÜBUNG:

1. Beginnen Sie, das Seil allein aus den Handgelenken nach vorne zu schwingen. Die Hände bleiben nah am Körper. Sobald das Seil sich von oben den Füßen nähert, machen Sie einen winzigen Hüpfer, damit es unter Ihnen durchschwingen kann. Landen Sie auf den Fußballen und machen Sie dann weitere 7 Sprünge.

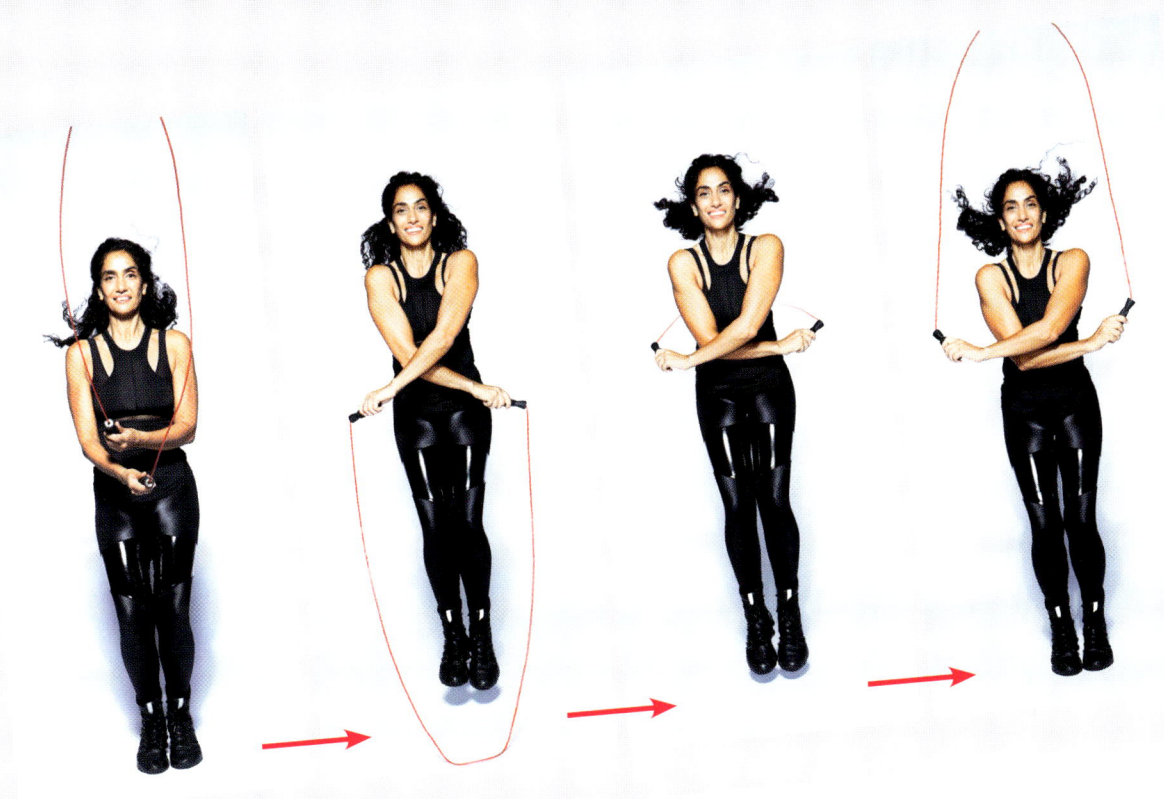

2. Während das Seil in der Luft ist, kreuzen Sie die Arme an den Ellbogen vor der Brust. Am Ende der Bewegung liegen die Hände unterhalb und neben der Taille, die linke Hand an der rechten Körperseite, die rechte Hand an der linken.

3. Landen Sie auf den Fußballen und springen Sie 8 Mal mit gekreuzten Armen.

4. Wenn das Seil sich vor Ihnen senkt, entkreuzen Sie die Arme und führen die Hände zurück in die Ausgangsstellung. Machen Sie dann bis zum Ende der Übung weiter wie bisher: Acht Basissprüngen folgen acht Sprünge mit Armkreuzen.

AERO-TIPPS

- Mit gekreuzten Armen spüren Sie die Sprünge in den Handgelenken deutlicher, weil die Arme weniger arbeiten und das Schwingen des Seils hauptsächlich den Handgelenken überlassen bleibt.

- Anfangs kommt es Ihnen vielleicht seltsam vor, über das Seil zu springen, wenn die Hände vor der Brust gekreuzt sind. Manche Leute fühlen sich fast von den Augen getäuscht und haben das Gefühl, sie hätten nicht mehr genug Seil unter den Füßen. Überwinden Sie diese Furcht – wenn Sie die Übung richtig machen, ist das Seil immer offen, sobald Sie bereit sind, darüber zu springen.

NEUE AEROSCULPT-ÜBUNGEN

AEROFLY (1. STUFE)

AUSGANGSSTELLUNG: Sie stehen aufrecht mit den Beinen zusammen; die Arme hängen gestreckt an den Seiten. Gehen Sie ein wenig in die Knie, während Sie sich aus der Taille vorbeugen und mit den Fingerspitzen den Boden berühren. (Wenn Sie nicht so geschmeidig sind, stellen Sie eine stabile, etwa 5–10 cm hohe Kiste auf den Boden – oder ein Paar leichte Kurzhanteln, vertikal – und legen die Fingerspitzen darauf.) Zum Schluss beugen Sie das nach hinten gestreckte linke Bein um etwa 90 Grad. Dabei befindet sich der linke Fuß 5–10 Zentimeter über dem Boden.

DIE ÜBUNG: Das linke Bein bleibt hinter dem Rumpf gebeugt. Drücken Sie sich mit dem rechten Bein nach oben und schwingen Sie gleichzeitig die Arme seitwärts – wie ein Flügelpaar. Gehen Sie dann wieder in die Ausgangsstellung und wiederholen Sie diese Bewegungen so oft wie vorgeschrieben. Wechseln Sie dann die Positionen der Beine und wiederholen Sie die Übung: Balancieren Sie auf dem linken Fuß, mit dem rechten Fuß nach hinten gestreckt, und berühren Sie mit den Fingerspitzen den Boden.

AERO-TIPPS

- Quadrizeps, Gesäßmuskeln, Waden und Rumpfmuskeln müssen ununterbrochen arbeiten.
- Halten Sie den Kopf gesenkt. Wenn Sie den Kopf zu weit heben, überanstrengen Sie vielleicht die Halsmuskeln.

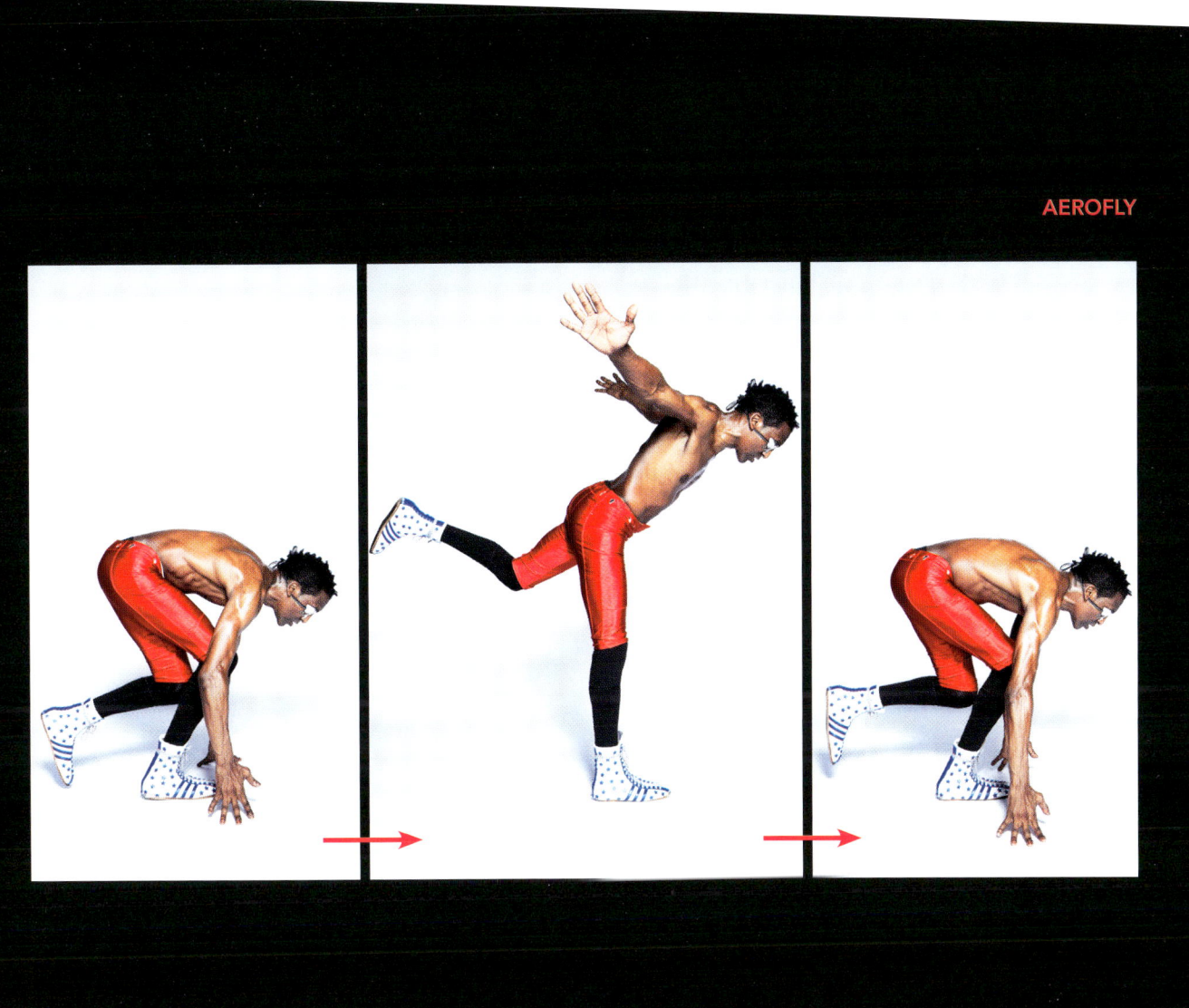

TAGE 18, 19 UND 20

Bisherige Aero-Übungen, die vorausgesetzt werden

AEROBOX
- Jab
- Power Punch
- Uppercut
- Haken
- Pendeln (Pyramiden-Stellung)

AEROJUMP
- Boxersprung
- Doppeldurchschlag

AEROSCULPT
- (Entfällt)

Neue Aero-Übungen, die Sie kennen müssen

AEROBOX
- Pendeln nach rechts
- Pendeln nach links

AEROJUMP
- Basissprung/Armkreuzen

AEROSCULPT
- Aerofly (2. Stufe – Zehenheben)
- Aerofly (3. Stufe – Hüpfen auf einem Bein)

DAS PROGRAMM (TAGE 18, 19 UND 20)

DAS PUNCH!-3-MINUTEN-AUFWÄRMEN	
Oberkörper	
Übung/Stretch	**Zeitdauer/Wiederholungen**
Seitliche Rumpfbeuge	4 Mal nach jeder Seite wiederholen (jede Position 5 Sekunden halten)
Rumpfbeuge nach hinten/Rumpfbeuge nach vorne	4 Mal nach jeder Seite wiederholen (jede Position 5 Sekunden halten)
Bizeps-Unterarm-Stretch	1 Mal mit jedem Arm (jeden Stretch 5 Sekunden halten)
Schulter-Trizeps-Stretch	1 Mal mit jedem Arm (jeden Stretch 4–5 Sekunden halten)
Unterkörper	
Stretch in der Hocke	1 Mal 10 Sekunden
Knöchelkreisen	1 Mal 10 Sekunden mit jedem Bein
Wadenheben im Stehen	30 Sekunden
Joggen (oder Hüpfen) auf der Stelle	30 Sekunden
Dreifacher Hampelmann	Insgesamt 30 Sekunden, jede Variante 10 Sekunden

RUNDE EINS

AEROBOX			
Fauststoß	**Position**	**Tempo**	**Dauer**
(8-fache Kombination) Uppercut links, Power rechts, linker Haken, Power rechts, Pendeln nach rechts, Jab links, Jab links, Power rechts	Pyramide	DT	Den Zyklus 8 Mal wiederholen
(Wie oben)	Pyramide	ÜT	Den Zyklus 16 Mal wiederholen
(Wie oben)	Pyramide	KT	Den Zyklus 8 Mal wiederholen, zwischen jedem Zyklus 4 Sekunden ausruhen
(Wie oben)	Pyramide	KT	2 Zyklen nacheinander, insgesamt 16 Fauststöße. 4 Sekunden ausruhen. Den gesamten Zyklus (16 Fauststöße/ 4 Sekunden ausruhen) 8 Mal wiederholen
(Wie oben)	Pyramide	KT	Den Zyklus 32 Mal wiederholen, zwischendurch nicht ausruhen
(8-fache Kombination) Uppercut rechts, Power links, rechter Haken Power links, Pendeln nach links. Jab rechts, Jab rechts, Power links	Pyramide	DT	Den Zyklus 8 Mal wiederholen

AEROBOX			
Fauststoß	**Position**	**Tempo**	**Dauer**
(Wie oben)	Pyramide	ÜT	Den Zyklus 16 Mal wiederholen
(Wie oben)	Pyramide	KT	Den Zyklus 8 Mal wiederholen, zwischen jedem Zyklus 4 Sekunden ausruhen
(Wie oben)	Pyramide	KT	2 Zyklen nacheinander, insgesamt 16 Fauststöße. 4 Sekunden ausruhen. Den gesamten Zyklus (16 Fauststöße/ 4 Sekunden ausruhen) 8 Mal wiederholen
(Wie oben)	Pyramide	KT	Den Zyklus 32 Mal wiederholen, zwischendurch nicht ausruhen

AEROJUMP			
Übung	**Zeitdauer**		
Boxersprung	60 Sekunden		
Basissprung/Armkreuzen	60 Sekunden		
Doppeldurchschlag	120 Sekunden		

AEROSCULPT			
Übung	**Zeitdauer/ Wiederholungen**		
Aerofly (2. Stufe – Zehenheben) auf dem linken Bein	64		
Aerofly (2. Stufe – Zehenheben) auf dem rechten Bein	64		

RUNDE ZWEI

AEROBOX			
Fauststoß	**Position**	**Tempo**	**Dauer**
(8-fache Kombination) Uppercut links, Power rechts, linker Haken, Power rechts, Pendeln nach rechts, Jab links, Jab links, Power rechts	Linksausleger	DT	Den Zyklus 8 Mal wiederholen
(Wie oben)	Linksausleger	ÜT	Den Zyklus 16 Mal wiederholen
(Wie oben)	Linksausleger	KT	Den Zyklus 8 Mal wiederholen, zwischen jedem Zyklus 4 Sekunden ausruhen
(Wie oben)	Linksausleger	KT	2 Zyklen nacheinander (insgesamt 16 Fauststöße). 4 Sekunden ausruhen. Den ganzen Zyklus (16 Fauststöße/ 4 Sekunden ausruhen) 8 Mal wiederholen
(Wie oben)	Linksausleger	KT	Den Zyklus 32 Mal wiederholen, zwischendurch nicht ausruhen

AEROJUMP		
Übung	**Zeitdauer**	
Boersprung	60 Sekunden	
Basissprung/Armkreuzen	60 Sekunden	
Doppeldurchschlag	120 Sekunden	

AEROSCULPT		
Übung	**Zeitdauer/ Wiederholungen**	
Aerofly (2. Stufe – Zehenheben) auf dem linken Bein	64	
Aerofly (2. Stufe – Zehenheben) auf dem linken Bein	64	

RUNDE DREI

AEROBOX			
Fauststöße	**Position**	**Tempo**	**Dauer**
(8-fache Kombination) Uppercut rechts, Power links, rechter Haken, Power links, Pendeln nach links, Jab rechts, Jab rechts, Power links	Rechtsausleger	DT	Den Zyklus 8 Mal wiederholen
(Wie oben)	Rechtsausleger	ÜT	Den Zyklus 16 Mal wiederholen
(Wie oben)	Rechtsausleger	KT	Den Zyklus 8 Mal wiederholen, zwischen jedem Zyklus 4 Sekunden ausruhen
(Wie oben)	Rechtsausleger	KT	2 Zyklen nacheinander, insgesamt 16 Fauststöße. 4 Sekunden ausruhen. Den gesamten Zyklus (16 Fauststöße/4 Sekunden ausruhen) 8 Mal wiederholen
(Wie oben)	Rechtsausleger	KT	Den Zyklus 32 Mal wiederholen, zwischendurch nicht ausruhen

AEROJUMP			
Übung	**Zeitdauer**		
Boxersprung	60 Sekunden		
Basissprung/Armkreuzen	60 Sekunden		
Doppeldurchschlag (statt eines Doppeldurchschlags alle 8 Sprünge hier zwei Doppeldurchschläge hintereinander alle 16 Sprünge)	120 Sekunden		

AEROSCULPT			
Übung	**Zeitdauer/ Wiederholungen**		
Aerofly (3. Stufe – auf einem Bein), links	64		
Aerofly (3. Stufe – auf einem Bein), rechts	64		

DAS PUNCH!-5-MINUTEN-ABWÄRMEN	
Gehen Sie 1 Minute (oder bis der Puls sich beruhigt hat) auf der Stelle oder seitwärts, um Atem zu holen	
Stretch	**Zeitdauer/Wiederholungen**
Seitliche Rumpfbeuge	2 Mal nach jeder Seite wiederholen (jede Position 10 Sekunden halten)
Rumpfbeuge nach vorne/Rumpfbeuge nach hinten	Je 4 Mal nach vorne und nach hinten wiederholen (jede Position 10 Sekunden halten)
Bizeps-Unterarm-Stretch	1 Mal mit jedem Arm (jeden Stretch 10 Sekunden halten)
Schulter-Trizeps-Stretch	1 Mal mit jedem Arm (jeden Stretch 10 Sekunden halten)
Waden-Stretch für Sprinter	4 Mal 10 Sekunden mit jedem Bein
Quadrizeps-Stretch im Knien	2 Mal 10 Sekunden mit jedem Bein
Knie umarmen	1 Mal 10 Sekunden
Hüfte-Po-Stretch im Liegen	2 Mal 10 Sekunden mit jedem Bein
Hüftbeuger-Stretch	1 Mal 10 Sekunden mit jedem Bein

NEUE AEROBOX-ÜBUNGEN

PENDELN

AUSGANGSSTELLUNG: Sie stehen in der Pyramidenposition, die Füße sind etwas mehr als eine Schulterbreite auseinander, die Zehen zeigen nach vorne, die Knie sind leicht gebeugt (die Muskeln dennoch angespannt). Die Fäuste liegen neben den Wangen, die Handflächen zeigen nach innen.

DIE ÜBUNG: Beugen Sie sich in der Taille leicht nach vorne und nach links, sodass die linke Schulter unter der rechten ist. Beugen Sie sich dann ein wenig nach vorne und nach rechts, sodass die rechte Schulter unter der linken ist.

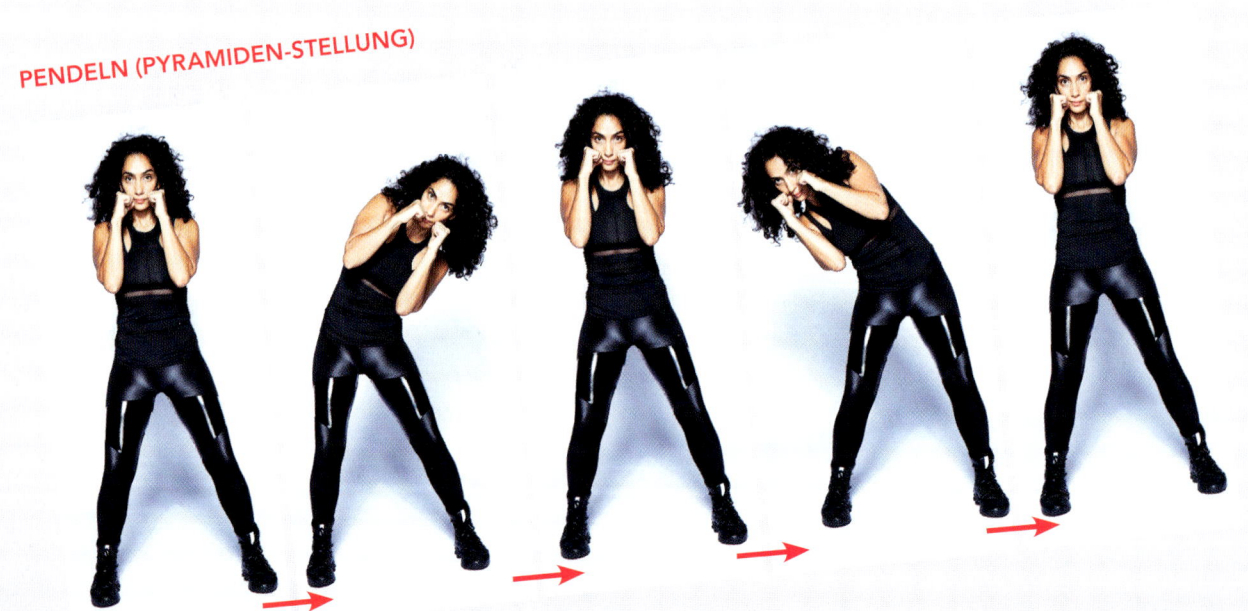

PENDELN (PYRAMIDEN-STELLUNG)

- Einerlei, nach welcher Seite Sie pendeln, der Kopf bleibt immer aufrecht und die Fäuste liegen neben den Wangen.
- Es genügt nicht, sich lediglich nach rechts oder links zu beugen. Boxer verringern mit dem Pendeln den Abstand zwischen sich und dem Gegner. Deshalb müssen Sie gleichzeitig nach vorne und seitwärts pendeln.

PENDELN (LINKSAUSLEGER)

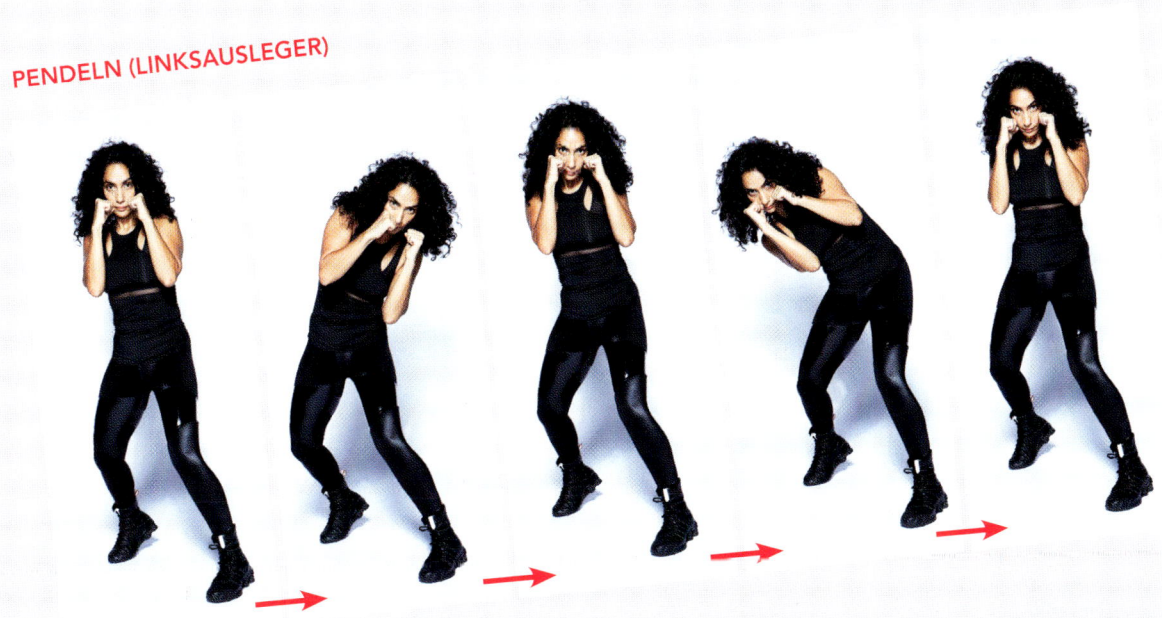

NEUE AEROJUMP-ÜBUNGEN

BASISSPRUNG/ARMKREUZEN

Bei dieser Übung für Fortgeschrittene wechseln Sie zwischen dem Basissprung und dem Sprung mit Armkreuzen ab. Die Wirkung ist die Gleiche wie bei letzterem, aber Sie müssen sich etwas mehr anstrengen.

AUSGANGSSTELLUNG: Halten Sie das Seil an beiden Enden. Die Arme befinden sich an den Seiten, die Handflächen zeigen nach vorne. Machen Sie einen kleinen Schritt nach vorne, sodass die Mitte des Seils sich genau hinter den Fersen befindet.

DIE ÜBUNG:
1. Beginnen Sie, das Seil allein aus den Handgelenken nach vorne zu schwingen. Die Hände bleiben nah am Körper. Sobald das Seil sich von oben den Füßen nähert, machen Sie einen winzigen Hüpfer, damit es unter Ihnen durchschwingen kann. Landen Sie auf den Fußballen und wiederholen Sie die Übung ein paar Mal, um den richtigen Rhythmus zu finden.
2. Während das Seil in der Luft ist, kreuzen Sie flink die Arme an den Ellbogen vor der Brust. Am Ende der Bewegung liegen die Hände unterhalb und neben der Taille, die linke Hand an der rechten Körperseite, die rechte Hand an der linken.

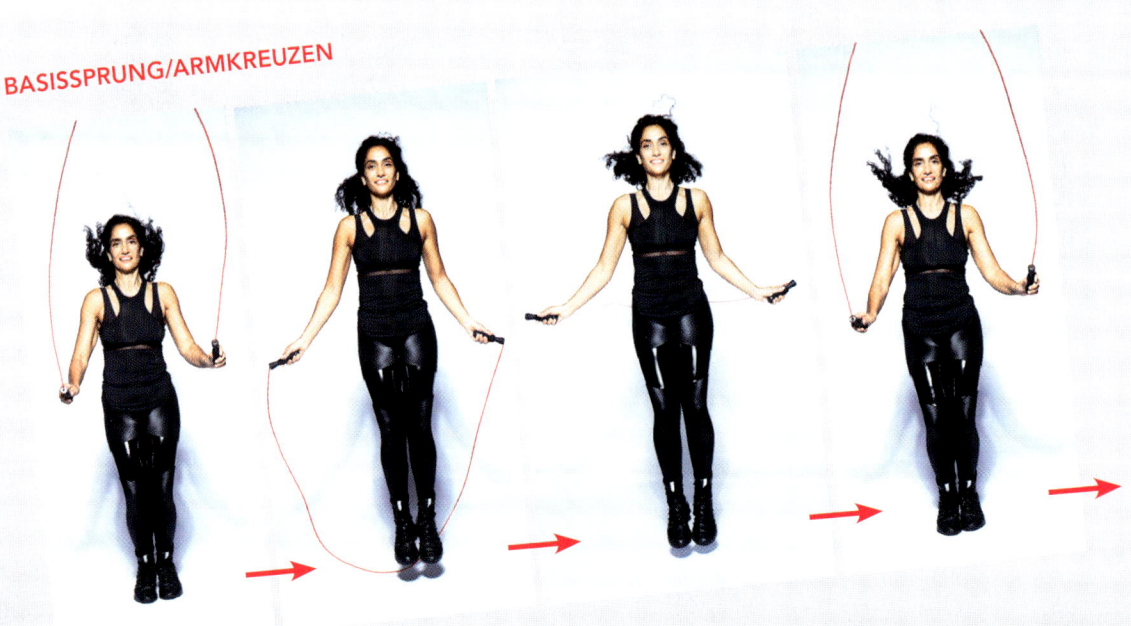

BASISSPRUNG/ARMKREUZEN

3. Springen Sie hoch, lassen Sie das Seil unter den Füßen durchschwingen; entkreuzen Sie dann sofort die Arme und führen Sie die Hände zurück in die Ausgangsstellung. Hüpfen Sie und lassen Sie das Seil wieder unter den Füßen durchschwingen. Machen Sie dann bis zum Ende der Übung weiter wie bisher: Einem Basissprung folgt ein Sprung mit Armkreuzen.

AERO-TIPPS

- Mit gekreuzten Armen spüren Sie die Sprünge in den Handgelenken deutlicher, weil die Arme weniger arbeiten und das Schwingen des Seils hauptsächlich den Handgelenken überlassen bleibt.
- Viele meiner Schüler kreuzen zwar die Arme, bekommen dann aber Angst und ziehen die Hände zu früh zurück. Die Folge ist, dass sie aus dem Rhythmus kommen und sich im Seil verfangen. Der Trick besteht darin, die Arme im gleichen Tempo zu kreuzen und zu entkreuzen.

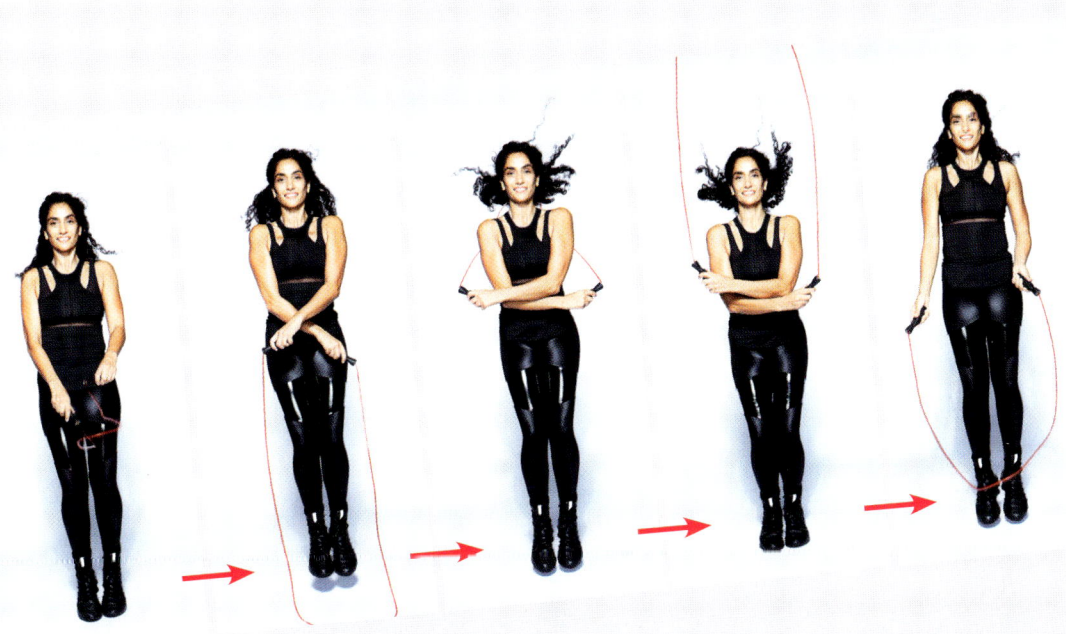

NEUE AEROSCULPT-ÜBUNGEN

AEROFLY (2. STUFE – ZEHENHEBEN)

AUSGANGSSTELLUNG: Wie beim Aerofly (1. Stufe)

DIE ÜBUNG: Das linke Bein bleibt hinter dem Rumpf gebeugt. Drücken Sie sich mit dem rechten Bein nach oben und schwingen Sie gleichzeitig die Arme seitwärts – wie ein Flügelpaar. Sobald die Hände ganz oben sind, heben Sie die Zehen des rechten Fußes so hoch wie möglich, ehe Sie sich wieder in die Ausgangsstellung begeben.

Wenn Sie die empfohlene Zahl von Wiederholungen hinter sich haben, wechseln Sie die Positionen der Beine und wiederholen die Übung erneut: Balancieren Sie auf dem linken Fuß, mit dem rechten Fuß nach hinten gestreckt, und berühren Sie mit den Fingerspitzen den Boden.

AERO-TIPPS

- Quadrizeps, Gesäßmuskeln, Waden und Rumpfmuskeln müssen ununterbrochen arbeiten.
- Halten Sie den Kopf gesenkt. Wenn Sie den Kopf zu weit heben, überanstrengen Sie vielleicht die Halsmuskeln.

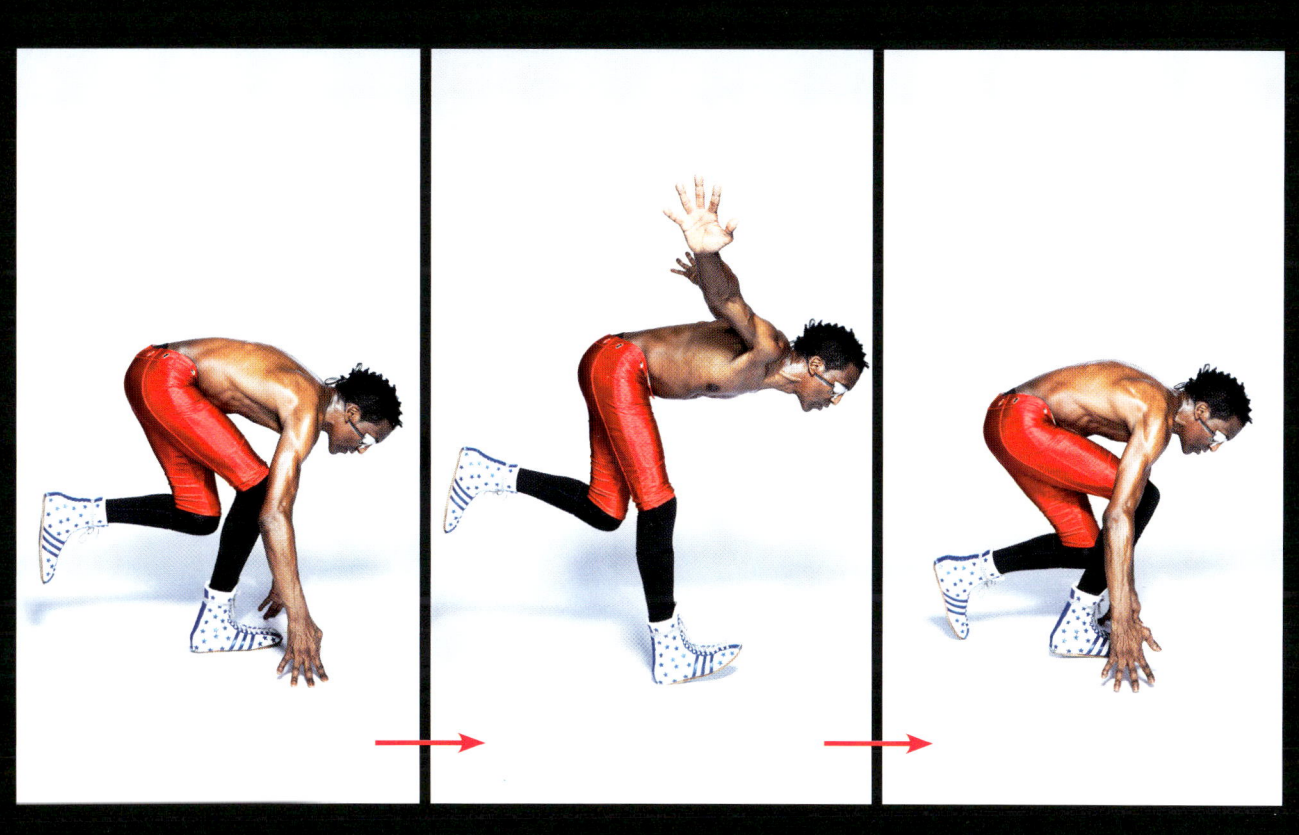

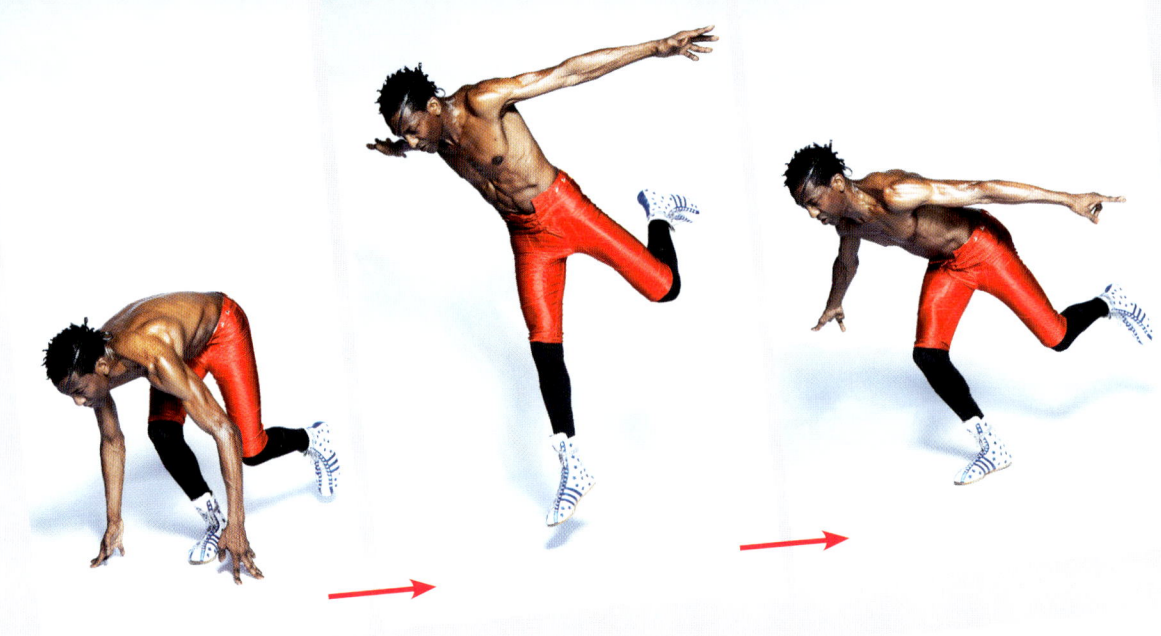

AEROFLY (3. STUFE – HÜPFEN AUF EINEM BEIN)

AUSGANGSSTELLUNG: Wie beim Aerofly (1. Stufe)

DIE ÜBUNG: Das linke Bein bleibt hinter dem Rumpf gebeugt. Drücken Sie sich mit dem rechten Bein so kräftig nach oben, dass Sie vom Boden abheben. In der Luft schwingen Sie die Arme seitwärts – wie ein Flügelpaar –, dann zurück nach vorne, sodass die Fingerspitzen sich wieder in der Ausgangsstellung befinden.

Wenn Sie die Bewegung umkehren und landen, sollten Sie auf dem Fußballen landen und sich dann zur Ferse hin abrollen. Landen Sie nicht auf dem flachen Fuß – dabei müssen die Muskeln weniger arbeiten und das Knie wird stärker belastet.

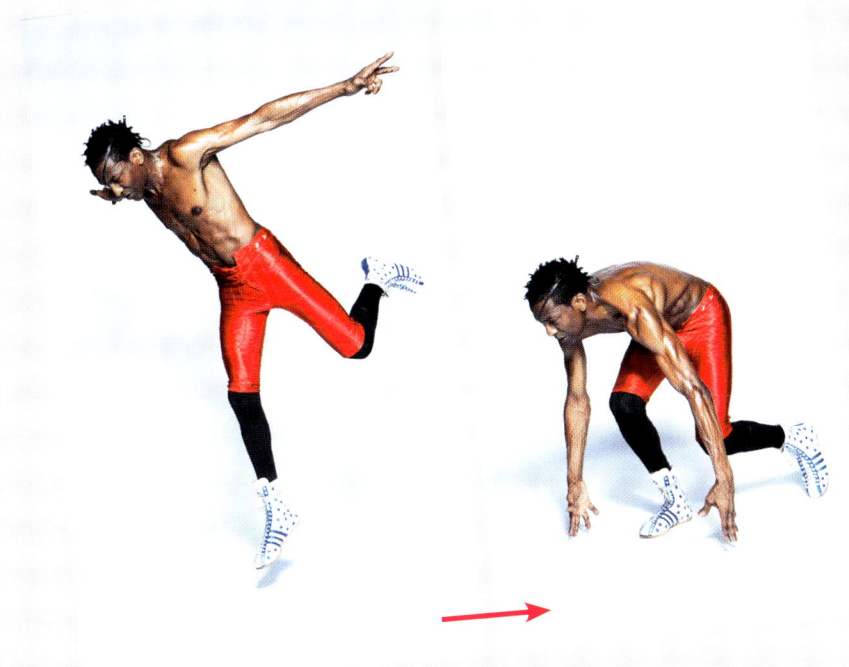

Sobald Sie gelandet sind – rechter Fuß auf dem Boden, Fingerspitzen berühren den Boden –, gehen Sie sofort in die Hocke und wiederholen die Übung. Während der gesamten Übung bleibt das linke Bein gebeugt und der linke Fuß über dem Boden.

Machen Sie die Übung so oft wie empfohlen. Wechseln Sie dann die Positionen der Beine und wiederholen Sie die Übung: Balancieren Sie auf dem linken Fuß, mit dem rechten Fuß nach hinten gestreckt, und berühren Sie mit den Fingerspitzen den Boden.

AERO-TIPP

- Quadrizeps, Gesäßmuskeln, Waden und Rumpfmuskeln müssen ununterbrochen arbeiten.

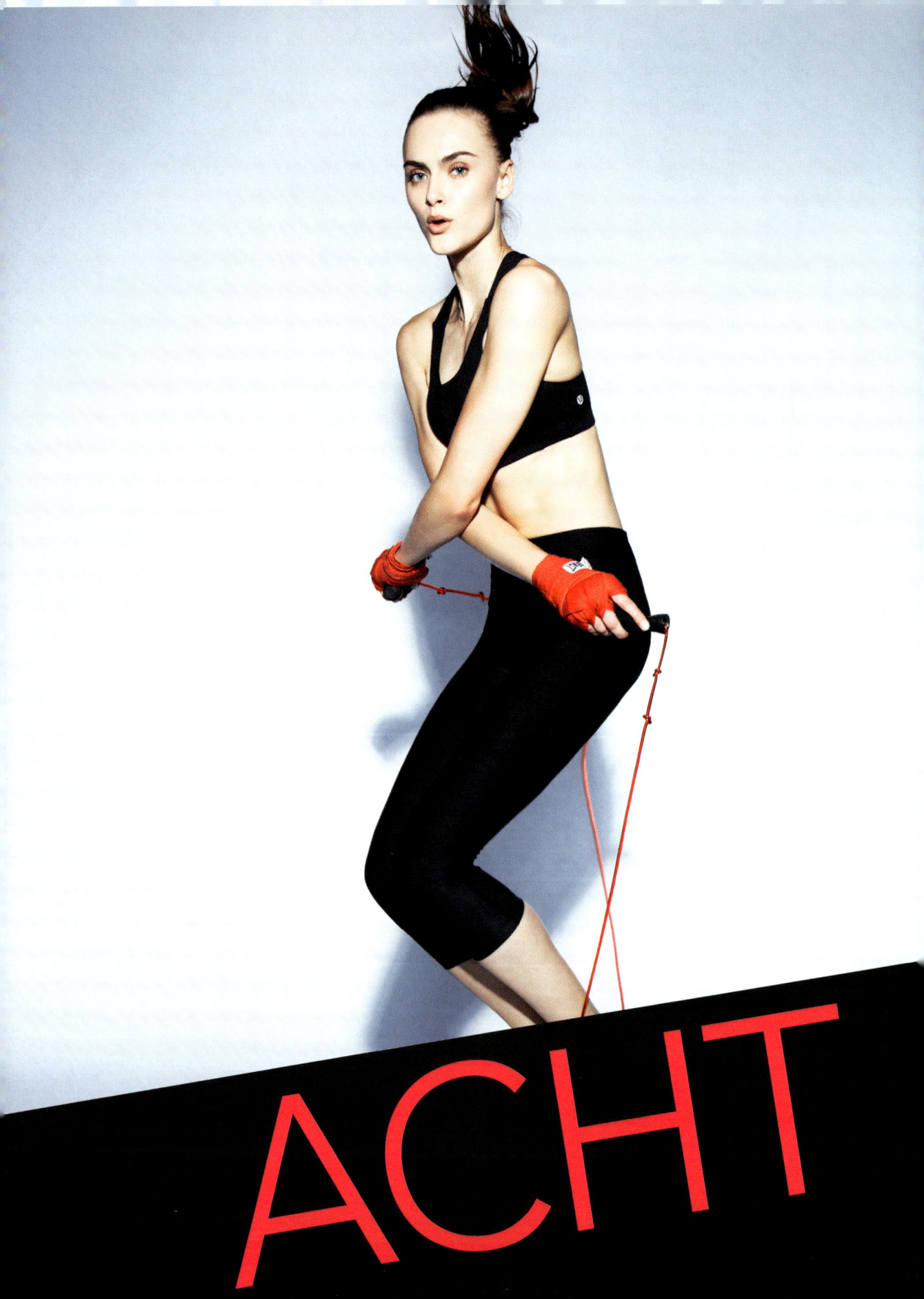

ACHT

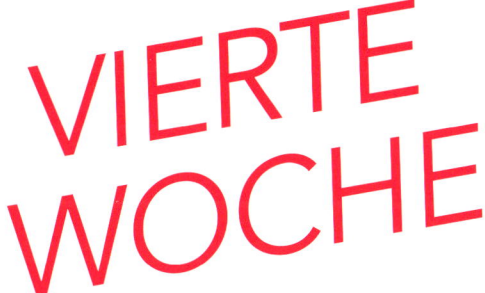

DIE VIERTE PUNCH!-WOCHE IN KÜRZE

Auch in der letzten Woche müssen Sie jeden Workout drei Tage lang hintereinander bewältigen, ehe Sie zum nächsten übergehen.

Wenn der sechstägige Zyklus beendet ist, ruhen Sie sich am siebten Tag aus oder Sie fügen einen siebten Workout hinzu, indem Sie den letzten Trainingstag wiederholen.

Wenn Sie innerhalb jeder Runde von einer Übung zur anderen übergehen, ruhen Sie sich nur so lange aus, wie es erforderlich ist, um die Ausgangsstellung einzunehmen. Zwischen den Runden haben Sie die Wahl: Entweder Sie machen vor der nächsten Runde 30 bis 60 Sekunden Pause oder Sie gehen sofort zur nächsten Runde über, ohne sich auszuruhen.

Veränderungen des Programms und die Gründe dafür

Das Erste, was Sie bemerken werden, ist das neue Aufwärmen: Zu den stimulierenden Dehn-übungen der vergangenen drei Wochen kommen nun Fauststöße hinzu. Diese letzte Woche ist nämlich die intensivste des Monats und Ihre Muskeln müssen von Kopf bis Fuß durch und durch warm und geschmeidig sein, bevor Sie mit dem Programm beginnen.

Auch einige neue Aerobox-Übungen im letzten dreitägigen Workout dürften Ihnen auffallen, zum Beispiel der Ali-Shuffle und der Duran-Drop. Hier handelt es sich um eine Kombination aus einigen meiner bevorzugten – und meiner Meinung nach effektivsten – Übungen für Boxer. Manche verdanken wir einigen der größten Boxer aller Zeiten, andere habe ich während meiner jahrelangen Arbeit mit einigen der großartigsten Trainer der Welt gelernt.

Manche Bewegungen, die Sie in dieser letzten Woche kennen lernen, habe ich selbst entdeckt – allein im Ring. Sie wurden aus der Not geboren, spontan und während eines Kampfes. Ich nahm sie nach und nach in mein Training auf und schließlich gelangen sie mir ohne Mühe. Sie brauchen Geduld und viele Wiederholungen, um sich diese neuen Aerobox-Übungen anzueignen und um sie vollständig zu meistern.

Hinzu kommt, dass die Kombinationen länger dauern. Manche Fauststöße müssen Sie bis zu 24 Mal hintereinander ausführen und dabei dem fiktiven Gegner ausweichen. Für diese Kombinationen werden Sie in der Lernphase viel mehr Zeit benötigen, aber glauben Sie mir: Sobald Sie sie beherrschen, bewältigen Sie die Workouts sehr schnell und dann sind Sie ein Champion.

Alle anderen Übungen, an denen Sie in den ersten drei Wochen gearbeitet haben, zielten auf diesen Moment ab. Die vierte Woche bringt Sie Aerospace näher als alles andere und vermittelt Ihnen eine Vorstellung davon, wie es ist, an einem meiner Kurse teilzunehmen und von Angesicht zu Angesicht mit mir zu trainieren. Wenn Sie die Herausforderung annehmen, legen wir los.

TAGE 22, 23 UND 24

Bisherige Aero-Übungen, die vorausgesetzt werden

AEROBOX

- Jab
- Power Punch
- Uppercut
- Haken
- Pendeln

AEROJUMP

- Boxersprung
- Doppeldurchschlag
- Side-Under (SCHNELL)

AEROSCULPT

- (Entfällt)

Neue Aero-Übungen, die Sie kennen müssen

AEROBOX

- (Entfällt)

AEROJUMP

- (Entfällt)

AEROSCULPT

- Aerofly (4. Stufe – Beinwechsel)
- Knöchel-Touch und Kriegerhocke

DAS PROGRAMM (TAGE 22, 23 UND 24)

NEUES AUFWÄRMEN FÜR DIE 4. WOCHE			
AEROBOX			
Fauststoß	**Position**	**Tempo**	**Dauer**
(8-fache Kombination) Jab links, Jab links, Power rechts, Power rechts, Power links, Power rechts, linker Haken, rechter Haken	Linksausleger	ÜT	Den Zyklus 8 Mal wiederholen
(8-fache Kombination) Uppercut links, Power rechts, linker Haken, Power rechts, Pendeln nach rechts, Jab links, Jab links, Power rechts	Linksausleger	ÜT	Den Zyklus 8 Mal wiederholen
(16-fache Kombination – verbinden Sie die letzten beiden Kombinationen zu einer neuen, langen) Jab links, Jab links, Power rechts, Power rechts, Power links, Power rechts, linker Haken, rechter Haken, Uppercut links, Power rechts, linker Haken, Power rechts, Pendeln nach rechts, Jab links, Jab links, Power rechts	Linksausleger	ÜT	Den Zyklus 16 Mal wiederholen
Stimulierender Stretch für den Oberkörper			
Übung/Stretch	**Zeitdauer/ Wiederholungen**		
Seitliche Rumpfbeuge	4 Mal nach jeder Seite wiederholen (jede Position 10 Sekunden halten)		

Rumpfbeuge nach vorne/ Rumpfbeuge nach hinten	4 Mal nach jeder Seite wiederholen (jede Position 10 Sekunden halten)		
Bizeps-Unterarm-Stretch	1 Mal mit jedem Arm (jeden Stretch 8 Sekunden halten)		
Schulter-Trizeps-Stretch	1 Mal mit jedem Arm (jeden Stretch 4–5 Sekunden halten)		

AEROBOX			
Fauststoß	**Position**	**Tempo**	**Dauer**
(8-fache Kombination) Jab rechts, Jab rechts, Power links, Power links, Power rechts, Power links, rechter Haken, linker Haken	Rechtsausleger	ÜT	Den Zyklus 8 Mal wiederholen
(8-fache Kombination) Uppercut rechts, Power links, rechter Haken, Power links, Pendeln nach links, Jab rechts, Jab rechts, Power links	Rechtsausleger	ÜT	Den Zyklus 8 Mal wiederholen
(16-fache Kombination – verbinden Sie die letzten beiden Kombinationen zu einer neuen, langen) Jab rechts, Jab rechts, Power links, Power links, Power rechts, Power links, rechter Haken, linker Haken, Uppercut rechts, Power links, rechter Haken, Power links, Pendeln nach links, Jab rechts, Jab rechts, Power links	Rechtsausleger	ÜT	Den Zyklus 16 Mal wiederholen

Stimulierender Stretch für den Unterkörper			
Übung/Stretch	**Zeitdauer/ Wiederholungen**		
Stretch in der Hocke	1 Mal		
Knöchelkreisen	1 Mal 10 Sekunden mit jedem Bein		
Wadenheben im Stehen	25 Mal		
Joggen (oder Hüpfen) auf der Stelle	30 Sekunden		
Dreifacher Hampelmann	Machen Sie die 3-teilige Übung 1 oder 2 Mal, insgesamt 30-60 Sekunden		

RUNDE EINS

AEROJUMP			
Übung	**Zeitdauer/ Wiederholungen**		
Boxersprung	60 Sekunden		
Doppeldurchschläge (10 hintereinander, so viele 10er-Serien, wie Sie in der erlaubten Zeit schaffen)	180 Sekunden		
AEROSCULPT			
Übung	**Zeitdauer/ Wiederholungen**		
Aerofly (4. Stufe – Beinwechsel), links	30		
Aerofly (4. Stufe – Beinwechsel), rechts	30		
AEROBOX			
Fauststöße	**Position**	**Tempo**	**Dauer**
(8-fache Kombination) Jab links, Jab links, Power rechts, Jab rechts, Power links, Power rechts, linker Haken, rechter Haken	Linksausleger	ÜT	2 Zyklen nacheinander (insgesamt 16 Fauststöße). 4 Sekunden ausruhen. Den gesamten Zyklus (16 Fauststöße, 4 Sekunden ausruhen) 8 Mal wiederholen
(Wie oben)	Linksausleger	KT	Den Zyklus 16 Mal wiederholen, zwischendurch nicht ausruhen
AEROJUMP			
Übung	**Zeitdauer/ Wiederholungen**		
Boxersprung	60 Sekunden		
20 Doppeldurchschläge hintereinander (so viele 20er-Serien, wie Sie in 180 Sekunden schaffen)	180 Sekunden		

RUNDE ZWEI

AEROBOX			
Fauststöße	**Position**	**Tempo**	**Dauer**
(8-fache Kombination) Uppercut links, Power rechts, linker Haken, Power rechts, Pendeln nach rechts, Jab links, Jab links, Power rechts	Linksausleger	KT	2 Zyklen nacheinander (insgesamt 16 Fauststöße). 4 Sekunden ausruhen. Den gesamten Zyklus (16 Fauststöße, 4 Sekunden ausruhen) 8 Mal wiederholen
(Wie oben)	Linksausleger	KT	Den Zyklus 16 Mal wiederholen, zwischendurch nicht ausruhen
AEROSCULPT			
Übung	**Zeitdauer/ Wiederholungen**		
Knöchel-Touch und Kriegerhocke	8 Mal		

RUNDE DREI

AEROBOX			
Fauststöße	**Position**	**Tempo**	**Dauer**
(16-fache Kombination – die 8-fachen Kombinationen aus Runde eins und zwei nacheinander) Jab links, Jab links, Power rechts, Jab rechts, Power links, Power rechts, linker Haken, rechter Haken, Uppercut links, Power rechts, linker Haken, Power rechts, Pendeln nach rechts, Jab links, Jab links, Power rechts	Linksausleger	ÜT	Den Zyklus 4 Mal wiederholen
(Wie oben)	Linksausleger	KT	Den Zyklus 16 Mal wiederholen, zwischendurch nicht ausruhen
AEROJUMP			
Übung	**Zeitdauer/ Wiederholungen**		
Boxersprung	60 Sekunden		
Doppeldurchschlag (20 Mal hintereinander, so viele 20er-Serien, wie Sie innerhalb der erlaubten Zeit schaffen)	180 Sekunden		

RUNDE VIER

AEROBOX			
Fauststöße	Position	Tempo	Dauer
(8-fache Kombination) Jab rechts, Jab rechts, Power links, Jab links, Power rechts, Power links, rechter Haken, linker Haken	Rechtsausleger	ÜT	2 Zyklen nacheinander (insgesamt 16 Fauststöße). 4 Sekunden ausruhen. Den gesamten Zyklus (16 Fauststöße/4 Sekunden ausruhen) 8 Mal wiederholen
(Wie oben)	Rechtsausleger	KT	Den Zyklus 16 Mal wiederholen
AEROSCULPT			
Übung	Zeitdauer/ Wiederholungen		
Aerofly (4. Stufe – Beinwechsel), links	30		
Aerofly (4. Stufe – Beinwechsel), rechts	30		

RUNDE FÜNF

AEROBOX			
Fauststöße	Position	Tempo	Dauer
(8-fache Kombination) Uppercut rechts, Power links, rechter Haken, Power links, Pendeln nach links, Jab rechts, Jab rechts, Power links	Rechtsausleger	KT	2 Zyklen nacheinander (insgesamt 16 Fauststöße). 4 Sekunden ausruhen. Den gesamten Zyklus (16 Fauststöße/4 Sekunden ausruhen) 8 Mal wiederholen
(Wic oben)	Rechtsausleger	KT	Den Zyklus 16 Mal wiederholen, zwischendurch nicht ausruhen
AEROJUMP			
Übung	Zeitdauer/ Wiederholungen		
Boxersprung	60 Sekunden		
Side-Under (schnell)	25 Sprünge, 15 Sekunden ausruhen, 3 Mal wiederholen (insgesamt 100 Sprünge)		

RUNDE SECHS

AEROBOX			
Fauststöße	**Position**	**Tempo**	**Dauer**
(16-fache Kombination – die 8-fachen Kombinationen aus Runde 4 und 5 nacheinander) Jab rechts, Jab rechts, Power links, Jab links, Power rechts, Power links, rechter Haken, linker Haken, Uppercut rechts, Power links, rechter Haken, Power links, Pendeln nach links, Jab rechts, Jab rechts, Power links	Rechtsausleger	ÜT	Den Zyklus 4 Mal wiederholen
(Wie oben)	Rechtsausleger	KT	Den Zyklus 16 Mal wiederholen, zwischendurch nicht ausruhen
AEROSCULPT			
Übung	**Zeitdauer/ Wiederholungen**		
Knöchel-Touch und Kriegerhocke	8 Mal		

DAS PUNCH!-5-MINUTEN-ABWÄRMEN	
Gehen Sie 1 Minute (oder bis der Puls sich beruhigt hat) auf der Stelle oder seitwärts, um Atem zu holen	
Stretch	**Zeitdauer/Wiederholungen**
Seitliche Rumpfbeuge	2 Mal nach jeder Seite wiederholen (jede Position 10 Sekunden halten)
Rumpfbeuge nach vorne/Rumpfbeuge nach hinten	Je 4 Mal nach hinten und vorne wiederholen (jede Position 10 Sekunden halten)
Bizeps-Unterarm-Stretch	1 Mal mit jedem Arm (jede Position 10 Sekunden halten)
Schulter-Trizeps-Stretch	1 Mal mit jedem Arm (jede Position 10 Sekunden halten)
Waden-Stretch für Sprinter	Je 4 Mal 10 Sekunden mit jedem Bein
Quadrizeps-Stretch im Knien	2 Mal 10 Sekunden mit jedem Bein
Knie umarmen	1 Mal 10 Sekunden
Hüfte-Po-Stretch im Liegen	2 Mal 10 Sekunden mit jedem Bein
Hüftbeuger-Stretch	1 Mal 10 Sekunden mit jedem Bein

AEROFLY (4. STUFE – BEINWECHSEL)

AUSGANGSSTELLUNG: Wie beim Aerofly (1. Stufe)

DIE ÜBUNG: Das linke Bein bleibt hinter dem Rumpf gebeugt. Drücken Sie sich mit dem rechten Bein so kräftig nach oben, dass Sie vom Boden abheben. In der Luft schwingen Sie die Arme seitwärts – wie ein Flügelpaar –, dann zurück nach vorne, sodass die Fingerspitzen sich wieder in der Ausgangsstellung befinden.

Die Bewegungen sind identisch mit denen beim Aerofly (3. Stufe), abgesehen davon, dass Sie diesmal nicht auf dem Fuß landen, mit dem Sie gesprungen sind (in diesem Fall mit dem rechten), sondern in der Luft die Beine wechseln, sodass Sie auf dem anderen Fuß (hier auf dem linken) landen. Landen Sie auf dem Fußballen und rollen Sie den Fuß zur Ferse hin ab.

Sobald Sie gelandet sind – das gebeugte rechte Bein ist nach hinten gestreckt, der linke Fuß steht auf dem Boden, die Fingerspitzen berühren den Boden –, gehen Sie sofort in die Hocke und wiederholen den Sprung. Dann fahren Sie mit der Übung fort, bis sie beendet ist, und wechseln dabei ständig die Positionen. Das heißt, Sie balancieren abwechselnd auf dem linken und auf dem rechten Fuß.

AERO-TIPP

- Quadrizeps, Gesäßmuskeln, Waden und Rumpfmuskeln bleiben ständig angespannt.

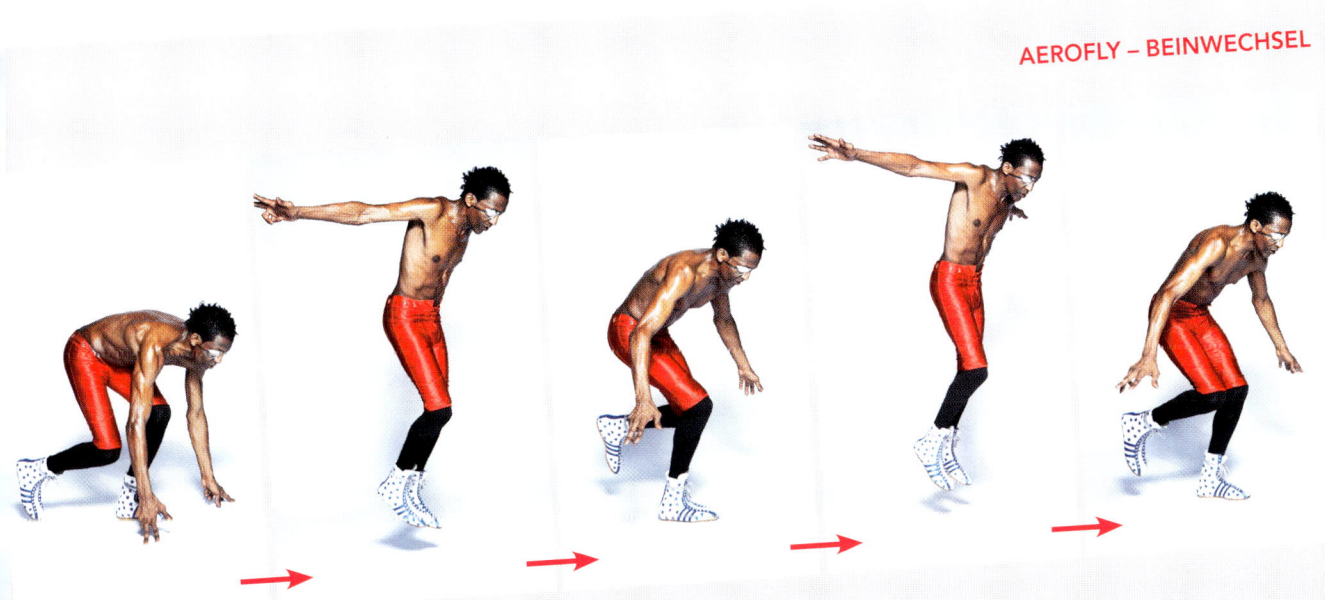

AEROFLY – BEINWECHSEL

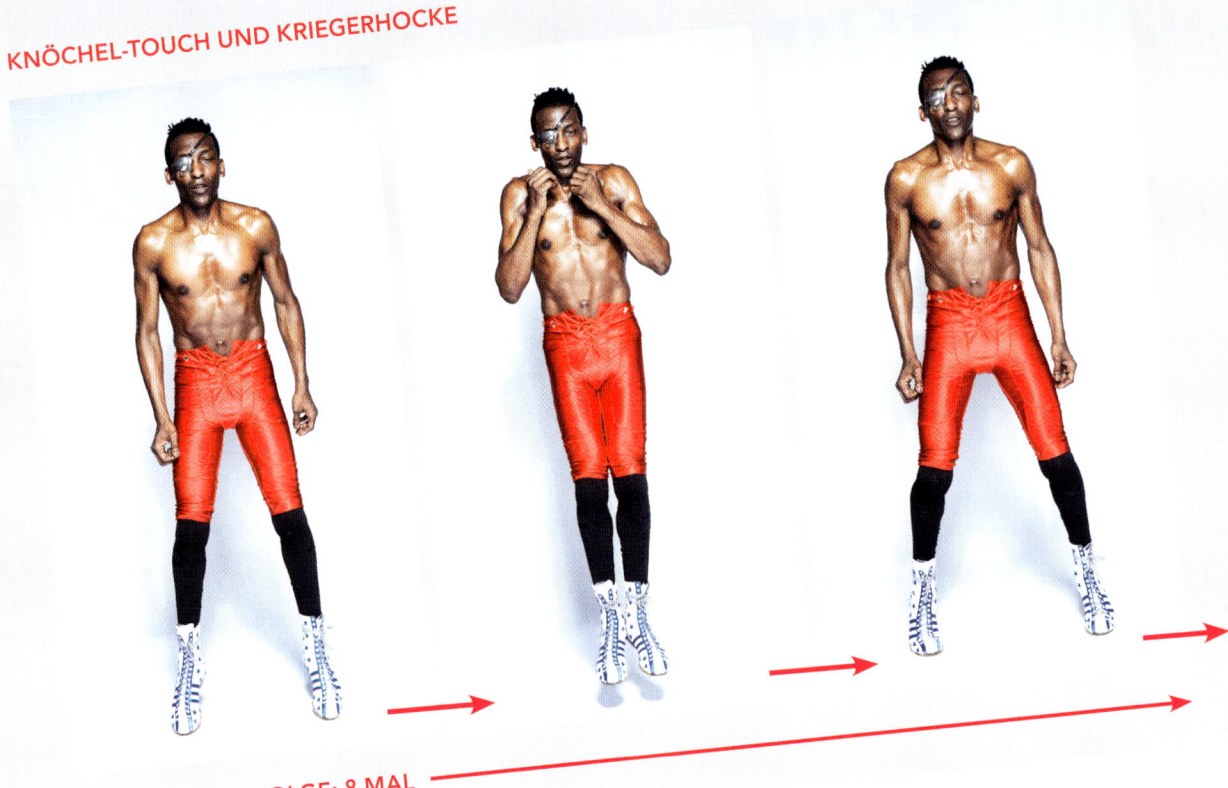

1. BEWEGUNGSFOLGE: 8 MAL

KNÖCHEL-TOUCH UND KRIEGERHOCKE

AUSGANGSSTELLUNG: Sie stehen gerade, die Füße sind eine Schulterbreite auseinander, die Arme hängen an den Seiten.

DIE ÜBUNG:

1. Springen Sie schnell hoch, ohne die Knie zu beugen, und führen Sie die Fäuste neben das Kinn. Während Sie in der Luft sind – am höchsten Punkt des Sprungs –, führen Sie die Beine zusammen, sodass die Knöchel und die Knie sich berühren. Dann spreizen Sie die Beine wieder und landen mit den Füßen in Schulterbreite auseinander. Während Sie sich abwärts bewegen, führen Sie die Fäuste zurück an die Seiten des Rumpfes. Bewegen Sie sich schnell – als würden Sie Seilspringen. Wiederholen Sie die Übung acht Mal.

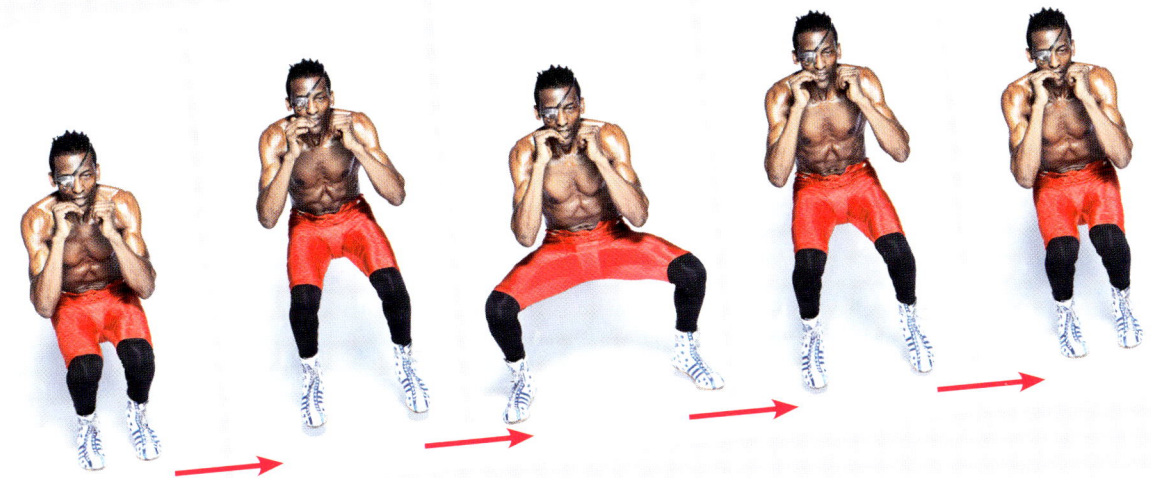

2. BEWEGUNGSFOLGE: 1 MAL

2. Die Fäuste befinden sich neben dem Kinn. Gehen Sie mit leicht gespreizten Beinen in die Hocke, bis der Po sich auf gleicher Höhe wie die Knie befindet. Hüpfen Sie nun mit gebeugten Beinen rasch in die Höhe, aber nur so hoch, dass die Füße sich kaum vom Boden lösen. Spreizen Sie die Beine – es sollte sich anfühlen, als würden die Füße über den Boden gleiten –, bis die Füße mehr als eine Schulterbreite auseinander sind. Springen Sie dann sofort wieder hoch, aber nur so hoch, dass die Füße sich kaum vom Boden lösen. Dieses Mal gleiten die Füße jedoch aufeinander zu, bis die Knie sich berühren. Dies ist eine Wiederholung.

AERO-TIPP

- Quadrizeps, Gesäßmuskeln, Waden und Rumpfmuskeln bleiben ständig angespannt.

TAGE 25, 26 UND 27

Bisherige Aero-Übungen, die vorausgesetzt werden

AEROBOX
- Jab
- Power Punch
- Uppercut
- Haken
- Pendeln

AEROJUMP
- Boxersprung
- Doppeldurchschlag

AEROSCULPT
- Langsamer Aerojack
- Langsamer Aeroshuffle
- Knöchel-Touch und Kriegerhocke

Neue Aero-Übungen, die Sie kennen müssen

AEROBOX
- Ali-Lean
- Duran-Drop
- Ali-Shuffle
- O-Slip

AEROJUMP
- Aerolauf (Knie oben)

AEROSCULPT
- Langsame Abfahrtshocke
- Isometrische Hocke

NEUES AUFWÄRMEN FÜR DIE 4. WOCHE			
AEROBOX			
Fauststoß	**Position**	**Tempo**	**Dauer**
(8-fache Kombination) Jab links, Jab links, Power rechts, Power rechts, Power links, Power rechts, linker Haken, rechter Haken	Linksausleger	ÜT	Den Zyklus 8 Mal wiederholen
(8-fache Kombination) Uppercut links, Power rechts, linker Haken, Power rechts, Pendeln nach rechts, Jab links, Jab links, Power rechts	Linksausleger	ÜT	Den Zyklus 8 Mal wiederholen
(16-fache Kombination – verbinden Sie die letzten 2 Kombinationen) Jab links, Jab links, Power rechts, Power rechts, Power links, Power rechts, linker Haken, rechter Haken, Uppercut links, Power rechts, linker Haken, Power rechts, Pendeln nach rechts, Jab links, Jab links, Power rechts	Linksausleger	ÜT	Den Zyklus 16 Mal wiederholen
Stimulierender Stretch für den Oberkörper			
Übung/Stretch	**Zeitdauer/Wiederholungen**		
Seitliche Rumpfbeuge	4 Mal nach jeder Seite wiederholen (jede Position 10 Sekunden halten)		
Rumpfbeuge nach hinten/ Rumpfbeuge nach vorne	4 Mal nach jeder Seite wiederholen (jede Position 10 Sekunden halten)		
Bizeps-Unterarm-Stretch	1 Mal mit jedem Arm (jeden Stretch 8 Sekunden halten)		
Schulter-Trizeps-Stretch	1 Mal mit jedem Arm (jeden Stretch 4-5 Sekunden halten)		

AEROBOX			
Fauststoß	**Position**	**Tempo**	**Dauer**
(8-fache Kombination) Jab rechts, Jab rechts, Power links, Power links, Power rechts, Power links, rechter Haken, linker Haken	Rechtsausleger	ÜT	Den Zyklus 8 Mal wiederholen
(8-fache Kombination) Uppercut rechts, Power links, rechter Haken, Power links, Pendeln nach links, Jab rechts, Jab rechts, Power links	Rechtsausleger	ÜT	Den Zyklus 8 Mal wiederholen
(16-fache Kombination – verbinden Sie die letzten 2 Kombinationen) Jab rechts, Jab rechts, Power links, Power links, Power rechts, Power links, rechter Haken, linker Haken, Uppercut rechts, Power links, rechter Haken, Power links, Pendeln nach links, Jab rechts, Jab rechts, Power links	Rechtsausleger	ÜT	Den Zyklus 16 Mal wiederholen

Stimulierender Stretch für den Unterkörper		
Übung/Stretch	**Zeitdauer/Wiederholungen**	
Stretch in der Hocke	1 Mal	
Knöchelkreisen	1 Mal 10 Sekunden mit jedem Bein	
Wadenheben im Stehen	25 Mal	
Joggen (oder Hüpfen) auf der Stelle	30 Sekunden	
Dreifacher Hampelmann	1 oder 2 Mal, insgesamt 30-60 Sekunden	

AEROBOX			
Übung	**Position**	**Tempo**	**Dauer**
Ali-Lean	Linksausleger	KT	64 Mal
Ali-Lean	Rechtsausleger	KT	64 Mal
Pendeln	Linksausleger	KT	64 Mal
Pendeln	Rechtsausleger	KT	64 Mal
Duran-Drop	Linksausleger	KT	64 Mal
Duran-Drop	Rechtsausleger	KT	64 Mal
Ali-Shuffle	Links- oder Rechtsausleger	KT	32 Mal
O-Slip (rechts)	Pyramide	ÜT	8 Mal
O-Slip (rechts)	Pyramide	KT	32 Mal
O-Slip (links)	Pyramide	ÜT	8 Mal
O-Slip (links)	Pyramide	KT	32 Mal

RUNDE EINS

AEROBOX			
Fauststoß	**Position**	**Tempo**	**Dauer**
(5-fache Kombination) Jab links, Jab links, Power rechts, Power links, Power rechts	Linksausleger	ÜT	Den Zyklus 8 Mal wiederholen
(Wie oben)	Linksausleger	KT	Den Zyklus 32 Mal wiederholen, zwischendurch nicht ausruhen

AEROSCULPT			
Übung	**Zeitdauer/ Wiederholungen**		
Langsame Aero-Abfahrtshocke	32 Mal		

AEROJUMP			
Übung	**Zeitdauer/ Wiederholungen**		
Boxersprung	180 Sekunden		
Doppeldurchschlag	50 Sprünge hintereinander		

RUNDE ZWEI

AEROBOX			
Fauststoß	**Position**	**Tempo**	**Dauer**
(3-fache Kombination) O-Slip links, linker Haken, Power rechts	Linksausleger	ÜT	Den Zyklus 8 Mal wiederholen
(Wie oben)	Linksausleger	KT	Den Zyklus 32 Mal wiederholen
(8-fache Kombination) Jab links, Jab links, Power rechts, Power links, Power rechts, O-Slip links, linker Haken, Power rechts	Linksausleger	ÜT	Den Zyklus 8 Mal wiederholen
(Wie oben)	Linksausleger	KT	Den Zyklus 32 Mal wiederholen, zwischendurch nicht ausruhen

AEROSCULPT			
Übung	**Zeitdauer/ Wiederholungen**		
Langsamer Aerojack	32 Wiederholungen		

AEROJUMP			
Übung	**Zeitdauer/ Wiederholungen**		
Boxersprung	180 Sekunden		
Doppeldurchschlag	75 Sprünge hintereinander		

RUNDE DREI

AEROBOX			
Fauststoß	**Position**	**Tempo**	**Dauer**
(5-fache Kombination) O-Slip rechts, Power rechts, Uppercut links, Power rechts, linker Haken	Linksausleger	ÜT	Den Zyklus 8 Mal wiederholen
(Wie oben)	Linksausleger	KT	Den Zyklus 32 Mal wiederholen
(13-fache Kombination) Jab links, Jab links, Power rechts, Power links, Power rechts, O-Slip links, linker Haken, Power rechts, O-Slip rechts, Power rechts, Uppercut links, Power rechts, linker Haken	Linksausleger	ÜT	Den Zyklus 8 Mal wiederholen
(Wie oben)	Linksausleger	KT	Den Zyklus 32 Mal wiederholen, zwischendurch nicht ausruhen

AEROSCULPT			
Übung	**Zeitdauer/ Wiederholungen**		
Langsamer Aeroshuffle	32 Wiederholungen		

AEROJUMP			
Übung	**Zeitdauer/ Wiederholungen**		
Boxersprung	180 Sekunden		
Doppeldurchschlag	100 Sprünge nacheinander		

RUNDE VIER

AEROBOX			
Fauststöße	**Position**	**Tempo**	**Dauer**
(5-fache Kombination) Jab links, Duran-Drop rechts, Uppercut rechts, linker Haken, Power rechts	Linksausleger	ÜT	Den Zyklus 8 Mal wiederholen
(Wie oben)	Linksausleger	KT	Den Zyklus 32 Mal wiederholen, zwischendurch nicht ausruhen
(18-fache Kombination) Jab links, Jab links, Power rechts, Power links, Power rechts, O-Slip links, linker Haken, Power rechts, O-Slip rechts, Power rechts, Uppercut links, Power rechts, linker Haken, Jab links, Duran-Drop rechts, Uppercut rechts, linker Haken, Power rechts	Linksausleger	ÜT	Den Zyklus 8 Mal wiederholen
(Wie oben)	Linksausleger	KT	Den Zyklus 32 Mal wiederholen, zwischendurch nicht ausruhen
AEROSCULPT			
Übung	**Zeitdauer/ Wiederholungen**		
Knöchel-Touch und Kriegerhocke	32 Wiederholungen		
AEROJUMP			
Übung	**Zeitdauer/ Wiederholungen**		
Boxersprung	180 Sekunden		
Doppeldurchschlag	100 Sprünge nacheinander		

RUNDE FÜNF

AEROBOX			
Fauststoß	**Position**	**Tempo**	**Dauer**
(7-fache Kombination) Ali-Lean links, Ali-Shuffle, Pendeln nach links, Uppercut links, linker Haken, Power rechts, linker Haken	Linksausleger	ÜT	Den Zyklus 8 Mal wiederholen
(Wie oben)	Linksausleger	KT	Den Zyklus 32 Mal wiederholen
(25-fache Kombination) Jab links, Jab links, Power rechts, Power links, Power rechts, O-Slip links, linker Haken, Power rechts, O-Slip rechts, Power rechts, Uppercut links, Power rechts, linker Haken, Jab links, Duran-Drop rechts, Uppercut rechts, linker Haken, Power rechts, Ali-Lean links, Ali-Shuffle, Pendeln nach links, Uppercut links, linker Haken, Power rechts, linker Haken	Linksausleger	ÜT	Den Zyklus 4 Mal wiederholen
(Wie oben)	Linksausleger	KT	Den Zyklus 16 Mal wiederholen, zwischen den Zyklen 8 Sekunden ausruhen
(Wie oben)	Linksausleger	KT	Den Zyklus 16 Mal wiederholen, zwischendurch nicht ausruhen
AEROSCULPT			
Übung	**Zeitdauer/ Wiederholungen**		
Isometrische Hocke	60 Sekunden		
AEROJUMP			
Übung	**Zeitdauer/ Wiederholungen**		
Aerolauf (Knie oben)	180 Sekunden		
Doppeldurchschlag	100 Sprünge nacheinander		

DAS PUNCH-5-MINUTEN-ABWÄRMEN	
Gehen Sie 1 Minute (oder bis der Puls sich beruhigt hat) auf der Stelle oder seitwärts, um Atem zu holen	
Stretch	**Zeitdauer/Wiederholungen**
Seitliche Rumpfbeuge	2 Mal nach jeder Seite wiederholen (jede Position 10 Sekunden halten)
Rumpfbeuge nach vorne/Rumpfbeuge nach hinten	Je 4 Mal nach vorne und hinten wiederholen (jede Position 10 Sekunden halten)
Bizeps-Unterarm-Stretch	1 Mal mit jedem Arm (jeden Stretch 10 Sekunden halten)
Schulter-Trizeps-Stretch	1 Mal mit jedem Arm (jeden Stretch 10 Sekunden halten)
Waden-Stretch für Sprinter	4 Mal mit jedem Bein, je 10 Sekunden
Quadrizeps-Stretch im Knien	2 Mal mit jedem Bein, jeweils 10 Sekunden
Knie umarmen	1 Mal 10 Sekunden
Hüfte-Po-Stretch im Liegen	2 Mal mit jedem Bein, je 10 Sekunden
Hüftbeuger-Stretch	1 Mal mit jedem Bein, je 10 Sekunden

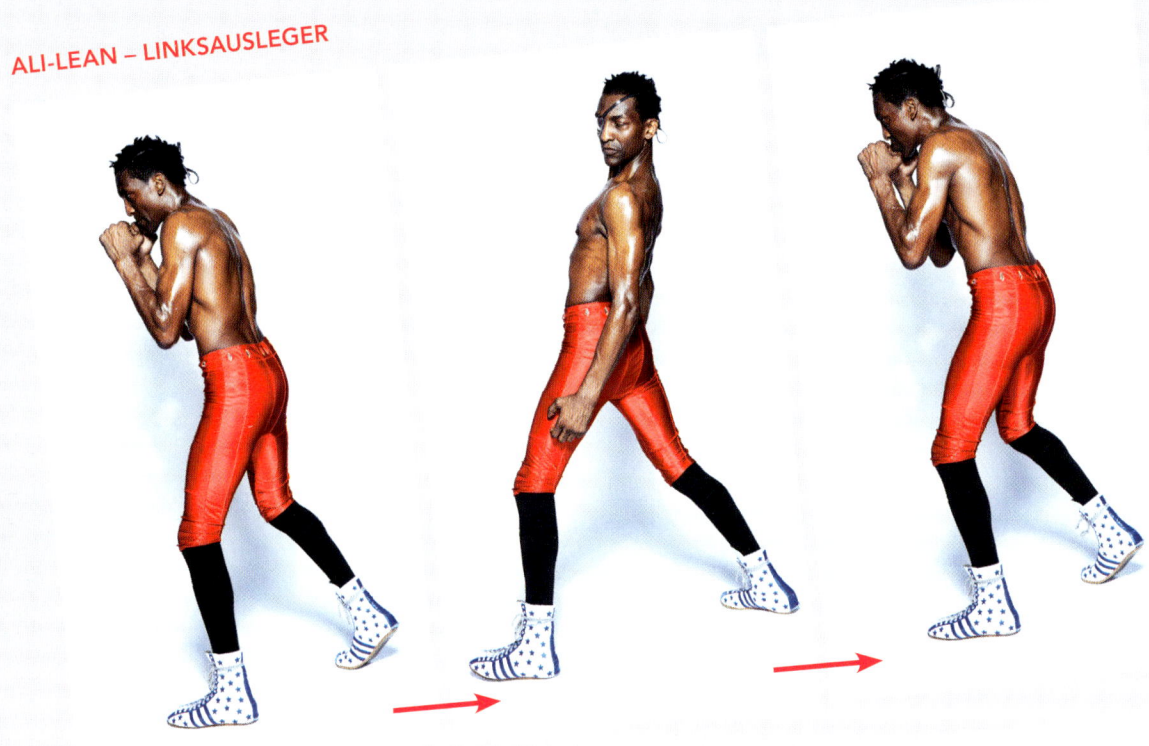

NEUE AEROBOX-ÜBUNGEN

ALI-LEAN

AUSGANGSSTELLUNG: Um sich nach links zu beugen, beginnen Sie in der Linksausleger-Position – linker Fuß vorne, rechter Fuß hinten – mit den Fäusten am Kinn. Sie stehen auf dem rechten Fußballen; der linke Fuß ist flach auf den Boden, die Füße sind eine Schulterbreite auseinander.

DIE ÜBUNG: Schauen Sie nach vorne (auf Ihren imaginären Gegner), drehen Sie den Kopf ein wenig nach links und beugen Sie sich gleichzeitig nach hinten, indem Sie den rechten Fuß einen Schritt zurücksetzen. Der linke Fuß bleibt, wo er ist. Während der Beuge senken Sie die Fäuste

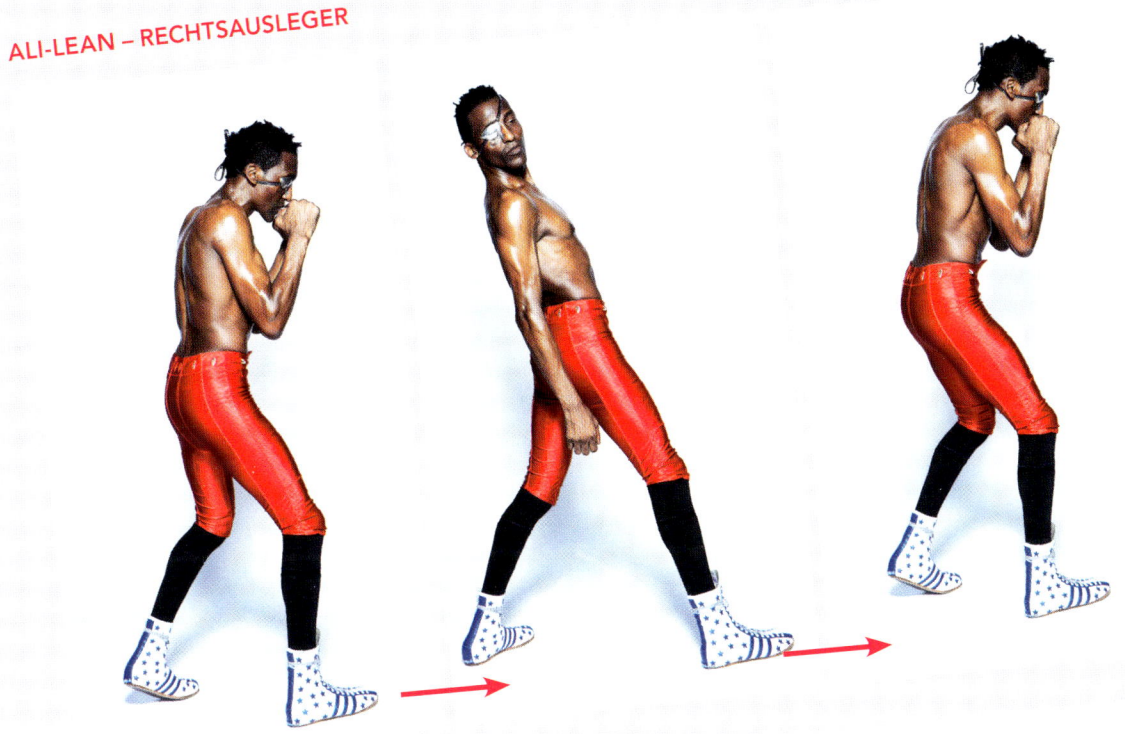

an die Seiten. Dann kehren Sie zurück zur Ausgangsstellung; das heißt, Sie führen die Fäuste wieder ans Kinn. Wiederholen Sie diese Übung.

AERO-TIPPS

- Wenn Sie den Ali-Lean nach rechts machen, stehen Sie in der Rechtsausleger-Position und drehen einfach den Kopf nach rechts, während Sie den linken Fuß einen Schritt zurück setzen.
- Behalten Sie den Gegner im Auge. Das verhindert, dass Sie den Kopf zu weit drehen.

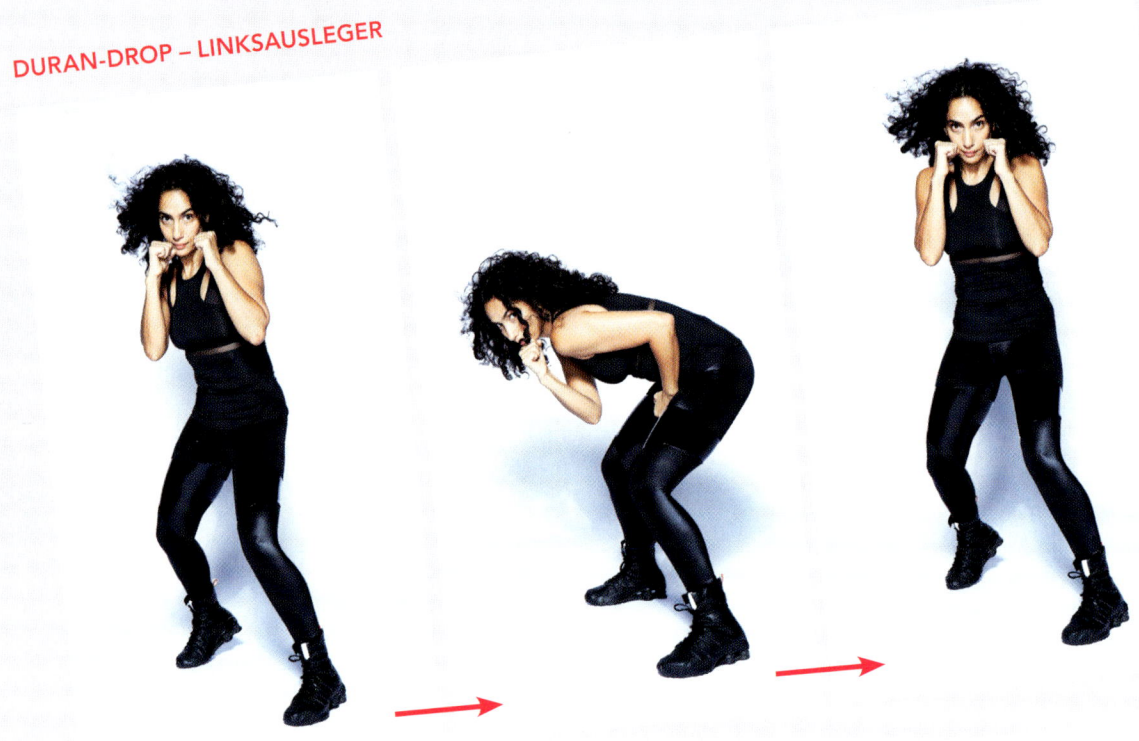

DURAN-DROP

AUSGANGSSTELLUNG: Beginnen Sie in der Linksausleger-Position – linker Fuß vorne, rechter Fuß hinten – mit den Fäusten am Kinn. Die Handflächen zeigen nach innen. Sie stehen auf dem rechten Fußballen; der linke Fuß ist flach auf den Boden, die Füße sind eine Schulterbreite auseinander.

DIE ÜBUNG: Beugen Sie die Knie ein wenig, während Sie die rechte Schulter weiter nach hinten drehen und sich nach rechts sinken lassen. Gleichzeitig senken Sie die linke Faust; die rechte bleibt am Kinn. (So weichen Boxer einer Geraden aus. Drehen Sie den Rumpf so, dass ein Schlag direkt über die linke Schulter gehen würde.) Kehren Sie dann die Bewegung um, bis Sie sich wieder in der Ausgangsstellung befinden, und wiederholen Sie die Übung.

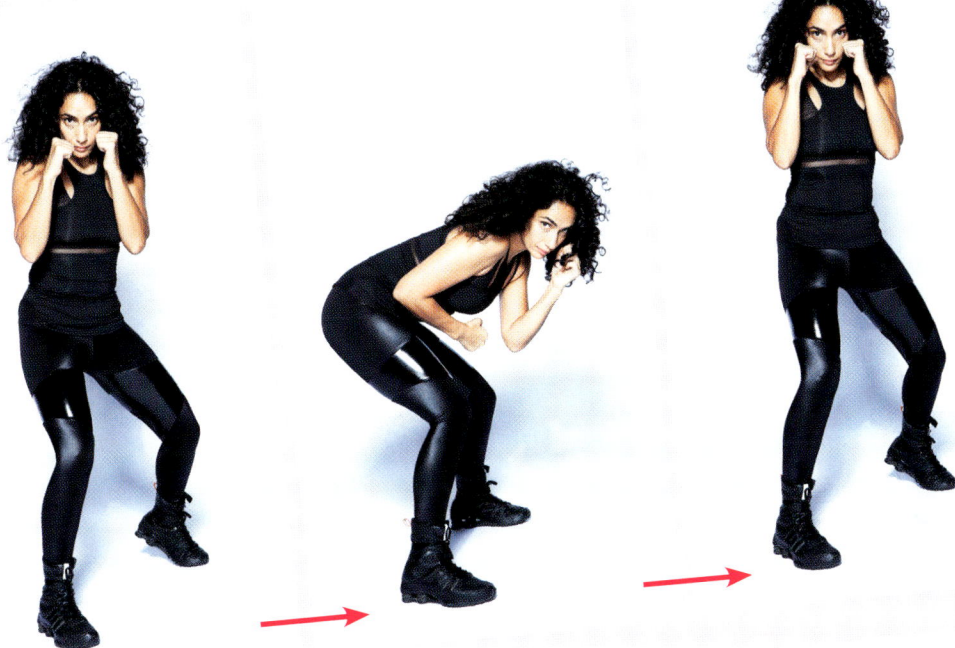

AERO-TIPPS

- Wenn Sie den Duran-Drop nach links ausführen, wechseln Sie einfach in die Rechtsausleger-Stellung, sodass Sie die linke Schulter drehen und nach links sinken können.
- Behalten Sie den Gegner im Auge. Das verhindert, dass Sie den Kopf zu weit drehen.

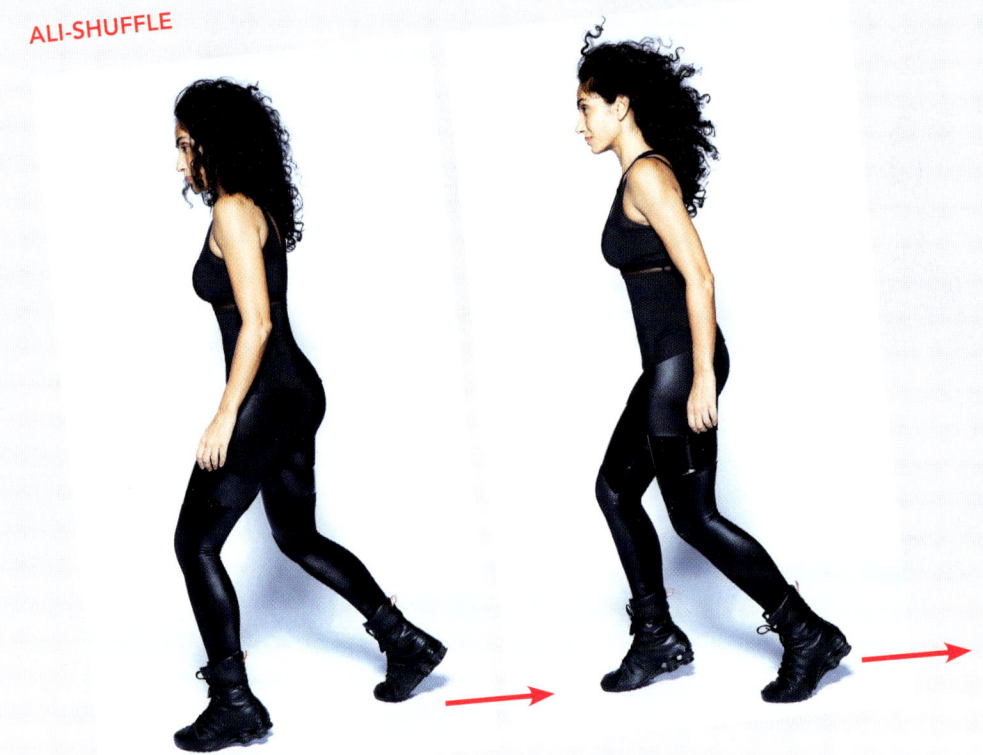

ALI-SHUFFLE

ALI-SHUFFLE

AUSGANGSSTELLUNG: Sie können in der Position für Linksausleger (linker Fuß vorne, rechter hinten) oder für Rechtsausleger (rechter Fuß vorne, linker hinten) beginnen. Die Arme hängen an den Seiten, die Fäuste befinden sich neben den Oberschenkeln.

DIE ÜBUNG: Lassen Sie die Arme hängen und schauen Sie nach vorne (nicht auf die Füße). Schieben Sie nun den vorderen Fuß rasch nach hinten und den hinteren nach vorne. Bewegen Sie die Füße weiter, so schnell Sie können: linker Fuß vorne, rechter Fuß hinten, dann rechter Fuß vorne und linker Fuß hinten.

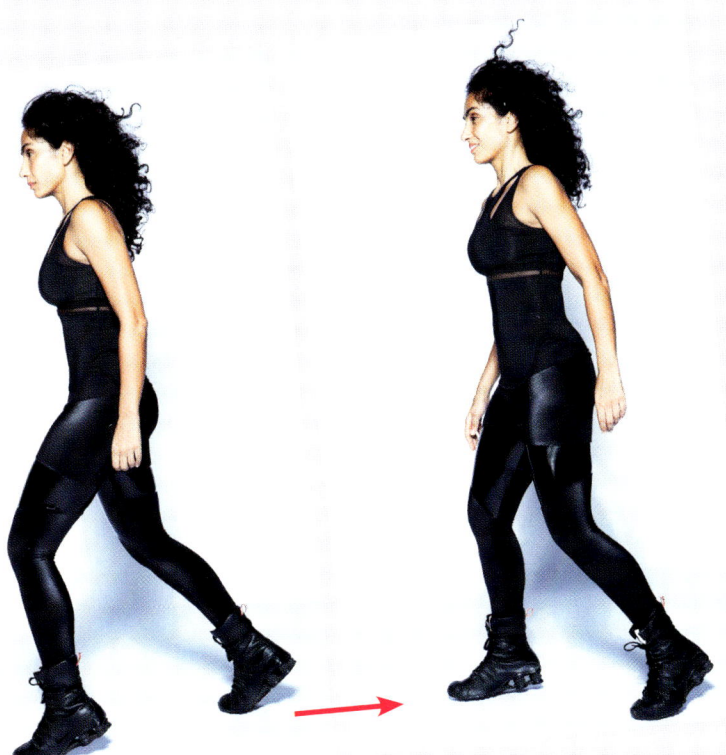

- Obwohl der hintere Fuß zu Beginn angewinkelt ist und auf zehn oder zwei Uhr deutet (je nachdem, in welcher Position Sie anfangen), zeigen die Zehen beider Füße während der gesamten Übung nach vorne.

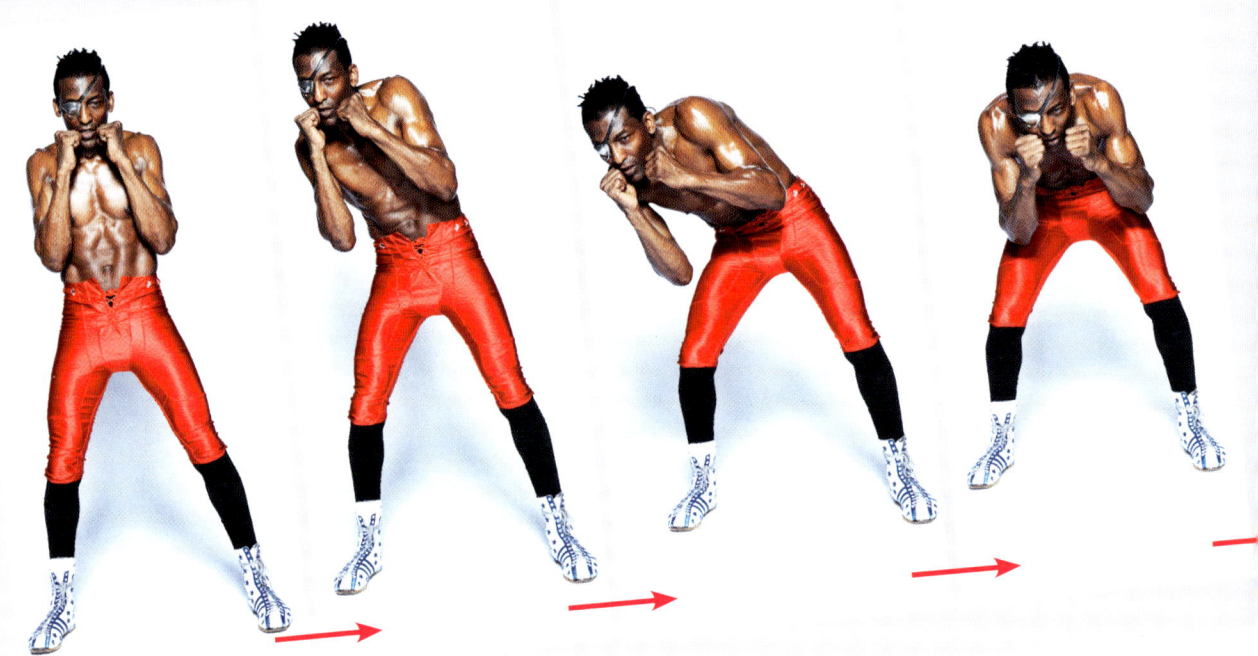

O-SLIP

AUSGANGSSTELLUNG: Sie beginnen in der Pyramidenposition. Die Füße sind etwas mehr als eine Schulterbreite auseinander, die Zehen zeigen nach vorne, die Knie sind leicht gebeugt (aber die Muskeln angespannt). Die Fäuste liegen neben dem Kinn und die Handflächen zeigen nach innen.

DIE ÜBUNG: Stellen Sie sich vor, Sie halten Bleistifte in den Fäusten und zeichnen damit kleine Kreise in die Luft vor Ihnen.
Nach links: Die Fäuste bleiben am Kinn. Schauen Sie nach vorne, gehen Sie ein wenig in die Knie und richten Sie sich wieder auf. Gleichzeitig lassen Sie den Oberkörper kreisen: nach links, nach unten, von unten nach rechts oben.

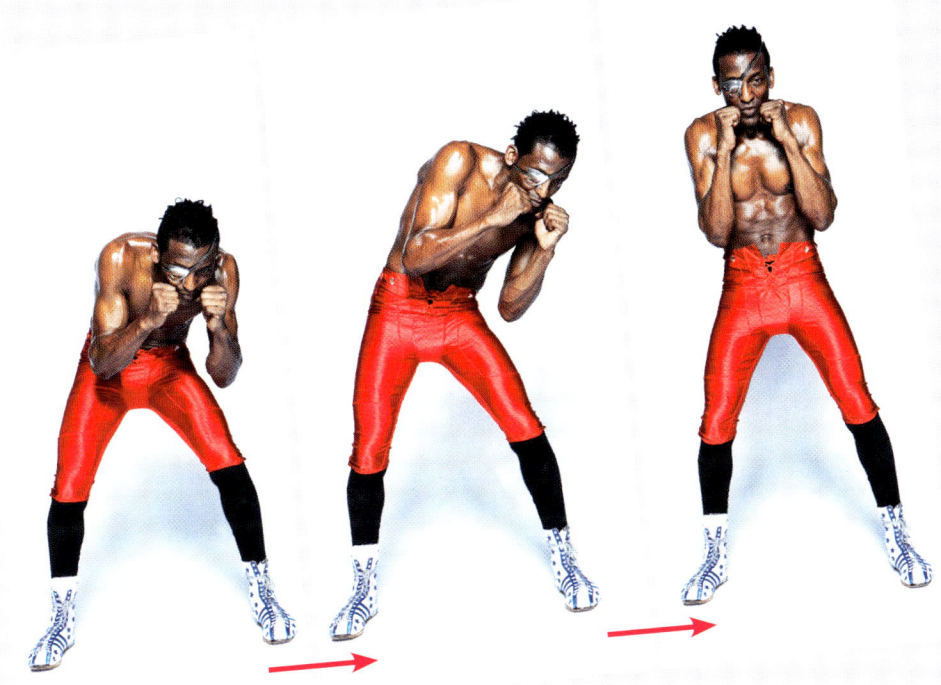

Nach rechts: Bleiben Sie in derselben Position, gehen Sie ein wenig in die Knie, und richten Sie sich wieder auf. Gleichzeitig lassen Sie den Oberkörper kreisen: nach rechts, nach unten, von unten nach links oben.

AERO-TIPP

- Es sollte so aussehen, als wollten Sie einem Faustschlag erst ausweichen und sich dann unter ihm wegducken. Wenn Sie sich nach rechts bewegen, nähert sich der untere Teil des rechten Brustkorbs der Hüfte. Wenn Sie dann wieder hochkommen, entfernt sich der linke Brustkorb von der linken Hüfte.

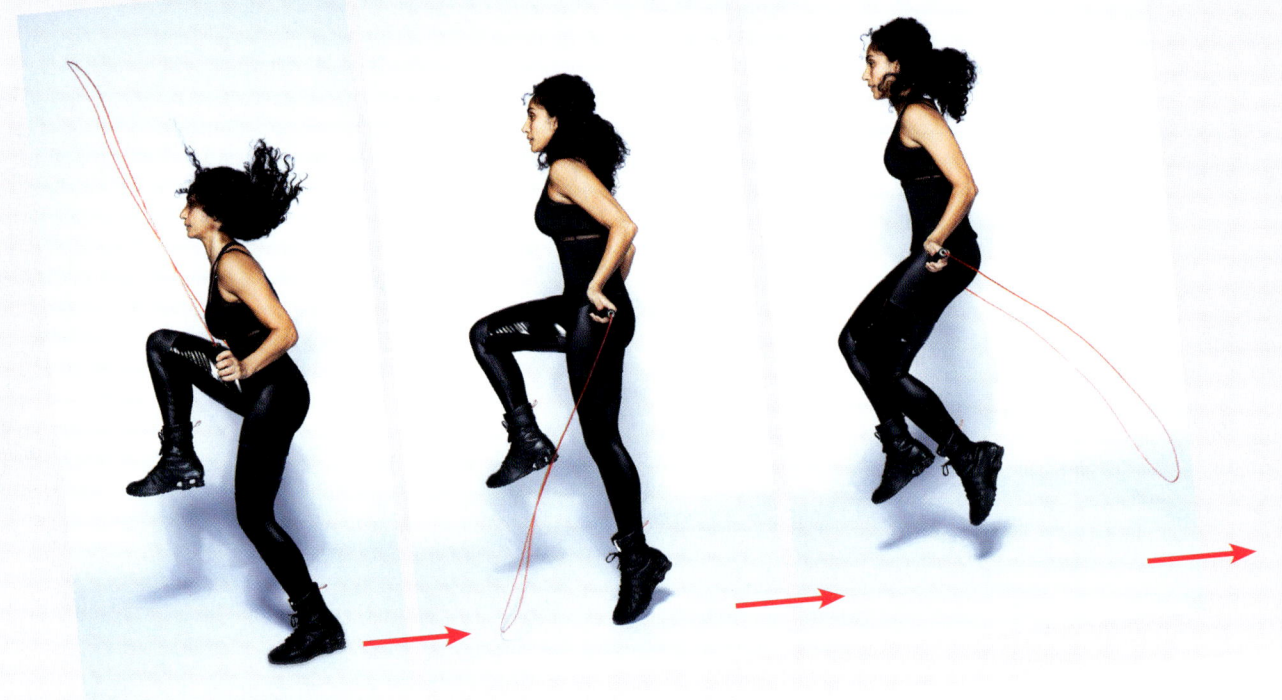

NEUE AEROJUMP-ÜBUNGEN

AEROLAUF (KNIE OBEN)

Bei dieser Variante des Aerolaufs heben Sie beide Knie so hoch, wie es geht, ohne dass es unbequem wird, anstatt beim Springen einen Fuß nach hinten zu führen.

AUSGANGSSTELLUNG: Halten Sie das Seil an beiden Enden. Die Arme befinden sich an den Seiten, die Handflächen zeigen nach vorne. Machen Sie einen kleinen Schritt nach vorne, sodass die Mitte des Seils sich genau hinter den Fersen befindet. Heben Sie das rechte Knie ein wenig hoch, sodass der rechte Fuß sich vom Boden löst.

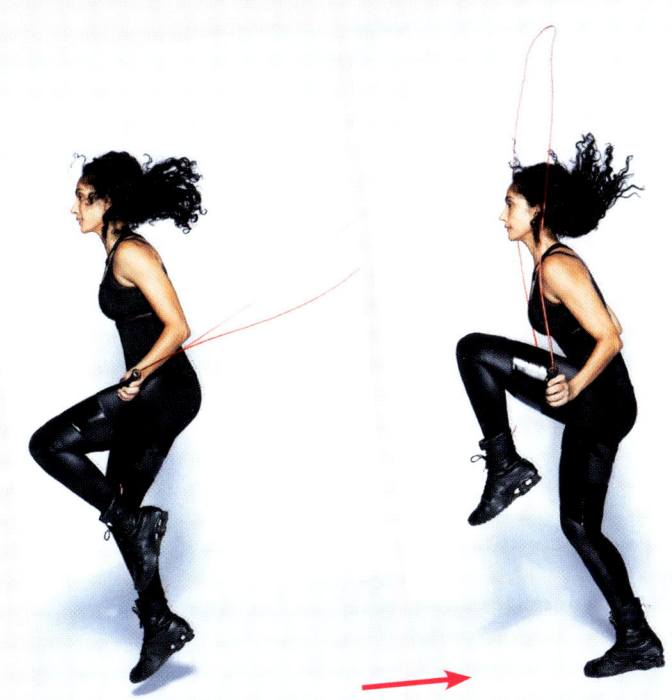

DIE ÜBUNG:

1. Beginnen Sie, das Seil allein aus den Handgelenken nach vorne zu schwingen. Die Hände bleiben nah am Körper. Sobald das Seil sich von oben den Füßen nähert, machen Sie einen winzigen Hüpfer mit dem linken Fuß, damit es unter Ihnen durchschwingen kann. Dabei heben Sie das rechte Knie so hoch, wie es geht, ohne dass es unbequem wird.

2. Sobald das Seil durchgeschwungen ist und Ihre Füße sich in der Luft befinden, heben Sie das linke Knie und senken das rechte, sodass Sie nur auf dem rechten Fußballen landen. Wenn das Seil sich wieder den Füßen nähert, machen Sie einen winzigen Hüpfer mit dem rechten Fuß, damit es unter Ihnen durchschwingen kann, während Sie das linke Knie so hoch heben, wie es geht, ohne dass es unbequem wird.

3. Fahren Sie nach diesem Muster fort: Springen Sie abwechselnd mit dem linken Fuß (das rechte Knie ist oben) und mit dem rechten (das linke Knie ist oben), bis die Übung beendet ist.

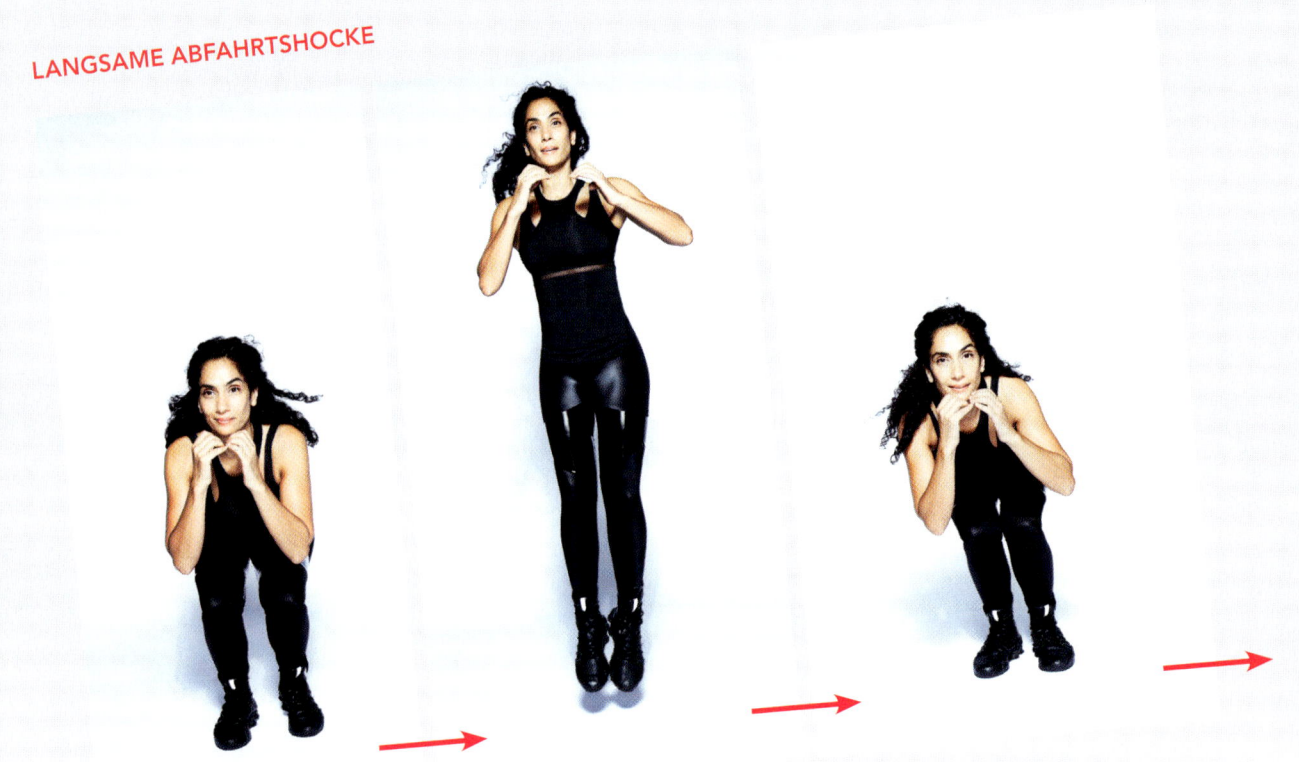

NEUE AEROSCULPT-ÜBUNGEN

LANGSAME ABFAHRTSHOCKE

AUSGANGSSTELLUNG: Sie stehen aufrecht mit den Beinen zusammen. Knie und Knöchel berühren einander. Die Fäuste liegen neben den Wangen wie bei der einfachen Kniebeuge.

DIE ÜBUNG: Die Beine bleiben zusammen. Gehen Sie in die Hocke, bis der Po sich auf gleicher
Höhe wie die Knie befindet. Springen Sie dann langsam hoch – etwa halb so schnell wie bei der
Abfahrtshocke am vierten, fünften und sechsten Tag – und hüpfen Sie dabei seitwärts nach
links. Landen Sie auf den Fußballen und wiederholen Sie die Übung sofort, diesmal nach
rechts. Hüpfen Sie während der ganzen Übung abwechselnd nach rechts und nach links.

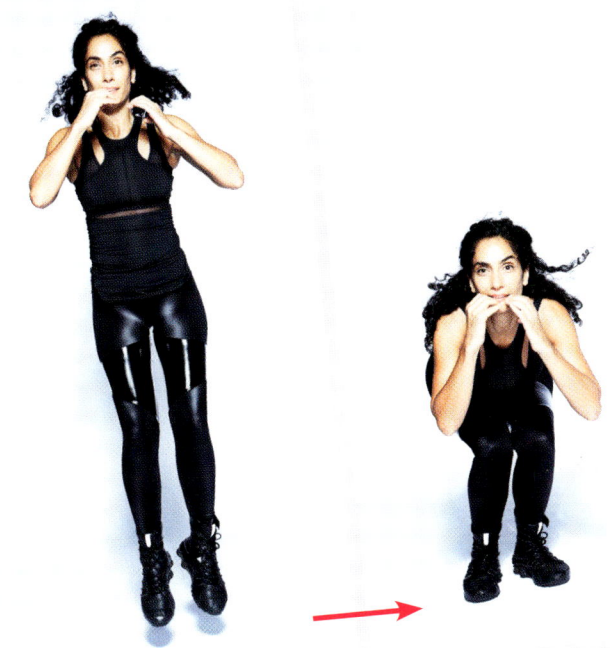

AERO-TIPPS

- Die Fersen sollten ständig angehoben sein. Je höher der Sprung ist, desto langsamer bewegen Sie sich. Springen Sie also so hoch, wie es geht, ohne dass es unbequem wird. Das hilft Ihnen, sich langsam zu bewegen.
- Quadrizeps, Gesäßmuskeln, Waden und Rumpfmuskeln müssen ununterbrochen arbeiten.

ISOMETRISCHE HOCKE

AUSGANGSSTELLUNG: Sie stehen aufrecht, die Füße sind eine Schulterbreite auseinander, die Arme nach vorne gestreckt, die Handflächen zeigen nach unten.

DIE ÜBUNG: Heben Sie sich auf den Fußballen hoch und gehen Sie dann in die Hocke, bis der Po sich auf einer Höhe mit den Knien befindet. Bleiben Sie 60 Sekunden in dieser Position. Die Fersen sind die ganze Zeit über angehoben.

AERO-TIP

- Quadrizeps, Gesäßmuskeln, Waden und Rumpfmuskeln müssen ununterbrochen arbeiten.

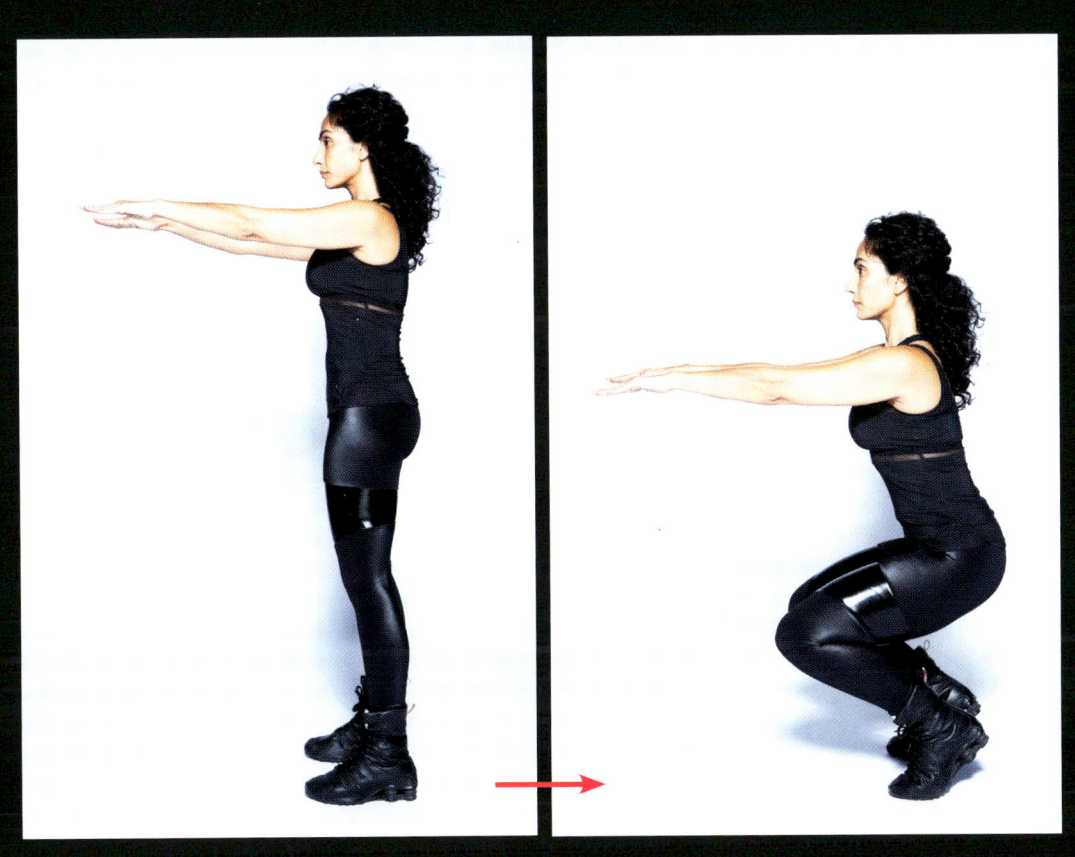

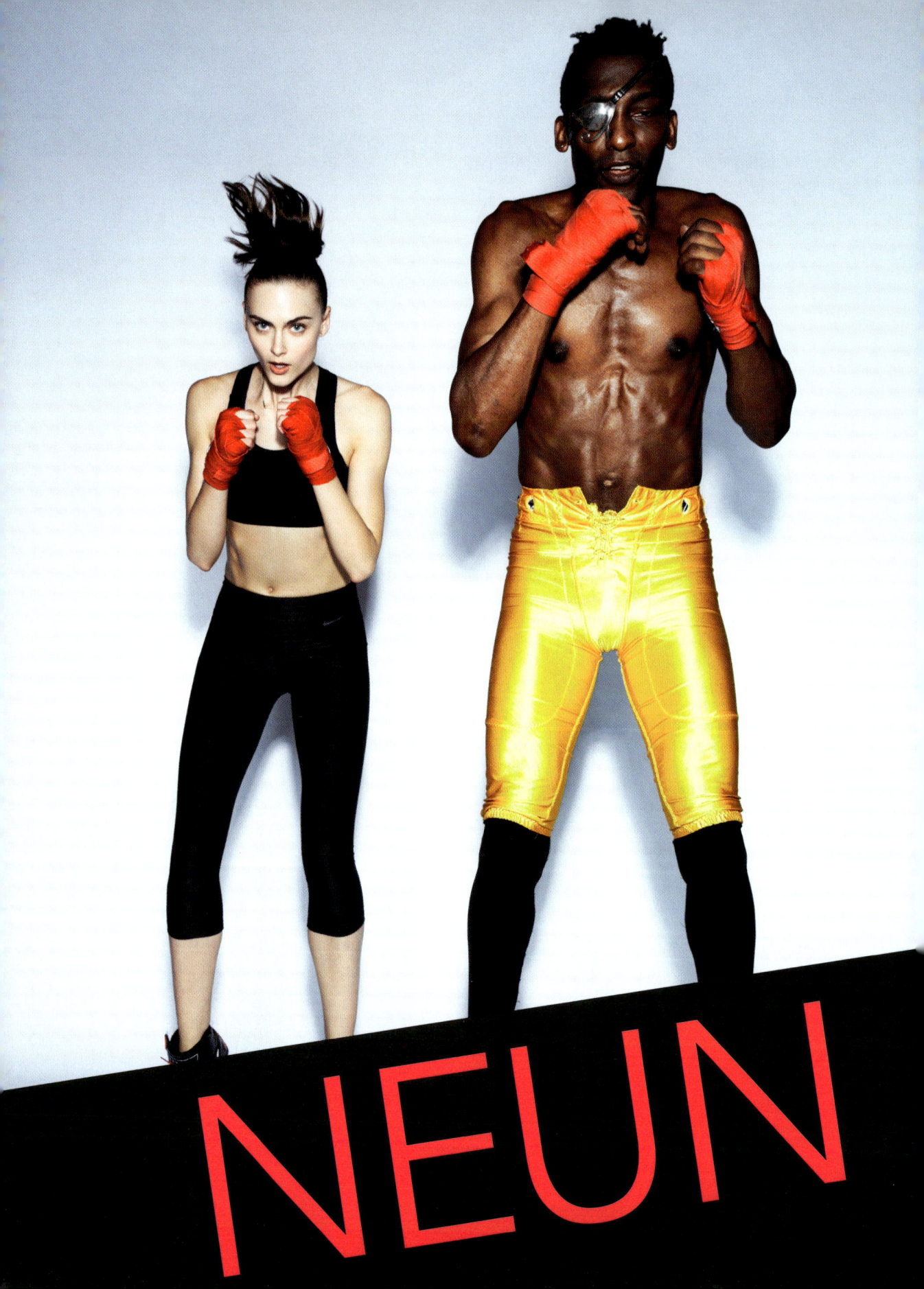

NEUN

WIE GEHT ES WEITER?

Nachdem Sie mit Punch! Ihre Fitnessziele erreicht, also Ihren Titel endlich gewonnen haben, müssen Sie ihn verteidigen. Und wenn es darum geht, schlank zu bleiben, hört der Kampf nie auf.

Die Verteidigung des Körpers, den Sie nach Abschluss des Programms haben, kann schwieriger sein als das Training, dem Sie diesen Körper verdanken. Das Gefühl, eine Menge erreicht zu haben, kann dazu führen, dass Sie sich gehen lassen, weniger trainieren oder aufhören und ein anderes, weniger wirksames Programm probieren – einfach deshalb, weil Sie glauben, Sie müssten ihrem Körper immer wieder etwas Neues bieten.

Die gute Nachricht lautet: Punch! ist das einzige Programm, das Sie jemals brauchen werden, weil Ihre Muskeln und Ihr Geist es nie vollständig meistern können. Sie können den Punch!-Plan jederzeit benutzen, um wieder auf den richtigen Weg zu kommen, oder Sie können ihn bis ans Lebensende befolgen, um ihre neue Figur zu behalten, solange Sie wollen. Sobald Sie Ihr Wunschgewicht mit diesem Programm erreicht haben, müssen Sie das Programm möglicherweise ein wenig verändern, um daraus einen Fitnessplan fürs Leben zu machen.

ANMERKUNG: Falls Sie nach 28 Tagen noch nicht alle Fitnessziele erreicht haben, sollten Sie das 28-Tage-Programm so lange wiederholen, bis Sie am Ziel sind. Dadurch, dass Sie das Programm bis zum Ende befolgt haben, konnten Sie eine Atmosphäre schaffen, die Ihnen bereits geholfen hat, große Ziele zu erreichen. Bleiben Sie in dieser Atmosphäre und zwingen Sie dadurch Ihren Körper, sich ständig anzupassen, bis Sie alles erreicht haben, was das Programm Ihnen bieten kann. Jedes Mal, wenn Sie Punch! korrekt anwenden, werden Sie täglich besser und eines Tages erringen Sie Ihren Titel.

Auf meiner Website www.aerospacehpc.com finden Sie zusätzliche Tipps, die Ihnen helfen, stärker, fitter und geschmeidiger zu werden. Ich werde Ihr Cornerman bleiben und Ihnen neue Ideen und Techniken vorstellen, während wir gemeinsam weiter lernen.

Sie haben nun den Körper, den Sie immer haben wollten – und Sie können ihn behalten, wenn Sie ein paar subtile Veränderungen am Programm vornehmen.

PUNCH!: IHR KÖRPER – DAS TRAININGSPROGRAMM

1. Option: Machen Sie aus dem 4-Wochen-Programm ein Trainingsprogramm für acht Monate

Obwohl ich viele Kunden habe, die so schnell wie möglich in Form kommen müssen – vielleicht gilt das auch für Sie –, ist es mir lieber, mehr Zeit mit einem Kunden zu verbringen, damit wir uns länger aufeinander einstimmen und uns auf jede einzelne Bewegung konzentrieren können.

Wenn Sie nicht unbedingt in einem Monat bereit sein müssen – und wenn es Ihnen ernst damit ist, bis ans Ende Ihres Lebens in Bestform zu sein –, wäre es mein Wunschtraum, jeden einzelnen der dreitägigen Workouts einen Monat lang mit Ihnen durchgehen zu können.

Dann würden Sie zum Beispiel mit dem Workout für die ersten drei Tage neu beginnen. Doch anstatt nach drei Tagen zum nächsten Workout überzugehen, würden Sie vier Wochen lang beim ersten bleiben – sechs Tage in der Woche (falls Sie am siebten Tag eine Pause einlegen wollen) oder auch sieben Tage in der Woche. Nach vier Wochen käme der Workout für den vierten bis sechsten Tag an die Reihe, der ebenfalls einen Monat lang durchzuführen wäre – und so weiter, acht Monate lang.

Die Folge wäre, dass Sie für jede Übung acht Mal so viel Zeit hätten und dass Ihnen jeder Fauststoß in Fleisch und Blut übergehen würde. Zwar hängt der Erfolg des Programms von Ihrem Einsatz ab, doch je weniger Sie mit jedem Fauststoß, mit jedem Sprung und mit jeder Technik kämpfen müssen, desto schneller verbessern sich die Koordination, die Herz-Kreislauf-Leistung, das Gleichgewicht und die Fähigkeit, noch mehr Körperfett abzubauen.

2. Option: Modifizieren Sie den letzten Workout

Wie ich im Abschnitt zur vierten Woche erwähnt habe, ist diese Woche die Krönung Ihrer harten Arbeit in den vorherigen drei Wochen. Keine andere Woche ist so komplex, denn die letzte Woche vereint jede anspruchsvolle Technik und Bewegung zu einem einzigen Gesamtpaket. Deshalb wäre nichts dagegen einzuwenden, wenn Sie das Training aus der letzten Woche von Punch! bis ans Ende Ihres Lebens fortsetzen würden.

Nachdem Sie Punch! abgeschlossen haben, fragen Sie sich vielleicht, warum Sie beim letzten Workout – für den 25. bis 27. Tag – aufgefordert werden, alle Aerobox-Übungen nur in der Linksausleger-Stellung auszuführen, anstatt die Kombinationen in einer Rechtsausleger- oder Pyramidenposition zu wiederholen. Die Antwort ist einfach: Neun von zehn Menschen sind Rechtshänder und wahrscheinlich sind Sie ebenfalls einer.

Im Rahmen meines Trainingsprogramms empfehle ich Ihnen zwar, Faustschläge in drei verschiedenen Stellungen auszuführen. Boxer trainieren jedoch meist in einer einzigen Position und bleiben dabei, nämlich in der Position, die für sie am natürlichsten ist. Die natürliche Stellung für 90 Prozent aller Boxer und 90 Prozent aller Leser dieses Buches ist die Linksausleger-Stellung. Wenn Sie also im letzten Workout diese Position einnehmen, bekommen Sie ein Gefühl dafür, was es wirklich heißt, Boxer zu sein.

Wenn Sie aber Herausforderungen schätzen, können Sie den Workout jederzeit in der Rechtsausleger-Stellung absolvieren und die Richtung jedes Faustschlags und jeder Pendelbewegung des Körpers ändern. Wenn Sie ein „L" oder „Links" sehen, ändern Sie es einfach in „R" oder „Rechts" und umgekehrt. Mit dieser einfachen Taktik fühlen sich alle Aerobox-Übungen der letzten Punch!-Woche für Ihre Muskeln und Ihren Geist ganz anders an.

3. Option: Improvisieren Sie und stellen Sie selbst ein Programm zusammen

Ich habe zwar ein 28-Tage-Programm aus acht einzelnen Workouts zusammengestellt, das Ihren Körper vom Kopf bis zu den Füßen trainiert. Das bedeutet jedoch nicht, dass Sie sich buchstabengetreu daran halten müssen.

Sobald Sie mit den vielen Faustschlägen, Seilsprungtechniken und Übungen von Punch! vertraut sind, können Sie damit beginnen, jedem Workout bestimmte Teile zu entnehmen und daraus einen neuen, ganz auf Sie zugeschnittenen Workout zusammenzustellen, und zwar aus den Aerobox-, Aerojump- und Aerosculpt-Übungen, die Ihnen am besten gefallen.

Falls Sie andere Übungen ausprobieren wollen – zum Beispiel Radfahren, Laufen oder Gewichtheben –, können Sie zwischen den Durchgängen oder in den Pausen jede Aerobox-, Aerojump- und Aerosculpt-Übung in das Programm einbauen – oder Sie trainieren Punch! vor oder nach Ihren Workouts.

PUNCH!: IHR ESSEN – DAS ERNÄHRUNGSPROGRAMM

An den Ernährungsregeln, die ich in Kapitel 3 erläutert habe, ändert sich nichts, wenn Sie Punch! ein Leben lang treu bleiben. Ich empfehle Ihnen, auch in Zukunft den ganzen Tag über natürliche Produkte in kleinen Portionen zu essen und alles zu meiden, was Konservierungsstoffe oder zu viele Kalorien enthält oder für den Körper nicht als Brennstoff verwertbar ist.

Sobald Sie jedoch Ihr Idealgewicht erreicht haben, können Sie nach und nach mehr zu sich nehmen als die empfohlenen 1.200 bis 1.500 Kalorien am Tag. Wenn Sie das Programm ein Leben lang befolgen, sollten Sie so viel essen, dass Sie Ihr jetziges Gewicht beibehalten.

Es ist einfach herauszufinden, wie viele Kalorien das sind – Sie brauchen dafür nur einen Taschenrechner und Ehrlichkeit. Ihr Körper benötigt nur eine bestimmte Menge Kalorien täglich, damit Sie weder zu- noch abnehmen, und wenn Sie sich auf diese Menge beschränken, sollte Ihr Gewicht nie zu sehr vom derzeitigen abweichen. Wenn Sie allerdings jeden Tag mehr als diese Menge essen, nehmen Sie nach und nach zu.

Die einfachste Formel, die viele Ernährungswissenschaftler und Trainer auf der ganzen Welt benutzen, ist diese:

- Wenn Sie eine aktive Frau sind (weil Sie das Punch!-Programm befolgen), multiplizieren Sie Ihr derzeitiges Gewicht in Kilogramm – das Gewicht, das Sie behalten wollen – mit 2,2, um Ihr Gewicht in amerikanischen Pfund (lbs.) zu erhalten. Das Ergebnis multiplizieren Sie mit 12.
- Wenn Sie ein aktiver Mann sind (weil Sie das Punch!-Programm befolgen), multiplizieren Sie Ihr derzeitiges Gewicht in Kilogramm mit 2,2, um Ihr Gewicht in amerikanischen Pfund (lbs.) zu erhalten. Das Ergebnis multiplizieren Sie mit 15.

Das Ergebnis ist die Kalorienmenge, die Sie jeden Tag zu sich nehmen sollten, um Ihr jetziges Gewicht zu halten.

Angenommen, Sie sind eine Frau und wiegen 60 Kilo, also 132 lbs. Wenn Sie 132 mit 12 multiplizieren, erhalten Sie 1.584. Etwa so viele Kalorien sollten Sie täglich essen, damit Ihr Gewicht gleich bleibt.

Wenn Sie ein Mann sind, der 75 Kilo, also 165 lbs., wiegt, sollten Sie etwa 2.475 Kalorien zu sich nehmen, um Ihr derzeitiges Gewicht zu halten.

Stellen Sie sich einmal in der Woche morgens auf die Waage, am besten mit leerer Blase, um zu prüfen, ob Ihr Gewicht schwankt. Wenn Sie feststellen, dass Sie langsam zunehmen (warten Sie, bis Sie mindestens zwei Kilo zugenommen haben), kehren Sie zu den ursprünglichen 1.200 Kalorien (für Frauen) oder 1.500 Kalorien (für Männer) zurück.

PUNCH!: IHR GEIST – DAS MENTALE PROGRAMM

Punch! hat in meinen Augen einen enormen Vorteil: Es ist eine Philosophie, die sich nie ändert, einerlei, ob Sie zum zweiten Mal damit beginnen oder ob Sie sich ein Leben lang daran halten. Das Selbstvertrauen, das Sie dank Punch! erwerben und das Sie brauchen, um mit dem Programm Erfolg zu haben, benötigen Sie nämlich in allen Lebensbereichen.

In 28 Tagen haben Sie nicht nur einen geschmeidigen Körper bekommen, sondern, ohne es zu wissen, auch einen geschmeidigen Geist. Sie wissen jetzt, wie Sie jede Facette Ihrer selbst verbessern können. Denken Sie daran: Wir alle sind innerlich und äußerlich gleich – Arme, Beine, Herz, Gehirn und so weiter. Was uns unterscheidet, ist die Bereitschaft, Opfer zu bringen, hart und intelligent zu arbeiten. Das entscheidet zwischen Erfolg und Misserfolg. Manchmal müssen Sie für das, was Sie haben wollen, kämpfen. Ich wünsche Ihnen dabei viel Erfolg!

DANK-SAGUNGEN

Punch! wäre undenkbar ohne die Energie und die Beiträge vieler Menschen: meiner wunderschönen Mutter und meiner unglaublichen Geschwister David, Sandra und Tokunbo, meiner Frau Maryann und meiner Kinder Alex und Kayin, meiner Geschäftspartnerin und Freundin Leila Fazel und all jener, die im Laufe der Jahre an den Kursen teilgenommen haben. Ich danke euch allen.

Mein besonderer Dank gilt Alice und David Hunt, Kelly und Jay Sugarman sowie Felicia und Jeff Saferstein; Takeshi Uchida; meinem Koautor Myatt Murphy; Marnie Cochran, Jennifer Tung, Libby McGuire, Richard Callison, Joe Perez und Nina Shield bei Ballantine Books; George Karabotsos, Steve Perrine und Dave Zinczenko bei Galvanized Brands; Josh Taekman, Ben Watts, Adriana Lima, Doetzen Kroes, Hugh Jackman, Angelo Dundee, Muhammad Ali, Jodi Cranston, Chris Gay, Rob Fernandez, Scott Marshall und John Lederer. Außerdem danke ich Zuzana Gregorova von DNA Models dafür, dass Sie viele Male in diesem Buch erscheint.

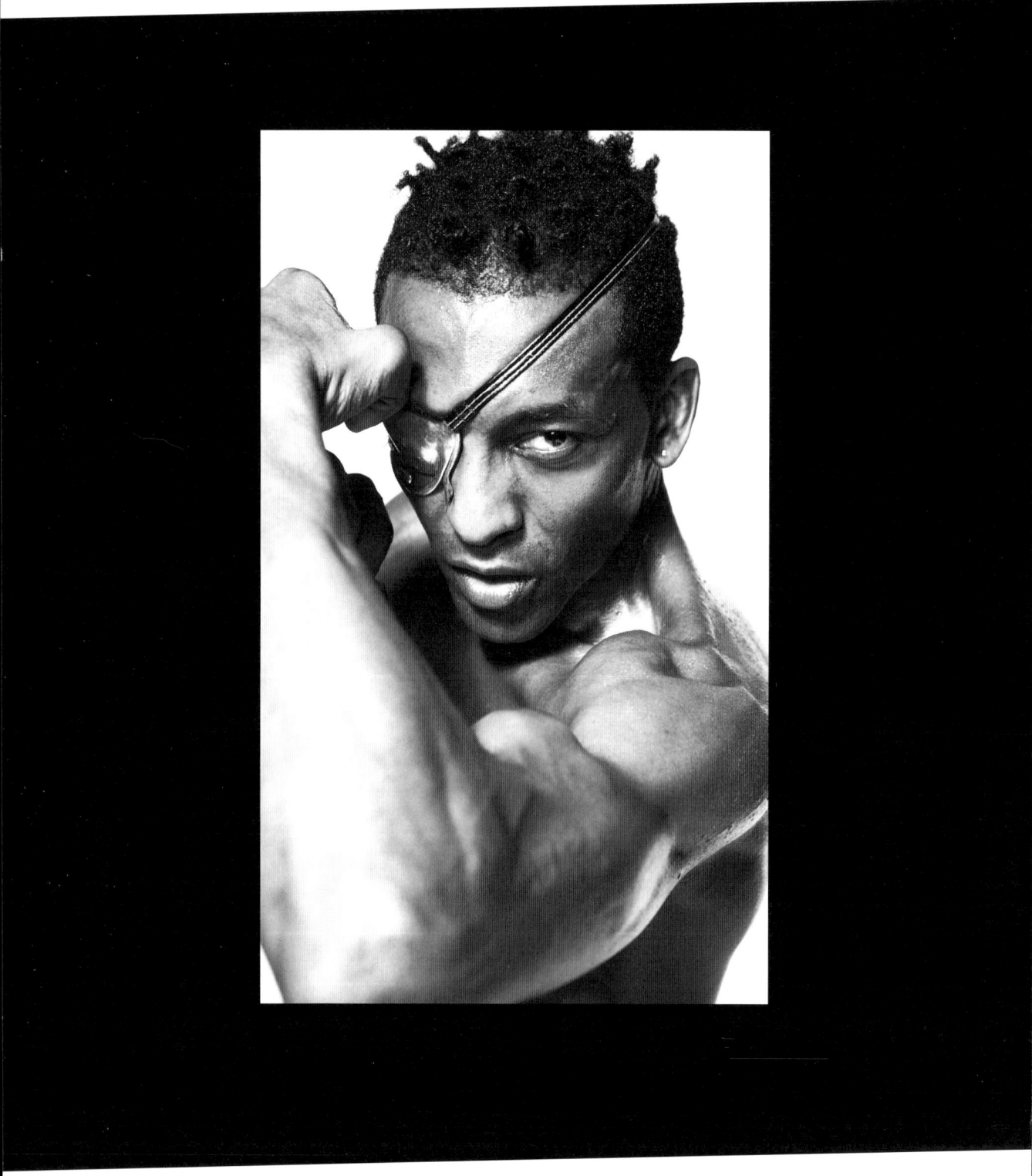

ÜBER DIE AUTOREN

Der international bekannte Fitnessexperte **MICHAEL OLAJIDE JUN.** ist ein ehemaliger Box-champion und Mitgründer, Programmleiter und Cheftrainer des AEROSPACE High Performance Center in New York.

Er gilt als unumstrittener Meister der Fitness durch Boxen, arbeitet als Privattrainer für zahlreiche Stars (zu seinen Kunden gehörten oder gehören unter anderem Josh Hartnett, Mark Wahlberg, John Leguizamo und das Supermodel Iman) und war Berater/Choreograf für mehrere Filme und Theaterstücke, darunter „The Black Dahlia", „Ali" und „Subway Stories". Außerdem tritt er bei großen Fernsehanstalten und Kabelkanälen auf, unter anderem bei *CBS*, *ABC*, *ESPN*, *FOX* und *Nickelodeon*.

aerospacenyc.com

MYATT MURPHY ist Autor von vier populären Büchern über Training und Ernährung und ein international bekannter Journalist für über 45 Zeitschriften, darunter *Better Homes and Gardens*, *Cooking Light*, *Time* und *Hemispheres* von United Airlines.

myattmurphy.com